国家卫生健康委员会"十四五"规划教材

全国高等中医药教育教材

供中医学、针灸推拿学、中西医临床医学等专业用

中医各家学说

第3版

中醫

主　编　刘桂荣　刘　毅

副主编　储全根　胡素敏　赵　艳　胡方林

主　审　王振国

人民卫生出版社

·北京·

图书在版编目（CIP）数据

中医各家学说 / 刘桂荣，刘毅主编 . —3 版 . —北
京：人民卫生出版社，2021.6（2022.12 重印）
ISBN 978-7-117-31593-7

Ⅰ. ①中… Ⅱ. ①刘…②刘… Ⅲ. ①中医学 —医学
院校 —教材 Ⅳ. ①R22

中国版本图书馆 CIP 数据核字（2021）第 116422 号

人卫智网	www.ipmph.com	医学教育、学术、考试、健康，
		购书智慧智能综合服务平台
人卫官网	www.pmph.com	人卫官方资讯发布平台

中医各家学说
Zhongyi Gejia Xueshuo
第 3 版

主　　编：刘桂荣　　刘　毅
出版发行：人民卫生出版社（中继线 010-59780011）
地　　址：北京市朝阳区潘家园南里 19 号
邮　　编：100021
E - mail：pmph @ pmph.com
购书热线：010-59787592　010-59787584　010-65264830
印　　刷：天津安泰印刷有限公司
经　　销：新华书店
开　　本：850 × 1168　1/16　印张：15
字　　数：393 千字
版　　次：2012 年 6 月第 1 版　　2021 年 6 月第 3 版
印　　次：2022 年 12 月第 3 次印刷
标准书号：ISBN 978-7-117-31593-7
定　　价：59.00 元
打击盗版举报电话：010-59787491　E-mail：WQ @ pmph.com
质量问题联系电话：010-59787234　E-mail：zhiliang @ pmph.com

编 委 (按姓氏笔画排序)

丁晓洁（滨州医学院）

尹德辉（海南医学院）

吕　凌（辽宁中医药大学）

刘　毅（成都中医药大学）

刘巨海（山东中医药大学）

刘成丽（广州中医药大学）

刘桂荣（山东中医药大学）

刘晓芳（天津中医药大学）

刘紫阳（河南中医药大学）

孙丽英（黑龙江中医药大学）

李　萍（长春中医药大学）

杨卫东（云南中医药大学）

杨云松（湖北中医药大学）

吴　曦（贵州中医药大学）

吴小明（浙江中医药大学）

张建伟（陕西中医药大学）

张俐敏（山西中医药大学）

林　怡（广西中医药大学）

金　钊（成都中医药大学）

周俊兵（南京中医药大学）

庞　杰（南方医科大学）

赵　艳（北京中医药大学）

胡方林（湖南中医药大学）

胡素敏（江西中医药大学）

姚洁敏（上海中医药大学）

储全根（安徽中医药大学）

薛飞飞（暨南大学中医学院）

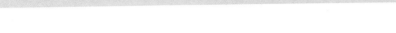

数字增值服务编委会

主　编　刘桂荣　刘　毅

副主编　赵　艳　储全根　胡素敏　胡方林　刘成丽

主　审　王振国

编　委　(按姓氏笔画排序)

丁晓洁 (滨州医学院)　　　　吴小明 (浙江中医药大学)

尹德辉 (海南医学院)　　　　张建伟 (陕西中医药大学)

吕　凌 (辽宁中医药大学)　　张俐敏 (山西中医药大学)

刘　毅 (成都中医药大学)　　林　怡 (广西中医药大学)

刘巨海 (山东中医药大学)　　金　钊 (成都中医药大学)

刘成丽 (广州中医药大学)　　周俊兵 (南京中医药大学)

刘桂荣 (山东中医药大学)　　庞　杰 (南方医科大学)

刘晓芳 (天津中医药大学)　　赵　艳 (北京中医药大学)

刘紫阳 (河南中医药大学)　　胡方林 (湖南中医药大学)

孙丽英 (黑龙江中医药大学)　胡素敏 (江西中医药大学)

李　萍 (长春中医药大学)　　姚洁敏 (上海中医药大学)

杨卫东 (云南中医药大学)　　储全根 (安徽中医药大学)

杨云松 (湖北中医药大学)　　薛飞飞 (暨南大学中医学院)

吴　曦 (贵州中医药大学)

修 订 说 明

为了更好地贯彻落实《中医药发展战略规划纲要(2016—2030年)》《中共中央国务院关于促进中医药传承创新发展的意见》《教育部 国家卫生健康委 国家中医药管理局关于深化医教协同进一步推动中医药教育改革与高质量发展的实施意见》《关于加快中医药特色发展的若干政策措施》和新时代全国高等学校本科教育工作会议精神,做好第四轮全国高等中医药教育教材建设工作,人民卫生出版社在教育部、国家卫生健康委员会、国家中医药管理局的领导下,在上一轮教材建设的基础上,组织和规划了全国高等中医药教育本科国家卫生健康委员会"十四五"规划教材的编写和修订工作。

为做好新一轮教材的出版工作,人民卫生出版社在教育部高等学校中医学类专业教学指导委员会、中药学类专业教学指导委员会和第三届全国高等中医药教育教材建设指导委员会的大力支持下,先后成立了第四届全国高等中医药教育教材建设指导委员会和相应的教材评审委员会,以指导和组织教材的遴选、评审和修订工作,确保教材编写质量。

根据"十四五"期间高等中医药教育教学改革和高等中医药人才培养目标,在上述工作的基础上,人民卫生出版社规划、确定了第一批中医学、针灸推拿学、中医骨伤科学、中药学、护理学5个专业100种国家卫生健康委员会"十四五"规划教材。教材主编、副主编和编委的遴选按照公开、公平、公正的原则进行。在全国50余所高等院校2 400余位专家和学者申报的基础上,2 000余位申报者经教材建设指导委员会、教材评审委员会审定批准,聘任为主编、副主编、编委。

本套教材的主要特色如下:

1. 立德树人,思政教育 坚持以文化人,以文载道,以德育人,以德为先。将立德树人深化到各学科、各领域,加强学生理想信念教育,厚植爱国主义情怀,把社会主义核心价值观融入教育教学全过程。根据不同专业人才培养特点和专业能力素质要求,科学合理地设计思政教育内容。教材中有机融入中医药文化元素和思想政治教育元素,形成专业课教学与思政理论教育、课程思政与专业思政紧密结合的教材建设格局。

2. 准确定位,联系实际 教材的深度和广度符合各专业教学大纲的要求和特定学制、特定对象、特定层次的培养目标,紧扣教学活动和知识结构。以解决目前各院校教材使用中的突出问题为出发点和落脚点,对人才培养体系、课程体系、教材体系进行充分调研和论证,使之更加符合教改实际、适应中医药人才培养要求和社会需求。

3. 夯实基础,整体优化 以科学严谨的治学态度,对教材体系进行科学设计、整体优化,体现中医药基本理论、基本知识、基本思维、基本技能;教材编写综合考虑学科的分化、交叉,既充分体现不同学科自身特点,又注意各学科之间有机衔接;确保理论体系完善,知识点结合完备,内容精练、完整,概念准确,切合教学实际。

4. 注重衔接,合理区分 严格界定本科教材与职业教育教材、研究生教材、毕业后教育教材的知识范畴,认真总结、详细讨论现阶段中医药本科各课程的知识和理论框架,使其在教材中得以凸显,既要相互联系,又要在编写思路、框架设计、内容取舍等方面有一定的区分度。

5. 体现传承,突出特色 本套教材是培养复合型、创新型中医药人才的重要工具,是中医药文明传承的重要载体。传统的中医药文化是国家软实力的重要体现。因此,教材必须遵循中医药传承发展规律,既要反映原汁原味的中医药知识,培养学生的中医思维,又要使学生中西医学融会贯通,既要传承经典,又要创新发挥,体现新版教材"传承精华、守正创新"的特点。

6. 与时俱进,纸数融合 本套教材新增中医抗疫知识,培养学生的探索精神、创新精神,强化中医药防疫人才培养。同时,教材编写充分体现与时代融合、与现代科技融合、与现代医学融合的特色和理念,将移动互联、网络增值、慕课、翻转课堂等新的教学理念和教学技术、学习方式融入教材建设之中。书中设有随文二维码,通过扫码,学生可对教材的数字增值服务内容进行自主学习。

7. 创新形式,提高效用 教材在形式上仍将传承上版模块化编写的设计思路,图文并茂、版式精美;内容方面注重提高效用,同时应用问题导入、案例教学、探究教学等教材编写理念,以提高学生的学习兴趣和学习效果。

8. 突出实用,注重技能 增设技能教材、实验实训内容及相关栏目,适当增加实践教学学时数,增强学生综合运用所学知识的能力和动手能力,体现医学生早临床、多临床、反复临床的特点,使学生好学、临床好用、教师好教。

9. 立足精品,树立标准 始终坚持具有中国特色的教材建设机制和模式,编委会精心编写,出版社精心审校,全程全员坚持质量控制体系,把打造精品教材作为崇高的历史使命,严把各个环节质量关,力保教材的精品属性,使精品和金课互相促进,通过教材建设推动和深化高等中医药教育教学改革,力争打造国内外高等中医药教育标准化教材。

10. 三点兼顾,有机结合 以基本知识点作为主体内容,适度增加新进展、新技术、新方法,并与相关部门制订的职业技能鉴定规范和国家执业医师(药师)资格考试有效衔接,使知识点、创新点、执业点三点结合;紧密联系临床和科研实际情况,避免理论与实践脱节、教学与临床脱节。

本轮教材的修订编写,教育部、国家卫生健康委员会、国家中医药管理局有关领导和教育部高等学校中医学类专业教学指导委员会、中药学类专业教学指导委员会等相关专家给予了大力支持和指导,得到了全国各医药卫生院校和部分医院、科研机构领导、专家和教师的积极支持和参与,在此,对有关单位和个人表示衷心的感谢!希望各院校在教学使用中,以及在探索课程体系、课程标准和教材建设与改革的进程中,及时提出宝贵意见或建议,以便不断修订和完善,为下一轮教材的修订工作奠定坚实的基础。

人民卫生出版社

2021 年 3 月

◇◇◇ 前 言 ◇◇◇

中医各家学说是高等中医学专业教育的一门综合性提高课程,是核心课程之一。它致力于培养学生的中医思维模式和能力,在扩大知识面、提高理论水平、活跃临床思路、拓展诊治视野等方面具有十分重要的作用。

本课程肇创于著名中医学家任应秋先生,教材原名《中医各家学说及医案选》,始于20世纪60年代初,70年代中期更名为《中医各家学说》。此后,既有全国统编教材,也有区域教材,还有各院校自编教材,都为中医教育做出了重要贡献。

本次修订是在"十三五"规划教材的基础上,为适应新形势而进行的新一轮规划教材的修订工作。

本次修订的指导思想是教材要回归中医本原,坐正中医本位,保持中医灵魂,传承中医基因。中医思维是其精髓和灵魂,是学习中医之关键。所谓"授人以鱼,不如授人以渔",方法、思维方式比知识更重要。中医人才的培养,需要原汁原味的中医教材。本教材就是这样,它不受"西化"的影响,保持了中医的纯真。

本次修订的原则是立足临床,重在阐发活理活法,力求赋予时代气息;根据现代中医教学要求,删繁就简,适当调整内容。重视阐发医家思想来源、学术理论内涵,尤其是理论对临证思路、处方用药特色的指导价值,佐以医案,案论结合,兼及现代研究与应用,真正让读者学以致用,领悟中医独特魅力,建立起中医自信。

本教材适合中医类专业学生、从事中医药工作者学习、研究之用。

编写分工(据内容顺序排列):刘桂荣:总论;姚洁敏:孙思邈;赵艳:钱乙;孙丽英:陈自明;刘巨海:刘完素;庞杰:张元素;李萍:张从正;吕凌:李杲;周俊兵:朱震亨;张建伟:薛己;张俪敏:李时珍;杨云松:杨继洲;胡方林:缪希雍;尹德辉:陈实功;储全根:张介宾;吴小明:吴有性;刘晓芳:李中梓;金钊:喻昌;杨卫东:叶桂;刘紫阳:徐大椿;丁晓洁:黄玉路;胡素敏:王清任;林怡:吴师机;吴曦:王士雄;刘毅:郑钦安;薛飞飞:唐宗海;刘成丽:张锡纯。各位副主编分工承担稿件一审,两位主编承担二审,刘桂荣最后统稿。数字资源部分主要由赵艳负责。

本教材的编写,得到了各参编院校以及人民卫生出版社的大力支持,在此一并表示衷心感谢。虽经编委会多次论证,达成共识,但仍可能存在不完善之处,希望广大读者提出宝贵意见,便于今后进一步修订提高。

编者
2021年2月

◇◇◇ 目　录 ◇◇◇

上篇　总　论

下篇　各　　论

上篇

总　论

◆◆◆ **第一章** ◆◆◆

导　论

> **学习目标**
>
> 1. 掌握中医各家学说的定义、研究内容；
> 2. 熟悉各家学说的任务、性质和地位；
> 3. 了解本门课程的学习思路、方法和意义。

中医学经历了漫长的发展历史，大约于春秋战国至两汉时期，《黄帝内经》（简称《内经》）、《伤寒杂病论》等经典著作相继问世，标志着中医药理论体系确立。在中医学史上，历代医家及各个学派的学说不断汇集，不断薪传，从而推动了整个中医学的形成、发展和壮大。因此，中医学也可看作由历代医家及各学派的学术思想综合、提炼、升华而成。学习和研究历代医家及各派学说，既是本门学科的任务，也是发展和提高中医学水平的重要途径。

各家学说的内容丰富多彩，博大精深，能扩展我们的视野，开阔我们的思路，丰富我们的治疗手段，对理论研究和临床诊疗都具有十分重要的现实意义，对于指导学者登入中医之堂室，也具有重要的启迪作用。

第一节　中医各家学说的性质与范围

一、基本概念

（一）中医各家学说

中医各家学说是研究历代主要著名医学家及主要学术流派的学术思想、学术成就、临床经验，兼顾学派产生、发展和演变规律的一门学科。

（二）家、学说、学派

1. 家　根据 2011 年出版的第 11 版《新华字典》，"家"主要含义为共同生活的眷属和他们所住的地方；家庭所在的地方；经营某种行业的人家或有某种身份的人家（如酒家、农家）；掌握某种专门学识或有丰富实践经验及从事某种专门活动的人（如专家、作家、科学家）；学术流派（如儒家、法家、道家）。

因此，"各家学说"的"家"既包括医家，也包括学术流派。

2. 学术、学说　现代学术通常指有系统的专门学问。其中，学即知识，主要关注学者解决了哪些有价值的学术问题，提出了哪些有新意的观点；术即方法，主要集中于人们获得科学知识的方法，研究的程序与方法以及解决问题的具体手段和路径[①]。2009 年出版的第 6 版

---

① 李正风.中国科学家学术思想的传承与创新：概念、特征与方法 [J]. 南京社会科学，2012（4）:1-8.

《辞海》将"学说"定义为"学术上自成体系的主张、理论"。学说有广义与狭义之分。对一门学科而言,赋予该学科特定属性的学术理论可称之为学说,譬如阴阳、五行、运气、经络、藏象、病机、治则等重大学术理论,是中医学学术体系的基本学说,这些学说属于学科理论层面,具有广义性特征。狭义的学说,是指研究某一具体的学术问题而形成的不同的学术观点或理论。如中医学在外感疾病发生、发展与转归上的不同认识,进而导致在疾病诊断、临床治疗处置技术方法上的巨大差异,形成了历史上伤寒与温病两大学说。

由上可见学说与学术之不同。

3. 学术思想 学术思想是人类理性认知的系统化,而且须有创辟胜解,具备独到性。既系统又独到,属于思维的成果,具有形上之学的特点,这才是学术思想(刘梦溪:《中国现代学术经典·总序》)。就狭义的理解而言,学术思想往往是有比较严密的内在结构的知识体系。

本课程所介绍的学术思想即是从狭义的角度而言。这也是我们学习与研究名医学术思想的出发点。

4. 学派(流派) 2009 年出版的第 6 版《辞海》将"学派"定义为"一门学问中,由于学说师承不同而形成的派别"。所谓"流派",根据《汉语大词典》,通常指文艺、学术等方面的派别。

(三)医家学说、学派

1. 医家学说 "医家学说"是指在中医各学科发展过程中,由某医家提出、自成体系的学术观点或理论。因此,医家学说除了具有狭义学说的属性之外,还具有个性化特征,即所谓的"一家之言"。

2. 中医学术流派 中医学术流派是中医学在长期发展过程中形成的具有系统的、独特的学术理论或学术主张,有清晰的学术传承脉络和一定历史影响与公认度的学术派别[①]。

学术界关于"学派"和"流派"的内涵尚有不同看法,尚需进一步探讨。

二、研究内容

中医各家学说的研究内容,主要集中在挖掘与整理历代著名医学家独到的医学理论创新及其临床实践经验,揭示或阐明其在中医学术发展史上的学术思想、学术影响、传承现象与特点等,从而为当代中医药学术的发展、临床诊疗水平的提高、名中医的培养,提供源泉不竭的历史经验和创新素材。

中医各家学说的研究主体是历代医家学说,兼及对中医学派或流派的考察。其中,医家学说研究着眼于对代表性医家的学术思想、学术成就、临床经验进行理论层面的总结和阐扬,属于对个体学术创新活动的追踪;学派或流派的考察,注重从中医药学术发展纵轴上对学术思想、学术成就、诊疗经验的传承进行脉络梳理,以彰显其群体学术创新活动的轨迹。

三、课程性质

中医各家学说是一门理论与实践相结合的学科,既有较系统的医学理论,又涉及广泛的医疗经验,对中医学术是一门不可缺少的具有深化和提高作用的课程。从纵的方面看,它似具有中医学术发展史的内容,但又不是学术发展史,只是把历代部分重要医家及随着历史进程发展起来的主要医学流派的重要学说,整理出相应"脉络",使学习者能够一览中医各家学说的概貌;从横的方面来看,本课程涉及中医基础理论及临床各科的知识,面比较广,但它毕竟不是单纯的基础学科或临床学科,而是为高年级学生在学完基础理论学科和临床课程

---

① 中医学术流派研究课题组.争鸣与创新:中医学术流派研究[M].北京:华夏出版社,2011.

后,综合运用各科知识,强化传统中医思维模式,为提高中医理论和临床水平打下基础的学科。因此,它确实对学习中医具有深化和提高的作用。

四、研究范围

中医古籍浩如烟海,有资料统计在1万种以上,并且流传到海内外。积累这样大量的古代医药文献资料,在世界上都是罕见的,它是我们祖先留下的瑰丽珍宝,值得我们学习、继承、发扬。但是,钻研这些珍贵的医学文献要从何处入手呢?中医各家学说正是为了帮助大家解决这一问题而出现的。它可以起到读书研究指南的作用,指导我们去探索、深挖中医学宝库中历代各家学说的丰富宝藏。然而,从古到今,名医辈出,学说纷争,学派林立,我们不可能把他们留下的上万种著作中的所有精华都集中到一门课程中,限于篇幅与课时,只能选择其中具有代表性或贡献较大、影响较深远的著名医家以及主要学派加以介绍,示以规矩,以助读者驾驭传统思维方法,快速走向成功之路。

第二节　中医各家学说的地位

中医各家学说是中医药学的重要组成部分,是中医药理论和临证经验的重要源泉。它是中医药院校重要的主干课,是理论走向临床,临床又升华到理论的纽带,是中医学家成长的必由之路。因此,它对中医学的形成和发展至关重要。将理论结合于防治疾病的实践是中医学的一个显著学术特征,中医各家学说即其典型代表,实现了理论和实践的高度统一。

历史证明,成就名医,必须"勤求古训,博采众方",对于当代中医学子来说,这一点尤其重要。所谓"海纳百川,有容乃大",这也正是本门课程开设的价值和意义所在。

本课程涵盖了中医学的理法方药、内外妇儿各科,以至于针灸、养生保健等,是成就名医的摇篮。本课程突出著名医家学术特色与临证思维方法,以点带面,纵横结合,注意历史传承,兼顾与相关教材的衔接和横向联系;侧重其治学方法、创新思想,减少空泛理论,以有利于培养创新能力,开阔学术视野,拓宽用药思路,提高辨治疾病的能力与水平,掌握整理、挖掘、继承中医学宝库的方法和门径。

第三节　学习目的和意义

中医各家学说是中医药院校的一门具有研究性和深化提高作用的学科,是高年级的课程,在完成了一系列中医理论学习,并且有一定的临床课程基础的时候,学习各家学说是十分适时和非常必要的。

一、接受医家熏陶

历史上的著名医家们在其成长之路上,均经历过传统文化或家传医学的良好熏陶,具备坚实的传统文化基础和传统思维模式,这是他们成功的基础。学习本门课程,就是在浓厚的传统氛围中与名家们打交道,接受他们的各方面熏陶,并能综合诸家之长,快速步入中医殿堂。

二、训练中医思维

事实证明,学习好传统中医学理论,尤其是培养传统中医思维模式,是当代学子学好中医的必由之路。历史上的著名医家们都是真正的传统中医学家,其传授的思维模式、理论方法就是中医学的本原。本门课程的最大特点就是本着原汁原味的精神传授传统的中医学思路和方法。

如学习经典,兼读各家对经典的解读和体会,有助于培养我们的临床思维能力,丰富我们的临床思维方法,让我们的临床思维在潜移默化中形成和发展。又如,学习本草学,必须在《神农本草经》(简称《本经》)的基础上,广泛涉猎对本草药性有深刻体会的医家的思想和认识,才能真正把握本草的药性特点以及应用思路和方法。

三、理论结合实践

本课程既有中医基础理论内容,又有丰富的临床实践经验。历代名家为我们在中医理论与临床实践的融会贯通方面做出了良好的示范。本课程的学习不但能使基础理论知识得到进一步深化,而且能为提高今后处理实际问题和从事科研工作的能力提供必要的条件。

四、培养创新能力

历代名医均在学术上独树一帜,自成一家,临床治疗也是各具特点。或重于祛邪,或重于扶正;有崇尚温补者,有宗寒凉者;有善创新方者,有善守古制者;有以轻灵取胜者,有以绵密见长者:各有心法。通过学习,能在复杂的疾病面前开阔思路,激发灵机;同时,又能接受启发,开阔学术视野,有利于培养创新能力,取得创新成果。

五、探索学术规律

中医学与其他学科一样,是随时代前进而发展的,各家学说的形成发展是医家们在继承前贤精华的基础上批判时弊、不断创新的结果,同时促进了中医学的发展。如牛顿所说:"如果说我看得远,那是因为我站在巨人的肩膀上。"所以学习本课程的目的是在前人的基础上发现规律,找到发展的门径。整理继承是前提、手段,创新发展才是目的。

第四节 学习思路与方法

一、掌握特点,了解全面

首先应研究和掌握各家的学术特点:如刘完素以"火热"立论,发挥"亢害承制"理论,提出寒凉泻火的主张;张从正力倡"邪去正自安"之说,统以汗、吐、下三法祛邪;李杲创"内伤脾胃,百病由生",力主益气升阳,甘温除热;朱丹溪提出"阳常有余,阴常不足",倡言滋阴降火。这是他们学术思想的突出特色。其他医家亦如此。

然而,学术上的突出特色并非医家学术的全部。还应较全面地学习各家的学术成就和治疗经验,如朱震亨对杂病,尤其是气、血、痰、郁的调治多有独到之处;张从正对情志致病及情志疗法有丰富的经验,同时对食疗、食养的方法亦深有造诣。只有全面了解,才能获得对医家的正确认识,进行公正评价。同时,还可避免把历代医家学说孤立起来研究,因为医学的发展,是有连续性的,再加上师承、私淑关系,就有不同的流派。通过全面学习,既弄清学派,又掌握各医家的特点,则可提纲挈领,纲举目张。

二、取长补短,兼收并蓄

各家学说多从某一方面介绍医家的贡献,但诸家往往有更多的专长,故学者必须注意兼收并蓄以期集思广益。如以金元医家为例,则攻邪之法莫备于子和;清热泻火当推河间为巨擘;滋阴降火之论,则丹溪有特长;补中益气和甘温除热,自以东垣独擅其胜;然而这四家除上述特点外,还有其他擅长,都是我们在学习中应当注意的。而且历代医家可师可法者还大有人在,我们只有博采众长,熔于一炉,方能对前人学术经验做到全面继承和融会贯通。

此外,由于历史条件不同,故每一医家的学说常有一定的局限性,所以学习时必须注意撷其精华,甄别不足。我们只能取长补短,而不能求全责备。如张从正长于攻邪而短于扶正的论述;赵献可重命门,以六味、八味统治百病,但在临床上未必完全适应。这些不足之处,往往为后世医家的学说所弥补。如李杲论阳气升降而重于升,缪仲淳重视气机升降而重在降;又东垣重于升补脾胃之阳气,而仲淳善于滋养脾家之阴液,其后叶桂又擅长补养胃阴。他们从不同角度补充了东垣之不足,从而使医学理论和治疗方法随着历史的前进而更加完善。

三、循名责实,勘误求真

在学习各家学说时,必须重视对许多专用名词、概念及有争议问题的研究。各种学说,产生于各个不同时代,出诸医家的各自阐述,受到时代的影响或囿于个人学识,因而在一些"名""实"问题上常会出现某种程度的误解或附会,学习时倘掉以轻心或不求甚解,便会困惑不解。因此,一定要历史地来看待它们,要通过医家们所议论问题之名,来探求其实质所在,如有关相火问题的讨论,历代医家在《内经》"君火以名,相火以位"的基础上,各自进行了阐发。刘完素称"三焦相火无不足";张元素称"命门为相火之原";李东垣说"相火,下焦包络之火,元气之贼,火与元气不两立,一胜则一负";朱震亨认为"天主生物,故恒于动;人有此生,亦恒于动,皆相火之为也",又称"相火之气,经以火言之,盖表其暴悍酷烈,有甚于君火者也,故曰:相火元气之贼";张介宾称"凡火之贼伤人者,非君相之真火,无论在内在外,皆邪火耳,邪火可言贼,相火不可言贼也"等。显然,历代医家们围绕着"相火"的名称,阐述了各自的见解。然而,归根到底这些不同的观点是由于对相火概念的不同理解引起的。刘完素、张元素以运气结合脏腑来理解相火的生理作用,但刘完素则提示了相火有余的问题,而李东垣根据自己的体会把它引申为"元气之贼",当作邪火论;朱震亨总结了前人的论述,既强调了它的生理作用,又指出了它的病理危害;张介宾则在苦寒盛行的流弊下,严格地区别了邪火与相火,以避免过用寒凉克伐真阳,把相火局限在生理之火的认识中。因此,我们必须根据相火之名,来分析其概念和实质,这样既可扩展视野,深化认识,又不为某种观点所蒙蔽,而有利于学术的发展。

研究各家学说务必忠实于前人原著精神,如实反映医家的学术面貌,不能曲解误会,人云亦云,以讹传讹,只有这样才能明确问题的实质。

长期以来,人们在某些问题上存在着对前人不正确或失实的评价,而这些评论又往往出诸名家的著作,遂使谬误流传,影响甚大。如许叔微的脾肾观,历代学者均称之为"补脾不若补肾",尊奉为补肾之圭臬,其中李时珍首先提出了这个问题,在《本草纲目》中说:"许叔微学士《本事方》云:'孙真人言补肾不若补脾,予曰补脾不若补肾。'"张介宾继其后,亦说:"观东垣曰补肾不若补脾,许知可曰补脾不若补肾,此二子之说,各有所谓,固不待辨而明矣。"朝鲜许浚在《东医宝鉴》中也有类似提法,有"孙真人云补肾不若补脾,许学士云补脾不若补肾"的载述。直到晚近,许多学者,仍持此论。然而,在许叔微著作中可见有与这种观点相左的资料,即固然他重视肾气,但并没有轻视胃气,在他的《普济本事方》中记载了不少调补脾胃的宝贵经验和有效良方,因此,所谓"补脾不若补肾"之说,是后人附会而强加的。故而需要勘误求真,恢复其脾肾观的原貌。

四、博学多识,准确理解

本门课程涉及面比较广,既涉及中医的各个方面,从基础理论到临床各科,又涉及文、史、哲等多方面的知识,因此要求读者在学习期间,不但要经常复习和联系以往学过的各门课程,而且要多学一点中国历史、中国古代哲学等,以扩大知识面,提高学业水平,这对学好《中医各家学说》有很大帮助。如学习刘完素的火热论时,必须对运气学说有所了解,因为河间之学是在《内经》运气学说的基础上发展起来的;又如,学习丹溪的学术思想,最好对古代哲学中的宋明理学有所了解。再者,各位医家学术成就的产生,又不能离开当时的社会条件,这又要求读者掌握一定的历史知识。另外,本门课程引证医家原著及古代文献较多,如果没有一定的古汉语基础将给学习带来一定困难。

五、相知名医,参悟医道

传统思维方法对中医学理论体系的建构起了决定性作用。中医各家学说作为创新医学理论与技术方法的典型代表,是历代医家面对迫切需要解决的某些医学问题时,在经典和前人经验的基础上,结合实践中的体验、感悟、思考、总结而形成的;这些不同的学说,都具有很强的针对性,是目标、理论、法则、方法的统一体。因此,各家学说是道中有术、术中寓道,有着医学理论与临床实践紧密结合的特征。

历代医家学说各异,但其道理法术的一以贯之,以及但见指征、合其理法,即可一用、活用、妙用的临床价值,迄今仍有重大的指导意义。

学习与研究各家学说,是与历代中医药大家相守、相知的结交过程,这不仅是中医学术传承上的哺育、学术素养的熏陶与提高,更是诊疗技艺上的寻师访友、相互切磋与揣摩。《史记·扁鹊仓公列传》所谓"人之所病,病疾多;而医之所病,病道少",说的是探求治病之道、寻找有效之术,是所有行医者一生追求的目标。与历代著名医学家的心交神游,为的就是减少"病道少"的困惑和烦恼。学习研究历代著名医学家的学术见解与诊疗经验,关键在于结合临床、用心领悟、反复验证,拓展临证思维,提高临床应用能力。所谓"智之所到,汤液针灸任施,无处不当;否则,卤莽不经,草菅民命"(《温病条辨·序》)。这个"智",就是指中医的临证思维能力和遣方用药的技能。现代认知心理学的研究表明,应用技能解决问题的能力受知识发展程度的限制,丰富的、组织良好的知识能促进新的信息加工,保证技能的形成,促进各种技能的整合、发展与应用,为解决复杂的问题提供保障。同时,临床诊疗技能作为一种心智活动,是通过不断的反复练习,将客观事物的特性与人脑内部的某些信号特性间形成一种标定关系,将知识、信息内化为一种定型化、简缩化、自动化的思维模型而逐步完善的。

学习各家学说要掌握历代医家最基本的学术思想及临床经验,学好各家学说则必须做到理论与实践的结合。尽可能早临床、多临床,在临床中加深对医家学说精髓的领悟,在临床实践中验证医家处方用药经验,在解决疑难杂症中提高诊疗技能,化彼之经验为己之心得,是学好各家学说的重要一环。

六、研讨学习,质疑创新

各家学说本身具有"百家争鸣"的特点,各种思想、学说林立,各有长短,需要不断发展完善。因此,本课程应采取研讨式的学习方式,在质疑中创新发展。古人的"辨章学术,考镜源流",其中功夫在"考"、在"辨",不辨则不明,辨则有发明,有创造、创新,有发展。"传承精华,守正创新",无论教与学均须以此为指归,在共同学习中探讨研究,解决难题,获得真谛,这对于我们继承和发展中医学具有重要的现实意义。

（刘桂荣）

复习思考题

1. 中医各家学说的内涵是什么?
2. 如何理解中医各家学说的性质和地位?
3. 怎样学好中医各家学说?

第二章

各家学说与中医理论体系

✎ 学习目标

1. 掌握中医各家学说形成的基本特征;
2. 熟悉各家学说形成的条件与因素,各家学说的形成、发展及其对中医学理论发展的意义;
3. 熟悉各家学说创建者的共同特征,医家争鸣的作用及其现实意义;
4. 了解中医学理论体系的起源、形成与发展。

第一节　中医理论体系的起源、形成与发展

中医学是中国先民们通过长期的医疗实践,不断积累、反复总结而逐渐形成的具有独特风格的传统医学。是人们长期同疾病作斗争的极为丰富的经验总结,也是中国传统文化的重要组成部分。

在 3000 多年前的殷商甲骨文中,已有关于医疗卫生以及十多种疾病的记载。周代已经使用望、闻、问、切等诊病方法和药物、针灸、手术等治疗方法。中国从公元前 21 世纪进入奴隶社会以后,人们对疾病的认识随着医疗实践经验的积累而不断发展。然而,从夏商的巫医主导到殷商建立的早期医学分科及教育管理制度,均由于人们认知能力和医学知识的局限而无法形成理论体系。

至春秋战国时期,出现了“诸子蜂起,百家争鸣”所代表的思想史上的辉煌成就,科学技术、文化艺术等也随着生产力的提高而有长足进步。大批医家们获得医疗经验的积累、医学理论的升华,加之与诸子百家哲学思想、科学技术成就的充分融合,为中医的整合开启了大门,为中医学理论体系的成形铺垫了厚实的学术基础。

在中医理论体系构建之初,医学家们全面吸纳了中国传统文化的要素与精华,并以其对宇宙、自然、生命、疾病等各种现象的思考与总结,构筑起一个医学与哲学、医学与中国文化、医学与科学技术乃至于与社会发展紧密结合的,总体上具有“大而化之”“形而上”等特征的学术体系。

秦汉间陆续成书并得以流传千年的《黄帝内经》,是中医学理论体系形成的标志。《内经》吸收了秦汉以前的天文、历法、气象、数学、生物、地理等多个学科的重要成果,在气一元论、阴阳五行学说指导下,总结了春秋战国以前的医疗成就和经验,确定了中医学的理论架构,系统阐述了生理、病理、经络、解剖、诊断、治疗、预防等问题,建立了独特的理论体系,成为中医学发展的基础和理论源泉,为后世医家变易成法,形成新思路、新方法,创建新学说、

笔记栏

新学派,丰富、发展中医药学术开辟了广阔的空间。

此后,自晋、唐、宋、金、元,以迄明、清的许多医家,在《黄帝内经》《伤寒杂病论》等经典基础上,结合各自的临床经验和理论研究,从不同角度不断创新发展着中医学理论体系。

第二节　各家学说的形成

在中医学形成与发展的漫长历史过程中,医家们面对着人体生理病理的高度复杂性,人们生活地域、文化习俗等方面的差异性,以及人们认知方式、认识角度等的不同,产生了对人体生理、病理以及疾病处理上的差别,也就造成了医学界的不同认识、主张和处理方法,进而形成了不同的学说。除了《素问·异法方宜论》明确记载的上古时期医疗方法有五方的显著不同外,在中医学理论成形时期,在某些重要学术概念、理论及技术方法的表述上也存在一些差异,这都是各家学说形成的源头和重要原因。兹以《内经》《难经》有关认识为例说明。

一、基本概念的差异

在"命门"的认识上,《难经·三十六难》称"脏各有一耳,独肾有两者何也?然,肾两者,非皆肾也,其左者为肾,右者为命门。命门者,诸精神之所舍,原气之所系,男子以藏精,女子以系胞,故知肾有一也"。此处明确了右肾为命门之说,指称其为"原气"所系,与生殖相关,男女有别。《内经》提及命门处有三:《灵枢·根结》谓"太阳根于至阴,结于命门。命门者,目也";《灵枢·卫气》之"足太阳之本,在跟以上五寸中,标在两络命门,命门者,目也";《素问·阴阳离合论》"太阳根起于至阴,结于命门,名曰阴中之阳"。三处指称命门为"目",是基于经络的"根""结"关系,与右肾无涉,与《难经》命门功能的表述毫不相干。由此看来,在命门的部位、功能等的认识上,两书立论各有师承,非出一源。

在对三焦有形、无形的认识上,《内经》与《难经》的学术观点截然相反:从《灵枢·本输》"三焦者,决渎之官,水道出焉",《灵枢·本脏》"密理厚皮者,三焦膀胱厚;粗理薄皮者,三焦膀胱薄。疏腠理者,三焦膀胱缓;皮急而无毫毛者,三焦膀胱急。毫毛美而粗者,三焦膀胱直;稀毫毛者,三焦膀胱结"的论说来看,《内经》认为三焦是有功用、有形质的器官。然而,《难经·二十五难》"心主与三焦为表里,俱有名而无形"之论,则坚持"三焦有名无形"说,为后世预留下了三焦有形与无形之争的一大悬疑。

二、病机表述上的不同

在对"关格"病的病机认识上,《内经》与《难经》的表述更是南辕北辙,各持己见:《灵枢·脉度》称之为"阴气太盛,则阳气不能荣也,故曰关;阳气太盛,则阴气不能荣也,故曰格",《素问·六节藏象论》谓"人迎……四盛以上为格阳;寸口……四盛以上为关阴",则"格"属阳盛,"关"为阴盛。《难经》则恰恰相反,直指阴盛为格、阳盛为关。如《难经·三十七难》说:"邪在六腑则阳脉不和,阳脉不和,则气留之,气留之,则阳脉盛矣。邪在五脏,则阴脉不和,阴脉不和,则血留之,血留之,则阴脉盛矣。阴气太盛则阳气不能相营也,故曰格;阳气太盛,则阴气不能相营也,故曰关。阴阳俱盛,不得相营也,故曰关格,关格者,不能尽其命而死矣。"显而易见的是,这两家在对关格病机的认识上竟然是"阴阳反作"。

三、脉诊技法上的区别

在脉法上,《内经》与《难经》亦各有偏好:《内经》主要阐述三部九候遍诊法、人迎寸口对比诊法等,对寸口诊法虽有涉及却语焉不详。《难经》在脉诊上的突出功绩之一,便是创立了沿用至今的"独取寸口,以决五脏六腑死生吉凶之法"的脉诊体系。两书在脉诊技法上的"偏好",与其学术师承应当有一定的关系。

清代著名医学家徐大椿在《难经经释·序》曾说,《难经》"其说不本于《内经》,而与《内经》相发明者,此则别有师承,不得执《内经》而议其可否"。《内经》与《难经》从学术理论到技术方法上的差异,很难从"同源"的学术发生学来解释,因此徐大椿特别强调两者的"别有师承",更以"不得执《内经》而议其可否"的告诫,提示后学者应当采取兼收并蓄的方式进行研究和发扬。

《内经》与《难经》都是中医理论成形时期的经典著作,两书在学术理论及诊疗技术上所呈现的差异与冲突表明,在中医理论体系的成形阶段,学术师承多源、学术主张各异,为各家学说和中医学派的产生、形成奠定了基础。

第三节 各家学说创建和形成的基本要素

中医各家学说的创建和形成,与历代医家所处时代与社会背景的不同,自然气候与地区环境差异,疾病谱变化,尤其是师承授受及个体医疗活动等的影响有关,以至于各种学说、疗法特立独行、丰富多彩。

然而从中医药学术发展背景的角度考察,则其创建与形成具有一些基本要素。纵观中医历代各家学说,其创建与形成的基本要素大致可以归纳为六个方面:

一、医学经典著作的影响

中医历代各家学说的创建者,都是在对《内经》《难经》《伤寒杂病论》等经典医著孜孜以求的解读研究、反复揣摩的临床实践基础上发展而成的。其创建形式主要有:

（一）校注经典著作,推衍发明新说

历代著名医学家把对经典著作的校注、训释看作毕生研读,"至精至圣"之事,许多精辟的学术见解和新学说都蕴含在注文之中。

众所周知,唐代著名医学家王冰的学术贡献,主要体现在他对《黄帝内经素问》的校注上。然而,在校勘、训释过程中,他把五运六气、亢害承制等与人体的生理、病理、治疗等认识相结合:论阴阳,重在互根;论升降,重在呼吸出入、升降化气;论脏腑,强调五脏各有本脏之气,"脏气变乱"是发病的主因;论治疗,有"益火之源以消阴翳,壮水之主以制阳光"等至理名言。凡此种种,构成了以运气学说、神机气立说、五脏本气说、气动病机说等为核心的王冰学说的主体,对后世医学产生了重大影响。因此,汪昂在《素问灵枢类纂约注》中评曰:"《素问》在唐有王启玄之注……注内有补经文所未及者,可谓有功先圣。"

再如明代张介宾把《灵枢》《素问》合而为一,在其编次撰著《类经》过程中,提出了"阴阳原同一气""阴阳一分为二"等精辟见解,阐发"阳非有余、阴亦不足"之论,确立阴中求阳、阳中求阴的"阴阳互济"大法,奠定了他在温补学派中的重要学术地位。

（二）采撷经典论说,演绎成就新学

金元时期,刘完素的火热论,张元素、李杲的脏腑和脾胃学说,张从正的祛邪理论与汗吐下三法,朱震亨的泻火养阴理论,都自成体系而辉映于先后。这四家新学的创建与构成,都有着采撷经典某一专门论述,将其演绎而成就系统新学的共同特征。

如刘完素的火热论,根据《素问》的运气学说及"亢害承制"理论而推演至极致;同样以运气学说为研究主旨的张元素,则立足于脏腑寒热虚实以揭示疾病发生发展规律;李杲的"内伤脾胃,百病由生"之论,要在阐发《内经》的脾胃宗旨;张从正的祛邪理论,则本诸《灵枢·九针十二原》而加以发挥;朱震亨的养阴学说,滥觞于《内经》的阴气理论。他们都曾苦心深究《内经》数年乃至数十年,并结合各自的临床实践而创立新说,为充实和发展中医学术做出了卓越的贡献。

（三）祖述经典,临床有别成家学

徐大椿曾有"自古言医者,皆祖《内经》,而《内经》之学至汉而分:仓公氏以诊胜,仲景以方胜,华佗氏以针灸杂法胜"之说(见《难经经释》叙),诸家各有擅长,但其学术宗旨却不离《内经》。

对于中医学来说,经典是至关重要的,然而,经典毕竟不是中医学的全部,还需要不断发展和完善。因此,金元诸家虽祖述经典,但是为了解决当时所面对的临床难题,在临床实践中通过深入研究探讨,逐渐形成了各种新学说、新方法。在宋金对峙,战乱频仍之时,出现了疫病、热病骤增的局面,医家们同样是研究"火热病机",却因临床切入角度不同而见解有别:河间之所以倡导寒凉治法,源于对六气、五志、六经传受等皆能化火的认识;子和的汗吐下三法,来自于"邪去而元气自复"的临床实践;东垣的补脾升阳泻火之法,出于"火与元气不两立,一胜则一负"的考量;丹溪之滋阴降火,偏重于"相火",则与他生活在元初,生活比较安定,对酒色肥甘引动相火的认识分不开。明清的温病学说,固然依托《素问·热论》《伤寒论》的基本认识,但更重要的来源是医家们对瘟疫、热病论治的临床积累和发展。至于王清任的血瘀新论、吴师机的外治方论等,或多或少受到《内经》《难经》《伤寒论》等经典著作的影响,但更与其生活和行医的经历直接相关。

二、哲学等学科对医学的影响

在中医学理论体系发展过程中,其他各学科对中医历代医家学说的构建和形成也有重大影响,尤其是每当新的哲学思想渗透或进入中医学术领域后,在某一特定时期,对某些医家学说的形成甚至产生了导向性作用。

北宋大儒周敦颐(1017—1073年)精于理学,撰著《太极图说》,反映其对宇宙本原、物质运动等一些重要自然现象的基本看法。周敦颐喜好"性命之学",倡导孟子"养心莫善于寡欲"之论,在此基础上参合佛家、道家"虚静""无为"思想,主张人生须清心寡欲、安贫乐道,成为宋明理学的创始人。嗣后,二程及朱熹承其学,强调"道心"与"人心"的区别,道心含"天理",人心为"人欲",所谓"人心惟危,道心惟微",修心养性可以使"人心"转危为安,使"道心"由隐而显,人心服从于道心,私欲受制于天理。宋代理学是儒、释、道结合的产物,标志着儒家哲学思想发展到了一个新阶段。其中有关推原万物起源的《太极图说》,有关修心养心的道德修养,对刘河间的火热病机理论,朱丹溪的"相火论""阳有余阴不足论",乃至明代孙一奎、赵献可、张景岳等人的命门学说的形成等,都产生了深远的影响。

如在《素问玄机原病式》里,刘完素所谓"易教体乎五行八卦,儒教存乎三纲五常,医教要乎五运六气,其门三,其道一",以及主张"相须以用而无相失"的说法,医理与哲理的有机结合得到了充分的体现。至于刘完素强调的"火多因动",显然接受了宋儒周敦颐《太极图说》"太极动而生阳"的理论。李东垣《脾胃论·远欲》"安于淡薄,少思寡欲,省语以养气,不妄作劳以养形,虚心以维神"等阐说,则是道家清静无为思想渗透的结果。朱震亨作为滋阴一派的奠基人,其"相火论""阳有余阴不足论"等学说所浸透着的理学思想受益于师从朱熹四传弟子许谦的经历。

《内经》早就有天地之气"高下相召,升降相因"等运动方式的认知,及宋代哲学家张载的"元气"学说渐兴,专门剖析"浮沉升降与动静相感"(《正蒙》)相互关系后,中医的"元气"学说也因此更加丰富。如张元素对药物气味升降浮沉及其归经论治等有专篇论述;李杲强调脾胃之气为一身之"元气",阐发元气与阴火的辩证关系,并以《易》卦中乾、坤二卦的变化来解释人身元气的升降浮沉,特别注重阳气升发作用等,都显现了中国哲学思想对中医学理论发展的辐射作用。

三、社会与时代背景的影响

各家学说的形成与兴盛,还与社会发展、时代背景密切相关。

在中国传统学术发展史上,政治上的统一与分裂往往决定着知识阶层的前途和命运,因而也就决定着学术思想、学术风格和学术流派的变化。宋王朝结束了唐末五代以来分裂割据的局面,为学术文化的发展开辟了崭新的局面。从学术文化发展的外部环境来看,"北宋的最高统治者们没有对文化实行专制主义,也确实证明了这一政策对当时士大夫们的思想的相对解放起了很好的作用。宋学之所以昌盛,不能不推此为其最重要的原因之一"[①]。

在宋代,中国儒学道统得以重新确立,儒家经学的新生,促使其完成哲学化和伦理化的过程,"经世致用"的精神得以复活,儒学的兴盛及其不同学派间的学术争鸣,促使儒学思想体系更加完善。因此,宋代学术所形成的开放性、兼容性和创造性特征,再加上宋学映射到医学的滞后影响,铸就了金元四大家的医学哲学观,从而出现了中医学术史上"新学肇兴"时期的辉煌。

金元医学活跃和发展的时代背景因素还体现在:

1. 唐宋医学虽然已有大发展,但多详于方药而略于理论,数百年的临床积累已经到了必须加以全面总结和提升的阶段。这是金元医家创建新医学理论的重要原因之一。

2. 古代医籍历经劫难,大多散乱阙佚。宋代重视医学,专门成立校正医书局,整理校注大批汉唐以来的医学经典,依托活字印刷术的发明和推广,使得古代官府典藏或行将散佚的重要古代医籍得以刊布天下,分藏于诸路州府教学,为后学研究医药提供了学术范本。

3. 由于当时医界恪守宋朝颁行的《太平惠民和剂局方》(简称《局方》),忽视辨证论治,滥用芳香温燥,习以成弊,激发了金元医家补偏救弊的动能,或倡导泻火,或属意养阴,从而一展学术争鸣、新学肇兴的鼎革局面。诚如明代医学家孙一奎所说"丹溪阳有余阴不足之论,盖为当时《局方》温补之药害人,故著此以救一时之弊"(《赤水玄珠·虚怯虚损痨瘵门·总论》)。

4. 金元时期的社会动荡、战事纷乱,致使诸多新病广泛流行,现有成方、成法难以解决临床上遇到的新问题。因此,一些有创新精神的医家势必努力探索并开辟临床新路径,在医疗实践中创建新理论、新疗法。同时,宋金对峙的局面,也有利于医家破除陈规陋习,对各种流弊、时弊进行批判。

金元时期的新说肇兴,正是在这样的社会背景下形成的。

四、医家学术思想的交汇和渗透

由于师承与私淑等错综复杂的授受关系,金元时期各代表性医家的学术思想在成形阶段的相互交汇和渗透,也是其学说形成的重要因素之一。

就刘完素学说与张洁古学说而言,近世冠称之为河间学派、易水学派,并有学者认为刘完素的"六气病机学说"和张洁古的"脏腑病机学说"迥然有别。其实,刘张两家学说,有区

① 陈植锷. 北宋文化史述论 [M]. 北京:中华书局,2019.

别,更有联系。《金史》有刘河间患伤寒,洁古往诊之的记载,从刘完素"面壁不顾"而"大服"的转变,到张洁古"自此显名",两家惺惺相惜的交往过程中,不难看出他们在学术上的切磋和探讨,尤其是学术理论构建上的相互借鉴和吸收、补充,是客观存在着的。张洁古的"运气不齐,古今异轨,古方新病不相能"振聋发聩般的呼吁,恰恰说明了其对运气学说曾有过深入研究;张洁古书中采纳刘河间"天地六位藏象"图说,罗列各脏腑"去火"之药,恰好也为刘河间"六气病机学说"对张洁古的影响提供了有力的证据。至于刘河间对"脏腑内生六气"的阐发和完善,应该或多或少地受益于与张洁古的学术交流和切磋。与刘张两家各有师承与私淑关系的张从正、李东垣、朱丹溪等医家学术思想的互相渗透,更是人们所熟稔的。

明清时期各家学说的相互渗透和影响,更加错综复杂。这与当时医家可以读到更多的古代文献,具备了研读、比较和私淑历代著名医学家学术思想及其临证经验的条件有关。如张景岳在遥承《内经》宗旨之外,更深受王冰、许叔微、李杲、薛己等历代名家的影响,并将天文、易象及儒释道等精髓融会贯通,结合其医学实践而加以评判、发展和创新。清代叶天士的温病学说,不仅源自《内经》和《伤寒论》,还充分吸取了刘河间治疗热病、李东垣清暑益气、吴又可温疫学说、张凤逵"暑邪首用辛凉,继用甘寒,后用酸泄敛津,不必用下",以及喻嘉言的芳香逐秽宣窍之法等各家之长,其"温邪上受,首先犯肺,逆传心包"之说,更是《难经》的"肺邪传心"、盛启东"热传心包"之说的发展。因此,历代医家学术思想的交汇、影响和相互渗透,对学说的构建与形成起着十分重要的作用。

五、医家个体的医疗实践

各家学说的形成,与医家个人的文化程度、思想观念、职业特征、社会地位等密切相关,与其医疗实践的关系更为密切,其中包括医家所面对的方土气候、临床病种及医疗服务对象等情况。如朱丹溪所谓"西北之人,阳气易于降;东南之人,阴火易于升"之说,是就不同地域居住人群的生理特征及其易患疾病倾向而立论;孙一奎所谓"东垣北人,故著《脾胃论》,以补中益气、升阳散火为主治;丹溪南人,故创'阳有余阴不足'之说,以滋阴降火立法"的评价,则是进一步从北方战乱饥馑、南方相对安逸奢侈的社会与生活背景下,医家所面对的不同人群的发病特征与其新学说、新方法之间的关系而言。至于李东垣发明脾胃学说,与其亲历大梁之围,民众因饥饿困顿而疫病肆行,时医墨守成规、死人无数的医学实践相关,所撰《内外伤辨惑论》《脾胃论》等,就是为了阐发其内伤发热不同于外感发热,尤须关注脾胃的学术观点。

又如明代著名医学家张介宾创建"方药八阵、八略",阐发"阴阳一体""阳非有余,阴亦不足"等论,临床以重视温补、尤以善用温补而著称者,与其祖上军功世袭,壮年从戎幕府,游历边关,遍交术士的生活经历,以及所见诸病,虚者多、实者少,寒者多、热者少,虚火者多、实火者少的临床阅历等有着直接的关系。晚清名医吴师机以《理瀹骈文》而擅名,则缘于咸丰年间太平军兴,为避战乱,流离颠沛,无力购药者比比。吴师机不忍坐视,遂自制膏药,为人治病,一时间"凡远近来者,日或一二百人,或三四百人,皆各以时聚……拥塞于庭,待膏之救,迫甚水火",由是奠定了其"外治之宗"的基础,突显了社会动荡期间医家人文关怀情结对其学说形成的深刻影响。

六、国外医学的影响

在中医学术发展和各家学说的形成过程中,国外医学也有一定的渗透和影响。

南北朝的陶弘景在整理葛洪《肘后备急方》时,曾引用了印度医学的一些学术观点;唐代孙思邈《备急千金要方》也曾引用了印度医学地、水、火、风四大不调之说,以及耆婆万病丸等印度方药与养生技法,反映了国外医学对我国医学的渗透与影响。另如唐代传入的《龙树眼论》等眼科专著,直至宋代仍列为太医局的学习课程,对我国眼科学的发展有一定影响。又如宋代芳香类药物从海外的大量舶入,为后世芳香开窍法的创立和广泛运用奠定了药物学基础。明清时期西方医学的传入,致使朱沛文、唐宗海、张锡纯等医学家开始思考中西方医学的长短,探索中西医汇通的可能性,并形成了中西汇通、衷中参西、科学中医等不同的学术主张和流派。

第四节 各家学说创建者的共同特征

从历代中医各家学说创建者的治学经历来看,如果仅仅局限于师承授受一家的学验,而不去进一步研究《内经》《伤寒杂病论》等经典著作,不去涉猎或汲取历代医家学说及其理法的精髓,不善于质疑思考,不能在医疗实践过程中把临床所获得的新经验上升为理性的认识,要想成为领"学术新风"的一代宗师,几乎是不可能的。只有具备了勤于思考、敢于批判、勇于实践、善于突破的气质和能力,才有可能形成新学说、创立新技法。这是历代中医各家学说创建者的共同特征。

金元医学之所以能打破唐宋以来崇尚验方、喜温言补、执于局方的僵局,与诸医家奋起抨击时弊、勇于实践、创新学说的努力是分不开的。刘河间在运气学说已成官学、局方一统天下的背景下,提出"五运六气有所更,世态居民有所变",批判了"发表不远热"之说,创立六气病机学说。张洁古大声疾呼"运气不齐,古今异轨,古方新病,不相能也",旗帜鲜明地反对医家因循守旧的陋习,在继承唐宋医家脏腑理论的基础上,构建脏腑寒热虚实补泻模式,成为脏腑病机学说的开山鼻祖。至于张从正对汗、吐、下三法祛邪理论的发明、李东垣创立"甘温除热"大法、朱丹溪创立养阴法则,都是在全面继承和质疑批判的"破、立"过程中结出的累累硕果。

金元医家促使"医学为之一变"功不可没,然而明初时医之不善学者,不察证候标本、寒热虚实,动辄寒凉攻伐,促成了滥用苦寒的医界新弊,甚至出现了"宁受寒凉而死,不愿温补而生"(《景岳全书·传忠录》)的极端倾向。在对寒凉时弊的批判中,以薛己、孙一奎、赵献可、张介宾等为代表的明代医家的抗辩群体中,又以张介宾之抨击最为激烈。

张介宾之所以特别重视温补,一方面与其生活背景、行医经历有关,即所见患者虚证多、实证少,寒证多、热证少,虚火多、实火少,因而对虚损病治积累诸多临床经验;另一方面则诚如其自述,"予之初年,尝读朱丹溪'阳有余、阴不足论',未尝不服其高见。自吾渐立以来,则疑、信相半矣;又自不惑以来,则始知其大谬"(《景岳全书·传忠录》),显见其对丹溪学说经历由信而疑、因知其谬而奋起质疑,乃至于大张鞭挞的思想转变过程。在张介宾所撰"辨河间""辨丹溪""大宝论""真阴论"等专论中,指出滥用寒凉的危害在于"克伐真阳",并针锋相对地创立了"阳非有余,阴亦不足"说,治疗上主张在补真阴的基础上温养阳气,以促使"阴阳互济"。以之为代表的各家对温补理论及其临床治验的发展,促成了后世所称的温补学派的崛起。

由此可知,各家学说都是在继承前贤精粹,批判时世流弊的基础上有所创新和建树的基础上形成的。这些历代医家学说,不仅是中医学术创新和繁荣的代表,更是历经医学实践检验、各领风骚数百年的中医学术砥柱,是我们今天学习、继承、发展、创新中医药学术取之不竭的宝库。

第五节　医家争鸣与中医理论发展

《内经》等经典著作,奠定了中医学理论体系,但这不是中医学的全部。而且由于历代医家学术渊源不同,临床经验各有擅长,他们在继承研究与探索过程中又有新的阐发,使这一理论体系不断有所充实、提高,并向纵深方向发展。

综观历代卓有成就的医家,他们都有很丰富的临床实践经验,从生理、病理、诊断、治疗等不同角度,对中医基本理论加以深入阐发,兹择要举例如下:

一、阴阳五行学说

(一)阴阳

医家论述阴阳,无不以《内经》为基础。如王冰注《素问》有"阳气根于阴,阴气根于阳。无阴则阳无以生,无阳则阴无以化,全阴则阳气不极,全阳则阴气不穷"的名言。由于疾病的发生是阴阳失调的结果,因此,治病的手段主要就在于调节机体阴阳的关系。而阴阳是互根互生的,因此,历代名家都十分重视阴阳互根的原理。

元明时期,朱丹溪、张景岳等医家结合生理、病理,在水火、命门、阴精、阳气等方面对阴阳问题做了更深入的研究和阐发,朱丹溪提出"阳常有余,阴常不足"的论点,张景岳则认为"阳常不足,阴本无余",张景岳还较为全面地论述了元阴、元阳的问题。总之,这都反映了他们从阴阳角度对生命根源和生理功能问题所做的探讨,其意义是相当重要的。

(二)五行

继《内经》五行学说之后,《难经》根据五行生克乘侮之理,提出了"母能令子虚""虚者补其母""子能令母实""实者泻其子"以及"东方实,西方虚,泻南方,补北方"的治则。后《中藏经》也强调五行关系,在五脏病中着重提出"金克木""水乘火""肝来克脾""肺来乘脾"之说。在《隋志》所录的谢士泰《删繁方》中又提出了母虚补子的内容。这些理论,甚为唐、宋、金元医家(如孙思邈、王焘、许叔微、陈无择、钱乙、刘河间等)所重视,并加以发挥,遂使五行生克学说更广泛地运用于临床。如明代薛己以五行相生原理治足三阴虚,提出滋化源法,又认为"补脾土则金旺水生,木得平而自相生"。后世之所谓"水不涵木""木火刑金""肝木克土"等病机和病变概念,以及"滋水涵木""培土生金"等治则亦渐次形成。迨至清代的许多医家在临床上都将其作为治疗的重要法则,使五行学说能比较全面地指导临床实践。

二、藏象学说

(一)脾胃、肾

自《内经》提出藏象学说后,历代医家颇注重脾胃、肾命等问题的研究。刘河间有"土为万物之本,水为万物之元,根本者,脾胃、肾也"之论,对二者同等重视。明代李士材也总结出"先天之本在肾,后天之本在脾"之说。在脾胃方面,诸家尤多阐发。如李杲论述脾胃,特重于脾胃阳气的升发;朱丹溪在重视阴精的同时,并重视脾土阴血;明代王纶宗丹溪之学,明确提出了"脾阴"的概念;周慎斋更重视脾阴虚的证治,后缪希雍对脾阴不足的治疗也甚有经验。至于清代,叶天士又论述胃阴、提倡养胃阴法,从而使脾胃理论更趋完善。

(二)心

藏象学说中有关心的理论,历代医家不断有所阐发,如孙思邈《备急千金要方》称:"心主神,神者五脏专精之本也。"并指出心火与肾水的关系,还列举了心病可引起诸多疾病。沈金鳌则谓"十二经皆听命于心,故十二经之精皆贡而养心,故为生之本、神之居、血之主、脉之宗。盖神以气存,气以精宅,惟心精常满,故能分神于四脏;心气常充,故能引精于六腑,故必肾水足,而后心火融,肾水不足,必致心火上炎,而心与肾百病蜂起矣"。可见,心的功能作用与精气血脉密切相联,故心病为导致百病丛生的根源。这是《内经》藏象学说的新发挥。

三、气血理论

(一) 气血受病之先后

《内经》对气血的生理、病理、治疗均有丰富的论述,后世医家多所阐发。如病理方面关于气血受病的先后问题,《难经》说:"气主煦之,血主濡之,气留而不行者,为气先病也;血壅而不濡者,为血后病也。"此说对后世影响很大。宋·许叔微也说:"人之一身不离气血,凡病经多日,治疗不愈,须当为调血。"清·叶天士则更明确提出了"初病气结在经,久则血伤入络"之说,并创立了通络大法。

(二) 气血病调治原则

在调治气血方面,杨士瀛说:"气者血之帅也,气行则血行,气止则血止。故人之一身调气为上,调血次之。"李东垣善于通过补气以益血,其当归补血汤即是阳生阴长之意,赵献可因此提出了"有形之血不能速生,无形之气所当急固"的名言。李士材也认为"气血俱要,而补气在补血之先"。李梴又变通旧说,自出机杼,提出"补血以益营,非顺气则血凝;补气以助卫,非活血则气滞"的见解。汪机更有营气、营血之说。

(三) 瘀血、失血证治疗

对于失血证,历来有祛瘀生新之说,如缪仲淳认为"宜行血不宜止血",认为止血则瘀留,反使血不归经。清代王清任、唐宗海等对血证很有研究,《医林改错》列有 50 多种瘀血病证,其著名的诸逐瘀汤和补气活血的补阳还五汤,在临床上卓有疗效;唐宗海有"气为血之帅,血随之而运行;血为气之守,气得之而静谧"之说,并立止血、消瘀、宁血、补血四法,具有重要临床意义。

四、治则治法

在治则、治法方面,《内经》有丰富的内容。《伤寒杂病论》也具体运用了汗、吐、下、和、温、清、消、补等法,后世医家奉为治法之准绳。

《内经》"上工治未病"和"治病求本"的思想,有效地指导着医家的临床实践,如张仲景"见肝之病,知肝传脾,当先实脾",乃是"上工治未病"的体现,并为后世医家治疗疾病的规矩。

《内经》还论述了各种具体治法,如对一般的寒证或热证,可取"寒者热之,热者寒之";但对阴虚、阳虚所致寒热之证,则提出了"诸寒之而热者取之阴,热之而寒者取之阳"的方法。王冰阐述其义而有"壮水之主,以制阳光;益火之源,以消阴翳"之名论,开后世治疗阴阳虚衰所致寒热之法门。如薛己、赵献可均以六味、八味为治肾之剂,张景岳又结合《内经》"阳化气、阴成形"的观点,提出"阳中求阴""阴中求阳""精中生气""气中生精"的大法,而制左归、右归之方。在虚损治疗方面,《内经》还有"形不足者,温之以气;精不足者,补之以味";阴阳形气俱不足者,勿取以针,而调之以甘药的论述,为后人立方遣药所本。此外《难经》还有"损其肺者,益其气;损其心者,调其营卫;损其脾者,调其饮食,适其寒温;损其肝者,缓其中;损其肾者,益其精"等治损之法,后世医家亦无不以之为准则。

笔记栏

对于表里实证,《内经》有"其在皮者,汗而发之""其高者,因而越之""中满者,泻之于内""其下者,引而竭之"之说,开创了汗、吐、下三大法。这方面贡献最大的是张从正,其祛邪之法包括内容很广,不论在具体方法及治疗药物方面都具有较大发展。

对于血瘀、气虚之治,《内经》有"血实宜决之,气虚宜掣引之"之法,后世的补中益气、活血化瘀及张从正的刺血疗法,均由此变化而来。

刘河间治外感热病,多用辛凉解表或表里双解,为温病治疗开拓了道路,他治杂病热病,主用降心火、养肾水,丹溪宗之,而发展为滋阴降火法。

又如,在《金匮要略》旋覆花汤和鳖甲煎丸等方启示下,叶桂又制辛润通络和虫蚁搜剔法等,为络病治疗提出了新方法。吴师机总结前人经验,结合自己实践,以外治法治疗诸病,在内服汤药之外,又另具风格。

清代程钟龄《医学心悟》总结前人治法为"汗、和、下、消、吐、清、温、补"八法,影响深远以至于今。

此外,历代医家还根据不同情况而制订出许多治则和各种治疗方法,如引火归原、纳气归肾、利水通阳、化汗于血、生气于精、蓄鱼置介、逆流挽舟等法,使中医学的治则、治法日趋丰富。

（刘桂荣）

复习思考题

1. 请说明开展学术争鸣,对医家学说成形及中医学术流派传承、发展的意义。
2. 简述历代中医医家学说创建和形成的基本要素与特征。

第三章

医学派别与中医理论体系

笔记栏

上第03章PPT

PPT 课件

> **学习目标**
>
> 1. 掌握中医学术流派的含义、中医学术流派的划分标准和方法;
> 2. 熟悉主要的中医学术流派及其对中医理论体系发展的重要作用;
> 3. 了解学术流派的形成演变历史。

第一节　中医学术流派的形成与发展

中医学术流派是中医学发展到一定阶段和水平的产物,是在长期的学术传承过程中逐渐形成的。因医家的学术主张或学术观点不同,研究的角度、方法与手段的不同,以及研究者的哲学观念、所处地域环境的不同而有不同的学术见解和医疗方式,随着后世的不断深化发展,逐渐形成了各种学派。学派是学术发展中的一种现象。在中医学发展史上曾出现过众多的学术流派,有力地推动了中医学术的发展与进步,使中医理论体系得以不断补充和完善,临床疗效不断提高。

关于中医学术流派的产生年代,目前有三种观点:一是形成于战国时期,二是形成于汉代,三是形成于宋金元时期。一般而言,理论的建立是一个学科形成的重要条件,只有学科形成,才可能产生学术上的不同流派,学派的形成是学术成熟的标志。虽然据《汉书·艺文志》所载,在战国时期形成了医经、经方、神仙、房中四个不同的"学科",在"学科"中又有不同的学派,如医经七家、经方十一家等,但并无著作传承下来。汉代中医学体系初步确立,经过两晋南北朝、唐朝的不断发展,至宋金元基本完善,学术争鸣,学派纷呈,出现了伤寒学派、河间学派、易水学派等学术流派。明清时期,随着思想文化、社会背景的变化,一些医家如叶桂、吴瑭等,在治疗外感疾病方面有新的体会,病因上从热立论,理论上进行了创新,发展形成了温病学派,补充了伤寒学派之不足。随着西医学大量传入中国并对中医学形成冲击之势,一批中医学家如王宏翰、朱沛文、唐宗海、张锡纯等,主张中西医学汇聚而沟通之,汇通学派随之形成。另外,临床各科在发展过程中形成了众多流派,各个不同的地区也形成了地域性学派,使得学派丰富多彩。

第二节　学术流派的划分

一、划分标准

关于学派的划分,历史上有不同的认识和方法。举其要者,明代王纶《明医杂著》谓:

"外感法仲景,内伤法东垣,热病用河间,杂病用丹溪,一以贯之,斯之大全矣。"清代纪昀《四库全书总目提要》认为刘完素、李杲、张从正、朱震亨各成一派;谢观《中国医学源流论》提出刘河间学派、李东垣学派、张景岳学派、薛立斋学派、赵献可学派、李士材学派、伤寒学学派等;《中医各家学说》"二版教材"提出河间学派、易水学派、伤寒学派、温病学派;《中医各家学说》"四版教材"提出医经学派、经方学派、伤寒学派、温热学派、河间学派、易水学派、汇通学派七派;《中医各家学说》"五版教材"又将其改为伤寒学派、河间学派、易水学派、攻邪学派、丹溪学派、温补学派、温病学派等。之所以众说不一,是由于学术的传承与发展情况不同,后世研究者分析问题的角度与认识各异,以及约定俗成的影响所致。学界对学派划分标准的认定不完全一致,我们应当正确看待。综合近年来研究成果,可以参考以下学派划分的标准:

（一）有系统而相对稳定的学术思想

即同一学派的不同医家具有大致相同的目标、观点和方法,有相同或相似的学术研究中心,形成系统完整的学术思想。

（二）有明确的传承体系或学术群体

学派必须有明确的师传受承体系或学术群体,以实现学术思想的传承。

（三）有可供研究的著作传世

著作是学派得以继承和发展之所本,是其学术影响后世的载体,也是后世研究其学术思想的必由之路。

二、划分方法

依据学派划分标准,结合具体情况,一般可以将学派分为:

（一）师承性学派

因师承传授导致门人弟子同治一门学问而可以形成"师承性学派"。如河间学派、易水学派等。世医流派亦归于此类。

（二）问题性学派

以某一问题为研究对象而形成具有鲜明学术特色的学术群体,称为"问题性学派"。如伤寒学派、温病学派、汇通学派等。

（三）地域性学派

以某一地域或特定文化氛围为基础形成的中医学术群体,称为"地域性学派",或称为"某某医派""某某医学",如岭南医学、湖湘医学、新安医学、孟河医派、吴中医派、钱塘医学等。

（四）特殊学派

在上述学派之外,无法确切归类的学派,曰"特殊学派",如儒医、道医、佛医等。

第三节 主要学术流派简介

一、伤寒学派

伤寒学派是以研究《伤寒论》辨证论治规律及用药心得为中心的学术群体。该派始于晋唐,盛于明清。其学术研究历千余年而不衰,对中医理论和临床医学的发展有着深远的影响。根据不同时期的学术研究特点,伤寒学派大致可分为宋金以前伤寒八家和明清时期伤寒三派。

（一）宋金以前伤寒八家

晋代王熙，对已散佚不全的《伤寒论》进行收集整理和编次，使之得以保存并流传后世。一般认为，前三篇《辨脉法》《平脉法》《伤寒例》和后八篇即汗吐下可与不可诸篇，均为王熙所增，且其在脉证方面有所发明。唐代孙思邈，创用"方证同条，比类相附"的研究方法，以方为纲，归类相从，以揭示伤寒六经辨治的规律，倡导运用麻、桂、青龙三法，肇后世三纲鼎立之说。宋代韩祗和，著《伤寒微旨论》，剖析伤寒之病机为阳气内郁，冶伤寒杂病于一炉，强调从脉证入手分辨，主张杂病证为先、脉为后，伤寒脉为先、证为后。主张师仲景之心法，而不泥其方药，临证多自拟方。朱肱，著《南阳活人书》，主张"因名识病，因病识证"，从经络辨识病位，伤寒六经经络之辨自此倡言。可谓是病与证结合辨析的倡导者。庞安时，著《伤寒总病论》，专从病因病机立论，并指出天行温病为感受四时乖戾之气而发，具有流行性、传染性，其辨治既与伤寒大异，也不同于一般温病。许叔微，著《伤寒百证歌》《伤寒发微论》《伤寒九十论》等，于八纲辨证最有研究，主张以阴阳为纲，统领表里寒热虚实，并把六经分证和八纲辨证紧密结合起来。郭雍，著《伤寒补亡论》，取后世诸家之方补《伤寒论》中方药之缺失。金代成无己，著《注解伤寒论》《伤寒明理论》，为注解《伤寒论》的第一家，且皆本于《内经》《难经》，即所谓"以经释论"，且特别重视对伤寒症状的鉴别，颇有独到见解。

（二）明清伤寒三派

错简重订派：认为世传本《伤寒论》有错简，主张考订重辑。明末方有执首先提出，清初喻昌大力倡导之。而后从其说者甚众，如张璐、吴仪洛、吴谦、程应旄、章楠、周扬俊等。

维护旧论派：主张维护世传《伤寒论》旧本内容的完整性和权威性。他们尊王叔和，赞成无己。《伤寒论》诸法不仅能治伤寒，还可治疗杂病。代表医家有张遂辰、张志聪、张锡驹、陈念祖等。

辨证论治派：强调探讨和发挥《伤寒论》辨证论治规律。根据其研究特点，大致可分为以柯琴、徐大椿为代表的以方类证派，以尤怡、钱潢为代表的以法类证派和以陈念祖、包诚为代表的分经审证派。

二、河间学派

本学派是以河间刘完素为代表阐发火热病机、善治火热病证的一个医学流派，在中医发展史上具有重大学术影响力。刘完素在研究《素问》《伤寒论》的基础上，创立"六气皆从火化"，阐发脏腑六气病机，并以善用寒凉方法治疗火热类疾病而著称，因此学派形成之初侧重于外感病的火热病机、病证。其后则渐及内伤杂病之火热病机、病证，或涉及各种外感、内伤之实证。

关于本学派的概况，谢利恒在《中国医学源流论》中说：

"及刘河间出，而新说大盛，河间撰《素问玄机原病式》一卷，阐明六气皆从火化之理，又撰《宣明论方》三卷，其用药多主寒凉，始与《局方》立异。自是以后，《宣明论方》行于北，《局方》行于南，俨然成对峙之势焉。河间之学再传为罗知悌，由知悌传之丹溪，大畅古方不可治今病之论，谓欲起度量、立规矩、称权衡，必于《素》《难》诸经。其所撰《局方发挥》，力辟温燥之弊，始明目张胆以与《局方》为难，其论治以补阴为主，虽曰自创一家，实则承河间而渐变焉者也。与丹溪同宗河间者，有张从正所著《儒门事亲》，多以攻伐为宗。传丹溪之学者，有戴原礼，尝著《推求师意》一书，以阐丹溪之学。原礼之学，传诸祁门汪机，所著《石山医案》，亦皆以丹溪为宗。而浙中之同时景从者，又有虞抟、王纶，亦丹溪一派之学也。"

亲炙刘完素之学者，有穆大黄、马宗素、荆山浮屠等。荆山浮屠之学一传于罗知悌，再传于朱震亨,使河间之说由北方而传到南方。南方疾病,湿热较多,湿热和火热其病机不同,若机械地袭用刘河间治火热之法,妄用辛燥伤阴之剂以治湿热,则阴精易亏,相火易动,因此,朱震亨悟出"阳有余,阴不足"的道理,认为治阴虚火亢证,不仅是泻火,还要养阴,遂开后世滋阴一派之先河。传震亨之学者,有赵道震、赵良仁、戴垚、戴思恭、王履、刘叔渊等,最有成就者,当推戴思恭、王履。私淑朱震亨,传其学者有汪机、王纶、虞抟、徐彦纯等,尤以汪机、王纶成就最著,均能取长补短,而不拘于一格。

略早于朱震亨而私淑刘完素之学者有葛雍、镏洪、张从正及弟子麻九畴、常德等。张从正多言火与热,有"风从火化,湿与燥兼"之论,认为无论风从火化,或湿与燥兼,总是不应留在体内的邪气,邪不去则伤正,因此便主张汗、吐、下三法以攻邪之说,邪去正安,后世便目之为主攻的一派。私淑张从正之学的有李子范。

总之,河间学派发轫于金元,薪传数百年,极大地丰富了中医学对火热病的认识,促进了病机学说的发展,对后世医学流派的创立影响很大。如金代张从正,私淑刘河间之学而立"攻邪学派";元代朱震亨,承刘河间之学,旁通李杲、张从正之说而创"丹溪学派";明清温病学诸家,遥承刘河间之学,发展成为温病学派,成为中医学术史上最具学术影响力的学派之一。

从河间学派的整个学术内容来看,主要课题是火热证之病机和治疗。由于他们所处地域不同,观察病种对象有别,因此提出了各不相同的主张,当然,学术见解也就会有其局限性。但是,若将各家的学术理论进行汇集整理,那么,"局限"就会变成比较全面的理论;比较其不同的主张,进行必要的取舍,也就会上升为比较正确的理论。如,从火热疾病的病因学来看,既可由外感而成,也可由内伤而生。但人体禀赋有强弱之别,地区有南北之分,气候有四时之异,因而同是外来火热,其表现之证候,就会有虚实表里的不同。邪实者,寒凉为治;邪火内炽者,又当攻下。若邪未实而正即虚者,则祛邪首应顾其本虚,或扶正祛邪。临床诊疗,先察受病脏腑,再分析其病机,进而论治。肾虚火动者,则滋水而降火;肝郁化火者,当柔肝以散火;脾蕴湿浊而为热者,宜理脾化湿以除热;痰火蒙心者,宜豁痰清心泻火;胃火内炽者,应降胃气而引火下行。取各家之"偏"而得其全,熔诸家之长于一炉,则河间学说得到发扬,临床疗效也可大大提高。

三、易水学派

该学派是以易州张元素为代表研究脏腑病机和辨证治疗为中心的学派,在学术传承中逐步转向对特定脏腑进行专题研究,并各有创见。

与刘完素同时而稍晚的易水张元素,在《内经》《难经》《中藏经》《备急千金要方》及钱乙"小儿五脏辨证"启迪下,以"脏腑病机学说"为学术主旨,创建脏腑寒热虚实辨证体系;有感于时医"执古方以疗今病"之陋习,提出"运气不齐,古今异轨,古方今病不相能"(《金史·列传第六十九·方伎》),主张从临床实际出发,建立脏腑寒热虚实用药式,发明性味归经理论,其学术主张体现在《医学启源》《脏腑标本寒热虚实用药式》《珍珠囊》等著作中。李杲传张元素之学,受到张元素辨脏腑虚实议病的启示,阐发《素问》"土者生万物"之理论,著《脾胃论》《内外伤辨惑论》。他的《内外伤辨惑论》,尽管提出病因有天地之邪气感与水谷之寒热感两个方面,但仍注意于水谷内伤的发挥,临床惯于运用补中、升阳、益气、益胃诸法,而成补土一派。罗天益师事李杲,但他在张元素脏腑辨证的启发下,独详于三焦的辨治。认为三焦既可包括五脏六腑,又为原气之别使,原气能充,则脾胃自能健运,此为善于运用元素、李杲两家的理论,而又自成一说者。

到了明代,薛己私淑李杲,兼及钱乙。故李杲的补脾、钱乙的益肾,薛己最是擅长。认为阳虚发热,唯宜补中益气,以升举清阳;阴虚发热,则宜用六味地黄,以培养阴血。补脾和补肾,尽管有阴阳气血的区分,实则源于脾胃之不足者居多,是脾肾并重而以脾胃为主,又略有不同于李杲者。赵养葵则独取薛己补肾之一偏,倡肾命水火之说,认为两肾俱属水,命门居中属火,命火养于肾水,而为生机之所系,故最习用六味、八味以补肾水命火,而此为其论治诸病的要领。李中梓遥承易水之绪,仍以兼顾脾肾为说,谓先天之本在肾,后天之本在脾,脾有阴阳,肾分水火,宜平而不宜偏,宜交而不宜分,辨治则主张补气当在补血之先,养阳固当在滋阴之上。张介宾既于王冰水火有无之说有深刻研究,又出入于李杲、薛己之间,以脾、胃、肾与命门共论元气,不仅于《脾胃论》有所补充,于朱震亨真阴不足之说,亦大有发展。明代医家在继承李杲脾胃学说基础上,兼及肾和命门,尤其从阴阳水火不足的角度探讨脏腑虚损的病机与辨证治疗,建立了以温养补虚为临床特色的治疗虚损病证的系列方法,理论上发展成为以先天阴阳水火为核心的肾命理论。虽被称之为温补学派,实则为易水学派学术思想的延伸。

从易水学派整个学术内容来分析,他们系以脏腑病机作为理论依据,对常见内伤杂病中气血虚弱诸证之治疗,做了极精辟的研究。概括其学术成就,给我们的概念是气血阴阳失调是脏腑功能失其常度的病理现象,脾不上输水谷之精微,则心肺无所养;肾命之水火不足,则无以涵木生土。故在临床上,对气血阴阳虚损的证候,便应详审脉证,精析病机。在诊治过程中,需要掌握脾肾命门与诸脏腑相互间的关系,寻求辨治的方法:火不生土者,益火以生土;水不涵木者,滋水以涵木;土不生金者,培土以生金。命火不足者,取法乎八味或右归;肾水不足者,取法乎六味或左归;脾胃之阳有所不足者,补中以益气;脾胃之阴不足者,养胃以生津。如此,则能得易水诸家之奥,而不囿于其一偏,自能获得满意的临床疗效。

四、温病学派

本学派是以研究外感温热病防治规律为中心的一个学派。

在《内经》《难经》时期,已有温病、热病、暑病、湿温等病名记载,《素问·刺法论》更有对温病传染及其流行特性的载述:"五疫之至,皆相染易,无问大小,病状相似。"晋·王叔和在《伤寒例》中阐发了伏气温病之说,晋·葛洪《肘后备急方》收录了太乙流金方、辟温病散等防治温病、温疫、温毒的简便药方,并指出温病主要是感受疠气所致。隋·巢元方《诸病源候论》列举热病候28论、温病候34论、时气病候43论、疫疠病候3论,叙述了温热病的致病因素、病机原理,以及症状特点,提出温病、时气、疫疠皆"因岁时不和,温凉失节,人感乖戾之气而生病"(《诸病源候论·温病诸候》)。唐《备急千金要方》《外台秘要》等方书,多载有名医论治温病之效验方。

宋金时期,庞安时《伤寒总病论》阐述广义伤寒及一般温病、天行温病在病因、发病、证治、预防等方面的差异,强调天行温病与"异气"有关,当寒温分治,行清热、解毒、透邪之法,重用石膏为主。金元以降,刘完素的"六气皆从火化"说,以及热病采用辛凉、甘寒等治疗原则和方法,引发了"热病用河间"的局面。元明之际,王履在《医经溯洄集》中倡伤寒温暑为治不同论,汪机在《石山医案》中提出新感温病概念,缪希雍《先醒斋医学广笔记》强调温疫邪气侵犯人体"必从口鼻"而入等。这些论述多有发挥,但仍隶属于广义伤寒而未能脱离而出,是为温病学派的奠基。

明清之际温疫流行,促使以吴有性、戴天章、余霖、叶桂、吴瑭、王士雄、薛雪等为代表的江浙医家对温病研究趋向深入,温病学派应运而生。如明末医学家吴有性所著《温疫论》,对温疫病的致病因素、感受途径、侵犯部位、传变方式、临床表现、治疗方法等详加探究,指出温疫乃感天地之异气所致,邪自口鼻而入,先伏于膜原,后传于表里,治疗总宜疏利膜原、表

笔记栏

里分消,温疫学说由此建立。其后历经戴天章、余师愚诸医家的临床实践和研究,温疫学说渐臻完善。清代著名医家叶桂著《温热论治》,创立"卫气营血"辨治大纲,使温热病的辨证论治成为独立于伤寒病之外的完整体系;吴瑭《温病条辨》以上、中、下三焦为纲,统论温热、湿热与温疫,进一步完善了温热病证治体系;薛雪著《湿热条辨》,详论湿热病的病因病机、发病特点、传变规律、临床证型、遣方用药,弥补了叶桂详论温热、略于湿热的不足。自此,温热学说与温疫学说趋于完善,温疫学派以吴有性、戴天章、余师愚为代表,温热学派以叶桂、薛雪、吴瑭、王士雄四大家为代表,温病学研究流派纷呈,发展至鼎盛阶段。

从温热学派各家的成就和学术内容来分析,它是病因学上单独的发展,也是脏腑病机学引申至卫气营血的病理变化的新阶段;它不仅对《内经》的营卫气血理论结合温热病学的特点做了精辟的阐发,而且在促使外感温热病摆脱《伤寒论》的束缚而自成体系方面发挥了重要作用,对中医学的发展产生了深远的影响。

五、中西医汇通学派

中西医汇通学派是主张中医学与西医学应进行汇聚沟通以求得中医学发展的医学流派,简称汇通派。19世纪中叶以后,西方医学大量传入中国,中医学面临着严峻的挑战和生存危机。中医将何去何从? 中医界具有改革精神的医家,认识到中西医各有所长,试图取长补短加以汇通,从理论到临床提出了一系列见解并进行中西医汇通尝试,以朱沛文、唐宗海、张锡纯、恽铁樵等为代表,在近代中医药发展史上起到了承前启后,引导现代中西医结合发展趋势的作用。

朱沛文提倡中西医应通其可通,存其互异,不可强通。认为中西医学"各有是非,不能偏主",中医"精于穷理,而拙于格物";西医"长于格物,而短于穷理",强调汇通应以临床验证为准则。唐宗海认为"中西医理一致",互相之间可以汇通结合,并以西说阐释中医经典,是多学科研究中医的先驱。张锡纯以中医为主体,沟通中西医,从理论到临床,从生理到病理,从诊断到用药,进行全面尝试,尤其是临床喜欢中西药联合应用,标本兼顾,取西药之长补中医之不足。他认为,西医用药在局部,是重在病之标;中医用药求原因,是重在病之本。恽树珏指出中西医是两个基础不同的医学体系,"西医之生理以解剖,《内经》之生理以气化"。认为重视生理、病理、细菌、局部病灶固然重要,但不知四时五行变化对人体疾病的影响也是行不通的。中医学要不断发展,不应以《内经》为止境,要吸取西医之长,融会贯通产生新的医学;但改进中医应以中医本身学说为主,不能废除《内经》。

其他还有临床各科学派,如:

内科临床流派:是在学科不断发展、丰富、完善的过程中逐渐形成的。如前所述,由于后世研究者的出发点不同,对内科流派的划分也就存在不同的观点:一是按学派研究的中心内容划分,如伤寒学派、河间学派、易水学派等;二是按学派师承授受关系归属,如把攻邪派归在河间学派内,温补学派归在易水学派内;三是以各病种大类及论治的特点不同确定划分的基本标准,并参考以研究的中心内容为划分依据,以便较充分地展现内科的学术流派概貌。

外科临床流派:外科学至明清时期发展到鼎盛阶段,形成了许多学术流派,如薛己派、正宗派、全生派、金鉴派、心得派等,即外科五大学派。

妇科临床流派:中医妇科直到宋代才成为独立专科,近百年来妇科学术流派众多,以地域划分有燕京妇科流派、海派妇科、三晋妇科流派、龙江妇科流派、孟河妇科流派、吴中妇科流派、新安妇科流派、齐鲁妇科流派、浙派妇科、岭南妇科流派、黔贵妇科流派和川蜀妇科流派等。还有以家族或师徒经验传承为模式的世医流派,在临床诊治方法和经验上往往自成一体,盛传一方,颇具特色。如北京肖氏妇科、天津哈氏妇科、上海蔡氏妇科、上海朱氏妇科、杭州何氏妇科、岭南罗氏妇科等。

儿科临床流派:中医儿科形成和发展于唐代,宋代儿科理论及疾病防治体系趋于成熟。明清时期,儿科学迅速发展,理论丰富,产生不同学术流派。综其大概,儿科学派主要分为寒凉学派、温补学派,余则涵盖其中。

(刘桂荣)

复习思考题

1. 简述中医学术流派的概念及划分标准。
2. 目前中医界主要的学术流派有哪些?对于中医学术发展的意义是什么?

下篇

各　论

第一章
孙思邈

学习目标

1. 掌握孙思邈脏腑辨证、方证论治体系、杂病治疗、方剂学等领域的经验和成就；

2. 熟悉孙思邈的代表作及其在医德伦理、疾病分类、养生养老、食治等方面的开创性成果；

3. 深刻体会孙思邈"精诚"的大医精神，了解其生平、晋唐时期中医学术特征及对后世的影响。

第一节　生　平　著　作

一、生平简介

孙思邈，世称太白处士，自号孙真人，初唐著名医学家，京兆华原（今陕西省铜川市耀州区）人。其生卒年代，一般认为隋代开皇元年（581 年，一说 541 年）至唐永淳元年（682 年），享年 102 岁（一说 142 岁）。

孙思邈品性高雅，博学多闻，通晓经史佛老之学，"善谈老庄及百家之说，兼好释典"，"话周齐间事，历历如眼见"（《旧唐书·孙思邈传》）。当时文坛知名人士如宋令文、卢照邻及医家孟诜等都师事于他。

孙思邈一生，不事仕进，甘于淡泊，先后隐居陕西太白山、终南山、山西太行山、河南嵩山、四川峨眉山等。隋文帝、唐太宗、唐高宗曾授以爵位，俱"固辞不受"。然而，其于医学勤奋诚笃，终生未辍，"青衿之岁，高尚兹典，白首之年，未尝释卷"，所著《备急千金要方》《千金翼方》（统称《千金方》），名曰方书，实为荟萃唐以前医学成就，各科兼备、理法俱全的皇皇巨著。孙思邈"不恋玉墀走穷山，唯向民间施丹散"，在《备急千金要方》中，首列《大医习业》《大医精诚》篇，这是我国最早的较为完整的医德专论，为大医精诚与高超的医疗技术两相结合的医德规范。在他去世后，被尊为"药王"，其"功在生民，则民祀之"，人们立祠塑像，永为纪念。

据《旧唐书·孙思邈传》载"其有一子，名孙行，为凤阁侍郎；一孙，名孙溥，为徐州萧县丞"，又云"当时知名之士，宋令文、孟诜、卢照邻等，执师资之礼以事焉"。其中孟诜精通医药、养生之术，著《食疗本草》等医学著作。清代张璐所著《千金方衍义》是历史上唯一一部《备急千金要方》注释之作，他校勘了《备急千金要方》，并就其载录方剂（不包括医论、药物和针灸）注释发挥为"衍义"。

孙思邈为后世树立了敬重生命,医德至上的大医情怀:医者必须要发扬救死扶伤的人道主义精神。他认为"人命至重,有贵千金,一方济之,德逾于此",学医者必须"博极医源,精勤不倦",培养"工匠精神",提出"大医精诚"的行医准则。他要求医生应有济世救民的社会担当与责任感:"古之善为医者,上医医国,中医医人,下医医病",将爱岗敬业、服务人民、奉献社会作为一种职业行为准则和习惯。他建立了淡泊名利,执着医学的崇高理想:他甘于淡泊,不事仕进,虽隋文帝、唐太宗、唐高宗都曾授以爵位,俱"固辞不受"。他不慕名利,忠于职守,克己奉公,唯以救治病人、修身养性为己任,投身医学事业,穷尽毕生心血。他倡导诚实求是,严谨科学的治学风范:学者只有"博极医源,精勤不倦",才能真正做到不忘初心。抱定虚怀若谷的心态,凡"一事长于己者,不远千里,伏膺取决",集毕生精力收集民间验方,结合自身临床经验和前人文献记载进行了全面总结,第一次比较完整地提出了以脏腑寒热虚实为中心的杂病分类辨治法,为中医学的发展做出了巨大贡献。

大医精诚篇

二、著作提要

　　《备急千金要方》,简称《千金要方》,三十卷。约成书于唐高宗永徽三年(652年)。《备急千金要方·序》"吾见诸方部帙浩博,忽遇仓猝,求检至难,比得方讫,疾已不救矣。呜呼!痛夭枉之幽厄,惜堕学之昏愚,乃博采群经,删裁繁重,务在简易,以为《备急千金要方》一部,凡三十卷"。卷一为医学总论,卷二至卷三十,列有妇产、婴孺、七窍、脚气、诸风、伤寒、脏腑杂病、痈疽、解毒备急、食治、养性、脉法、针灸等并参照《中藏经》脏腑病脉证体系,充实并完善了以阴阳虚实寒热为纲的脏腑证治体系,可谓集唐以前医学各科之大成。分为各科证治233门,方5 300余首。书中辑录了《内经》和扁鹊、仲景、华佗、王叔和、巢元方等名家方论,汇集前代医家经方及流传民间效验良方,并参以己验,创制新方。宋代林亿有"上极文字之初,下迄有隋之世,或经或方,无不采摭,集诸家之秘要,去众说之所未至……厚德过于千金,遗法传于百代"之赞叹,洵非虚誉。

　　《千金翼方》,三十卷。分临床各科189门,合方、论、法2 900余首,是孙思邈晚年羽翼《备急千金要方》的力作。其中,"药录纂要"和"本草",共收载药物800余种,详细记述200余种药物的采集、炮制,又补充养生内容,新增临证心得,尤其是辑录张仲景《伤寒论》原著大体内容,反映了孙思邈晚年益发老到的理论和临床经验,是研究魏晋隋唐医药发展的重要文献,颇为后世医家推崇。

　　据《旧唐书》记载,孙思邈还著有《摄生真录》《枕中素书》等。

第二节　学术思想与临证经验

一、创立医德规范和行医准则

　　孙思邈以"人命至重,有贵千金,一方济之,德逾于此"(《备急千金要方·序》)开宗明义,这不仅是其书命名的由来,也是他早已认识到这一职业对于维护人的生命健康的重要

笔记栏

性,从而创立医德规范和行医准则的出发点。在《大医精诚》等篇中,孙思邈全面阐述了医生必须恪守的道德和行为准则,其核心思想在于"精""诚"二字,论述范畴包括医学誓言、医德医风、行医规范等。

所谓"精",指精湛的专业技能并不懈探索。作为"至精至微之事"的医学,孙思邈坚决反对以"至粗至浅之思"方式草率从事,强调医生必须树立"博极医源,精勤不倦"的学习态度,而且要做到"终生不辍",才能有所建树。孙思邈主张:"凡欲为大医,必须谙《素问》《甲乙》《黄帝针经》、明堂流注、十二经脉、三部九候、表里孔穴、本草药对、张仲景、王叔和、阮河南、范东阳、张苗、靳邵等诸部经方……若不尔者,如无目夜游,动致颠殒。"孙思邈"青衿之岁,高尚兹典;白首之年,未尝释卷"以及"一事长于己者,不远千里,伏膺取决"(《备急千金要方·自序》)的不懈努力,正是他献身于医学、精益求精的真实写照。他批评"读方三年,便谓天下无病可治,及治病三年,乃知天下无方可用"的不良学风,以"胆欲大而心欲小,智欲圆而行欲方"告诫行医者,临床治病既须周密谨慎,又应果敢善断,既须端正不苟,还应随机变通。这一"胆大心小、智圆行方"的警句,成为后世医家普遍奉行的座右铭。

所谓"诚",指高尚的道德品质并勇担道义。孙思邈在痛斥当时医界存在"末俗小人,多行诡诈,倚傍圣教而为欺绐,遂令朝野士庶咸耻医术之名,多教子弟诵短文,构小策,以求出身之道,医治之术阙而弗论"的不良风气的同时,对业医者提出了"必当安神定志,无欲无求,先发大慈恻隐之心,誓愿普救含灵之苦"的普适准则,并要求作为医学誓言而相伴终身。

在医德医风上,孙思邈提出了"若有疾厄来求救者,不得问其贵贱贫富,长幼妍媸,怨亲善友,华夷愚智,普同一等,皆如至亲之想;亦不得瞻前顾后,自虑吉凶,护惜身命,见彼苦恼,若己有之,深心凄怆,勿避崄巇、昼夜、寒暑、饥渴、疲劳,一心赴救,无作功夫形迹之心"等方面的基本要求。

在医容医貌上,孙思邈提出了"夫大医之体,欲得澄神内视,望之俨然。宽裕汪汪,不皎不昧。省病诊疾,至意深心。详察形候,纤毫勿失。处判针药,无得参差。虽曰病宜速救,要须临事不惑。唯当审谛覃思,不得于性命之上,率尔自逞俊快,邀射名节,甚不仁矣。又到病家,纵绮罗满目,勿左右顾眄,丝竹凑耳,无得似有所娱,珍馐迭荐,食如无味,醽醁兼陈,看有若无";告诫医生在患者面前"不得多语调笑,谈谑喧哗""不得恃己之长,专心经略财物",也不可"道说是非,议论人物,炫耀声名,訾毁诸医",不能偶尔治愈一病便"昂头戴面而有自许之貌,谓天下无双"等行医规范。

孙思邈所提倡的以"精""诚"为价值取向的医德规范和行医准则,至今仍具有重要的现实意义。

二、养生学理论与实践

《备急千金要方》的《养生序》《道林养生》《居处法》《按摩法》《调气法》《服食法》《黄帝杂忌》以及《千金翼方》的《养性》《辟谷》《退居》等相关章节、专篇里,孙思邈系统阐释了"安不忘危,预防诸病"的养生学思想,认为"神仙之道难致,养性之术易崇",力主"易""简"法则,"易则易知,简则易从"。主张"不违情性之欢而俯仰可从,不弃耳目之好而顾眄可行"。将养性之术归纳为"啬神""爱气""养形""导引""言论""饮食""房室""反俗""医药""禁忌"等十要点。兹将有关内容略述如下:

(一)抑情养性

《千金翼方》特设《养性》一节,强调养性对健康的重要性,如其所说"虽常服饵而不知养性之术,亦难以长生也"。孙思邈云:"夫养性者,欲所习以成性……性既自善,内外百病皆悉不生。""养性"就是要在日常生活中养成良好的生活习惯和性气心态,以维护精气、增强体质,达到却疾延年目的。所谓"神仙之道难致,养性之术易崇",体现了心身一元的思想。

孙思邈非常推崇汉魏时寿星皇甫隆的"抑情养性"说。他认为养性并非难事,为此提出能"除十二多""行十二少",便得个中旨趣。他说:"多思则神殆,多念则志散,多欲则志昏,多事则形劳,多语则气乏,多笑则脏伤,多愁则心慑,多乐则意溢,多喜则忘错昏乱,多怒则百脉不定,多好则专迷不理,多恶则憔悴无欢。此十二多不除,则营卫失度,血气妄行,丧生之本也。"同时主张"善摄生者,常少思少念,少欲少事,少语少笑,少愁少乐,少喜少怒,少好少恶,行此十二少者,养性之都契也"。

孙思邈深得《素问·上古天真论》摄生之旨,反对恣情纵欲。《千金翼方》中指出"纵情恣欲,心所欲得则便为之……无所不作,自言适性,不知过后,一一皆为病本",又说"少年之时,乐游驰骋,情致放逸,不至于道,倏然白首,方悟虚生",说明情欲过度,是罹疾早衰的重要因素。孙思邈指出"人之寿夭,在于摶节""如膏用小炷之与大炷",若不知摶节,则犹同大炷焚膏,其熄必速。《千金翼方》认为人生大限百年,应当注意"节护",方能尽享天年。

总之,孙思邈提倡抑情节欲,在于合乎"摶节"之理。如此则能使气血充固,精神内守而真气长存。正如其引抱朴子所言:"割嗜欲所以固血气,然后真一存焉,三七守焉,百病却焉,年寿延焉。"

(二)常欲小劳

孙思邈继承了华佗的养生思想,认为"流水不腐,户枢不蠹,以其运动故也",强调"养性之道,常欲小劳,但莫大疲,及强所不能堪耳"。适度运动有益于保持人体健康,也是摄生养性的重要内容;运动太少或运动过度,均有损于健康。

孙思邈所提倡的适度运动,包括华佗五禽戏、天竺国按摩法十八势、老子按摩法等。这些方法不仅适用于日常锻炼,也可酌情用于疾病康复。所谓"小有不好,即按摩挼捺,令百节通利,泄其邪气"。平时还可以按照发常梳、目常运、齿常叩、漱玉津、耳常鼓、面常洗、头常摇、腰常摆、腹常揉、膝常扭、常散步、脚常搓、摄谷道等要求,身体力行。《千金翼方》载有简易可行的保健美容按摩法:"清旦初,以左右手摩交耳,从头上挽两耳,又引发,则面气流通,如此者令人头不白,耳不聋;又摩掌令热,以摩面,从上向下二七过,去皯气,令人面有光,又令人胜风寒时气,寒热头痛,百疾皆除。"此外,孙思邈还主张"每于食讫,行步踌躇,并以手摩面及腹,使饮食易消",否则"饱食即卧,乃生百病"。

孙思邈在提倡肢体小劳的同时,还要求常习"内视""调气"等养生方法。其著作中载有"黄帝内视法"及"彭祖和神导气法",主张人在康健时,勿忘"每日必须调气补泻、按摩导引为佳",并认为养性"常当习黄帝内视法",即"存想思念,令见五脏如悬磬,五色了了分明勿辍也。仍可每旦初起,面向午,展两手于膝上,心眼观气,上入顶,下达涌泉,旦旦如此,名曰迎气;常以鼻引气,口吐气,小微吐之,不得开口,复欲得出气少,入气多。每欲食,送气入腹,每欲食气为主人也"。

通常"调气"还可以揉合叩齿、咽津等方法加以操习。如在夜半后、日中前,将床铺厚软,枕之高下与身平,然后仰卧,意专思存,舒手展脚。两手握大拇指节,去身四五寸,两脚相去四五寸。数叩齿,饮玉浆(口津)。然后引气从鼻入腹,渐行至足则止,有力更取,久住气闷,从口中细细吐尽,还从鼻细细引入,出气一准前法。若天阴雾、恶风、猛寒,但闭气,勿更取气。古人认为这些方法可使"身体悦泽,面色光辉,鬓毛润泽,耳目精明,令人食美,气力强健,百病皆去"。

此外,《备急千金要方》还载述了"六字诀"调气以治疗五脏疾病。如"心脏病者……用呼、吹二气""肺脏病者……用嘘气出""肝脏病者……用呵气出""脾脏病者……用唏气出""肾脏病者……用呬气出"。在调气之先,须左右导引三百六十遍,这就是被后人称之为

"呼、吹、嘘、呵、唏、呬"的六字气诀调气法,早在陶弘景的《养性延命录》已有类似记载。养生家们认为,通过呼吸锻炼,有助于"吐故纳新",孙思邈亦承此法,说:"气息得理,即百病不生,若消息失宜,即诸疴竞起,善摄养者,须知调气方焉。"

以上这些论述,体现了孙思邈"常欲小劳"理念及其锻炼方法。

(三)食养食治

孙思邈对食养食治理法颇有研究,并将其实践心得和体会撰为专篇。《备急千金要方·食治》篇记载"仲景曰:人体平和,唯须好将养,勿妄服药。药势偏有所助,令人脏气不平,易受外患……扁鹊云:人之所依者,形也;乱于和气者,病也;理于烦毒者,药也;济命抚危者,医也。安身之本必资于食,救疾之速必凭于药。不知食宜者,不足以存生也。不明药忌者,不能以除病也。是故,食能排邪而安脏腑,悦神爽志以资血气。若能用食平疴,释情遣疾者,可谓良工",实为至理名言。孙思邈积极倡导食养食治,他说"夫为医者当须先洞晓病源,知其所犯,以食治之,食疗不愈,然后命药",《备急千金要方·食治》篇载述了果实、菜蔬、谷米、鸟兽虫鱼等百余种食物,详论其气味及其对养身、治病的功用,是我国现存最早的食疗专篇。

孙思邈从理论上发挥《内经》之旨,阐论了味归形、气归精、味伤形、气伤精的问题,认为"精以食气,气养精以荣色;形以食味,味养形以生力……精顺五气以为灵也,若食气相恶,则伤精也;形受味以成也,若食味不调,则损形也。是以圣人先用食禁以存性,后制药以防命也",指出饮食气味相宜,则生精养形,气味相恶不调,则伤精损形,故养生欲求食之所宜,必先知"食禁"。他认为"食养"是用饮食以养脏腑之气,由于五味入口,各有所走,各有所病,在"五脏不可食忌法"中说:多食酸则皮槁而毛夭,多食苦则筋急而爪枯,多食甘则骨痛而发落,多食辛则肉胝而唇褰,多食咸则脉凝泣而色变。

孙思邈记载了五脏病所宜食法:"肝病宜食麻、犬肉、李、韭;心病宜食麦、羊肉、杏、薤;脾病宜食稗米、牛肉、枣、葵;肺病宜食黄黍、鸡肉、桃、葱;肾病宜食大豆黄卷、豕肉、栗、藿"。他还提出:以饮食养脏腑之气,必须注意不同季节的五味损益,即春宜省酸增甘,以养脾气;夏宜省苦增辛,以养肺气;秋宜省辛增酸,以养肝气;冬宜省咸增苦,以养心气;季月各十八日宜省甘增咸,以养肾气。这是根据五行相胜之理,避免因为主时脏气的偏胜而戕损他脏。此法可供进一步研究。

孙思邈指出"养性之道,当明饮食宜忌:如'食不欲杂',饮食过杂,必然久积为患"。为此,孙思邈举例为证,"关中土地,俗好俭啬,厨膳肴馐,不过菹酱而已,其人少病而寿;江南岭表,其处饶足,海陆鲑肴,无所不备,土俗多疾而人早夭"。因此,他主张"厨膳勿使脯肉丰盈,常令俭约为佳","每食不用重肉,喜生百病。常须少食肉,多食饭及少菹菜,并勿食生菜、生米、小豆、陈臭物,勿饮浊酒"。为了避免酸咸过度而影响健康,他还主张"学淡食",这对后世医家如朱丹溪力主"茹淡"是深有影响的。

他反对暴饮暴食,提倡少食多餐,"善养性者先饥而食,先渴而饮。食欲数而少,不欲顿而多,多则难消也。常欲令饱中饥,饥中饱耳"。告诫人们"夜勿过醉饱,食勿精思,为劳苦事",否则致疾生灾,其害非浅。他还提出进食时要有良好的精神状态,如果进食时为七情所伤,或强力劳苦,不仅损伤脾胃,对全身气血也有影响。

《千金翼方》还介绍了"服水"的养生方法。孙思邈认为,清晨空腹饮水,对保持健康状态很重要。凡年十岁以上,八十以下,均可终身行此水法,所谓"水之为用……可以涤荡滓秽,可以浸润焦枯"。服水方法:在天晴日出时,以瓦器贮水三杯,每杯一升。先向东立,叩齿并鸣天鼓三通,然后服水一杯,饮时须"细细而缓""专心注下",服后徐行,如此三遍,可进食枣栗。凡陈臭、生冷、辛热诸物,则皆在所禁。

孙思邈还十分重视药食养生，即服用药食，以期益寿济命。他提倡以滋补健体、防老抗衰的药食，制成药饵保健养生。收载药饵方多首，如茯苓酥、茯苓膏方、杏仁酥、枸杞酒方、羊肉杜仲汤、黄精膏、地黄汤、彭祖延年柏子仁方等；"服饵"常用的有天冬、地黄、黄精、乌麻、松子、茯苓、枸杞、柏实、松脂、云母水、炼钟乳粉等。认为天门冬"补中益气，愈百病"，久服可"延年益寿"；地黄"使人老者还少，强力，无病延年"等。服饵方法有一定次序，一般当先驱除虫积，再依次用补养之剂，他说："服饵大法，必先去三虫，次服草药，次服木药，次服石药。"其祛邪药物有干漆、大黄、芜菁子、真丹等。这些记载可供后人研究。

　　《备急千金要方》还认为，可以根据四时节气分别服小续命汤、肾沥汤、黄芪丸及某些药酒，有利于却病强身。然而，这种服饵方法，必须因人因体质而施。如《服食法》指出："夫欲服食，当寻性理所宜，审冷暖之适，不可见彼得力，我便服之。"

　　（四）慎护养老

　　孙思邈对老年养生有全面而独到的见解。《千金翼方》设《养老大例》《养老食疗》《退居》诸篇，专门阐发"慎护养老"的思想与经验。他认为"人年五十以去，皆大便不利，或常苦下痢""衰退既至，众病蜂起"，故常须"慎护"养老。

　　从老年生理变化来看，"人年五十以上，阳气日衰，损与日至，心力渐退……视听不稳……食饮无味，寝处不安"；从老年心理变化来看，"老人之性，必恃其老，无有藉在，率多骄恣，不循轨度，忽有所好，即须称情""忘前失后，兴居怠惰，计授皆不称心……万事零落，心无聊赖，健忘嗔怒，情性变异"。为此，孙思邈告诫后人，老年期的合理调摄，能使人健康长寿，不注重保养或调养不得法，则多病而短寿。

　　在饮食方面，孙思邈主张老年人尤须节制饮食，强调"非其食勿食。非其食者，所谓猪豚鸡鱼、蒜脍生肉、生菜白酒、大酢大咸也，常学淡食……常宜轻清甜淡之物，大小麦面粳米等为佳。又忌强用力咬啮坚硬脯肉，反致折齿破龈之弊"。老年人也可以适度服饵药食，所谓"长年饵老之奇法，极长生之术"。在"养老食疗"篇中，载有许多养生延年的药食，如黑芝麻、白蜜、柏子仁、石斛、麦门冬、干地黄、山茱萸等。这些药食，常与蜜、酥等合成膏滋、丸药等长期服食，如茯苓酥、杏仁酥等。孙思邈还非常赞赏牛乳的功效，他说："牛乳性平，补血脉，益心，长肌肉，令人身体康强，润泽，面目光悦，志气不衰。故为人子者须供之以为常食，一日勿缺，常使恣意充足为度也。此物胜肉远矣。"

　　在生活起居方面，孙思邈强调老年生活要着意慎护。他说："养老之道，无作博戏，强用气力，无举重，无疾行，无喜怒，无极视，无极听，无大用意，无大思虑，无吁嗟，无叫唤，无吟吃，无歌啸，无啼涕，无悲愁，无哀恸，无庆吊，无接对宾客，无预局席，无饮兴。"又说"常念善无念恶，常念生无念杀，常念信无念欺"，"常避大风大雨，大寒大热，大露霜霰雪，旋风恶气"，"所居之室，必须大周密，无致风隙"，以防七情六淫所伤。

　　在运动保健方面，孙思邈指出老年人要经常摇动肢节、按摩躯体、导引行气，不要贪图安逸，安处不动，以免经脉气血壅滞。

　　此外，老年人还须注意道德修养，对任何事情都处之泰然，"非其书勿读，非其声勿听，非其务勿行……行住坐卧、言谈语笑、寝食造次之间，能行不妄失者，则可延年益寿"。由于年老往往"情性变异"，后辈当识其性情，"常须慎护其事"。

　　老年疾病防治方面，他主张"期先命食以疗之，食疗不愈，然后命药"，尤其是老人虚损类疾病，往往采用食治法，常以甘润之味与动物药物配伍，符合"甘旨养老"宗旨。如耆婆汤（酥、生姜、薤白、酒、白蜜、油、椒、胡麻仁、橙叶、豉、糖）、乌麻方、蜜饵（白蜜、腊月猪肪脂、胡麻油、干地黄）、牛乳补虚破气方（牛乳、荜茇）、猪肚补虚羸乏气力方（猪肚、人参、椒、干姜、葱白、粳米）、补虚劳方（羊肝、肚、肾、心、肺、胡椒、荜茇、豉心、葱白、梨牛酥）等。孙思邈的这些论述,为后世食治理论,尤其是用血肉有情之品疗虚复壮提供了有实用价值的经验。

如上所述,孙思邈对养生保健进行了较为全面的研究阐述,为中医养生学的发展、中医养老法则、老年病防治等做出了重要贡献。

三、伤寒温病的方证论治体系

(一)"方证同条,比类相附"研《大论》

唐初,《伤寒杂病论》流传未广,孙思邈也曾因"江南诸师,秘仲景要方不传"为憾。在其晚年,获睹《伤寒论》之要妙,特在《千金翼方》将其著述和研究心得——披露:"伤寒热病,自古有之,名贤睿哲,多所防御。至于仲景,特有神功,寻思旨趣,莫测其致,所以医人未能钻仰。尝见太医疗伤寒,惟大青知母等诸冷物投之,极与仲景本意相反。汤药虽行,百无一效。伤其如此,遂披《伤寒大论》,鸠集要妙。以为其方行之以来,未有不验。旧法方证,意义幽隐,乃令近智所迷。览之者,造次难悟;中庸之士,绝而不思……今以方证同条,比类相附,须有检讨,仓卒易知。"

他所见到的《伤寒论》版本,因"旧法方证,意义幽隐"而使人难以理解、应用,为此他把"方证同条,比类相附"方法融会贯穿于对《伤寒论》条文的梳理,重新汇编为太阳病用桂枝汤法、太阳病用麻黄汤法、太阳病用青龙汤法、太阳病用柴胡汤法、太阳病用承气汤法、太阳病用陷胸汤法、太阳病杂疗法,以及阳明病状、少阳病状、太阴病状、少阴病状、厥阴病状、伤寒宜忌、发汗吐下后病状、霍乱病状、阴阳易病差后劳复等16篇,成为按方证比类归附,使之以类相从、便于检讨的方证论治体系。

伤寒病所赅甚广,治疗不当,变证迭起。病之初起,处理得当,则有事半功倍之效。为此,孙思邈在纷繁头绪中厘清伤寒病起手治法,强调"寻思之大意,不过三种:一则桂枝,二则麻黄,三则青龙,此之三方,凡疗伤寒不出之也。其柴胡等诸方,皆是吐下发汗后不解之事,非是正对之法",说明桂枝、麻黄、青龙三汤法,是治疗伤寒太阳病的主法、主方,正确辨别伤寒表实、伤寒表虚及伤寒表里同病等病证关系,对于避免伤寒病出现各种变证、坏证乃至于死证,缩短病程和提高疗效等具有重要意义。

以太阳病用桂枝汤法为例,孙思邈首列桂枝汤方及其加减,随后把桂枝加葛根汤、桂枝加厚朴杏子汤、桂枝加附子汤、桂枝去芍药加附子汤、桂枝麻黄各半汤、桂枝二麻黄一汤、桂枝二越婢一汤、桂枝去桂加茯苓白术汤等桂枝汤系列类方逐一汇集于下。对这种看似简单的排列组合,孙思邈虽然未加以注释,却非常便于学者比较分析,并参酌临床选方用药。至于伤寒阳明、少阳、太阴、少阴、厥阴诸病之方证论治,无不依次类推。这种"以方类证"的研究法,为柯琴、徐大椿等名家所心折,并为"以方类证""以法类证"等伤寒学研究者所效法。孙思邈麻黄、桂枝、青龙三方"正对之说",又成为方中行、喻嘉言诸人"三纲鼎立"说的滥觞,足见其影响之深远。

孙思邈还根据小儿、妇人生理特点,增补小儿、妇人伤寒病治内容,是现存儿妇科伤寒最早的文献记载。如提出小儿伤寒、时行病治疗,当"节度故如大人法,但用药分剂少异,药小冷耳"。其治小儿未满百日伤寒、鼻衄、身热呕逆,用麦门冬汤(麦门冬、石膏、寒水石、甘草、桂心);治少小伤寒、发热咳嗽、头面热者,用麻黄汤(麻黄、生姜、黄芩、甘草、桂心、石膏、芍药、杏仁);治少小伤寒,用芍药四物解肌汤(芍药、黄芩、升麻、葛根);治小儿伤寒,病久不除,瘥后复剧,瘦瘠骨立方,用五味子汤(五味子、甘草、当归、麦门冬、黄连、黄芩、大黄、前胡、芒硝、石膏)等。35首方中,多寒温互济、补泻兼施,或汤中加蜜,或为蜜丸,或取李叶、柳枝单味药浴洗退热,以顾护正气。其创制治妊娠伤寒,头痛壮热,肢节烦疼方(石膏、大青叶、黄芩、葱白、前胡、知母、栀子仁);提出妊娠伤寒服汤后头痛、壮热不歇者,宜用汤拭其身方(麻黄、竹叶、石膏末);还重视用水煎药汁拭身,湿敷头额、前胸,以退其热等方法。

(二)重视温疫,详论预防与证治规律

孙思邈把温疫与其他热病区别开来,指出"时行温疫"乃是"毒病之气"所致。为了预防"温疫转相染着",孙思邈首重"辟温",汇集了华佗正朝屠苏酒,以及《肘后备急方》太乙流金散(雄黄、雌黄、矾石、鬼箭羽、羚羊角)、雄黄散(雄黄、朱砂、菖蒲、鬼臼)、《删繁方》粉身散(川芎、白芷、藁本、米粉)等,体现了他在疫病方面的"治未病"思想。

在"时行温疫"证治方面,孙思邈在仲景"阴阳毒"认识的基础上,创立"四时五脏阴阳毒"的病名、辨证纲领,将四时温疫与五脏联系起来,阐发其病机与证治。如春三月的"青筋牵病",属肝腑藏温病阴阳毒,以发热、项直、背强等为特点;夏三月的"赤脉攒病",属心腑藏温病阴阳毒,以发热、战掉惊动、口开舌破为特点;秋三月的"白气狸病",属肺腑藏温病阴阳毒,以体热生斑,或暴嗽呕逆、气喘引饮为特点;冬三月的"黑骨温病",属肾腑藏温病阴阳毒,以里热外寒、恶寒引饮,及胸胁腰部疼痛等为特点;可发于四季的"黄肉随病",属脾腑藏温病阴阳毒,以隐隐发热、不相断离、头重颈直、皮肉强痹、颈侧结核等为特点。其治疗方药多采用石膏、大青叶、栀子、芒硝,或加生地黄、豆豉、黄芩、知母、升麻、羚羊角等品,总以清解热毒为主,结合养阴生津。他所概括的五大温毒疫病证治内容,被宋代名医庞安常载入《伤寒总病论》,并增补相应主治方药,后人多误以为庞安常所发明,由此亦可见孙思邈对温疫病的研究,对后世温病学发展产生的重大影响。

四、脏腑虚实寒热辨证

孙思邈是继《中藏经》之后,将魏晋以来的脏腑病脉证论治体系,发展成为以脏腑类归为主体的疾病分类法与脏腑寒热虚实辨证相结合的、覆盖至临床各科方证论治的一代宗师。他所创立的这一体系,较前人的论述有了明显提高;其议病、分证、选方、论治之详尽,为唐以前医家所未及,对后世疾病分类和脏腑辨证等的发展、完善产生了深远影响。

(一)以脏腑类归为主体的疾病分类法

疾病分类法的构建,是临床医学发展至成熟水平的标志,其指导临床的意义和贡献莫过于此。

孙思邈《备急千金要方》按照妇人方、少小婴孺方、七窍病、风毒脚气、诸风、伤寒、肝脏、胆腑、心脏、小肠腑、脾脏、胃腑、肺脏、大肠腑、肾脏、膀胱腑、消渴淋闭尿血水肿、疔肿痈疽、痔漏(疥癣)、解毒并杂治、备急、食治、养性、平脉、针灸等序列编纂,按照各科疾病脏腑类归的类属关系,组织成为一个可以根据所患病证快速检得,有"方证比类相附"(《校正千金翼方·后序》)对应关系的疾病分类论治体系,体现了孙思邈以脏腑类归为主体的疾病分类思想。如:

肝虚实、肝劳、筋极、坚癥积聚等病方证,归属于"肝脏";

胆虚实、咽门、髓虚实、吐血、风虚等病方证,归属于"胆腑";

心虚实、心劳、脉极、心腹痛、胸痹、头面风等病方证,归属于"心脏";

小肠虚实、风眩、风癫、风虚惊悸、好忘等病方证,归属于"小肠腑";

脾虚实、脾劳、肉极、肉虚实、秘涩、热痢、冷痢、疳湿痢、小儿痢等病方证,归属于"脾脏";

胃虚实、喉咙、反胃、呕吐哕逆、噎塞、胀满、痼冷积热等病方证,归属于"胃腑";

肺虚实、肺劳、气极、积气、肺痿、肺痈、飞尸鬼疰等病方证,归属于"肺脏";

大肠虚实、肛门、皮虚实、咳嗽、痰饮、九虫等病方证,归属于"大肠腑";

肾虚实、肾劳、精极、骨极、骨虚实、腰痛等病方证,归属于"肾脏";

膀胱虚实、胞囊、三焦虚实、霍乱等病方证,归属于"膀胱腑"。

至于妇科、儿科、五官科、外科等病,伤寒、诸风、消渴等疾病,病证方治明确易简,孙思邈将其独立成篇也在情理之中。

（二）脏腑辨证纲领的完善

"古人立方,皆准病根冷热制之。今人临急造次搜索,故多不验。所以欲用方者,先定其冷热,乃可检方,用无不效,汤酒既尔,丸散亦然"（《备急千金要方·诸风》,孙思邈在前人对脏腑虚实寒热辨证纲领的认识基础上,进一步确定每一脏腑病证主治方药的"实热""虚寒"属性;对互为表里的脏腑病,则细分其"俱实""俱虚"或"俱实热""俱虚寒"等属性（包括脏腑虚热、寒实等属性）。据此,孙思邈在疾病分类和脏腑辨证纲要的统领下,将唐以前历代医家的临床治疗有效经方、验方"以类相从",形成了一个能指导临床各科疾病治疗的方证论治体系。

以脾胃病为例:

脾实热:右手关上脉阴实,为足太阴经病。病苦足寒胫热、腹胀满、烦扰不得卧,名曰脾实热。治脾实热方,分列治舌本强直,或梦歌乐而体重不能行的泻热汤、射干煎,以及治脾热面黄、目赤、季胁痛满方（半夏、母姜、枳实、栀子、茯苓、芒硝、细辛、白术、杏仁、生地黄、淡竹叶）等,并附有灸治之法。

脾胃俱实:右手关上脉阴阳俱实,为足太阴与阳明经俱实之病。病苦脾胀腹坚、抢胁下痛、胃气不转、大便难、时反泄痢、腹中痛,上冲肺肝,动五脏,立喘鸣、多惊、身热、汗不出、喉痹、精少,名曰脾胃俱实。治脾胃俱实方,如治脾脉厥逆,大腹中热切痛、舌强、腹胀、身重、食不下,心注脾急痛的大黄泻热汤（大黄、泽泻、茯苓、黄芩、细辛、芒硝、甘草、橘皮）;或治脾热、偏一边痛、胸满、胁偏胀方（茯苓、橘皮、泽泻、芍药、白术、人参、桂心、石膏、半夏、生姜、桑根白皮）等。

脾虚冷:右手关上脉阴虚者,为足太阴经之病。病苦泄注,腹满气逆,霍乱、呕吐、黄瘅、心烦不得卧、肠鸣,名曰脾虚冷。常用方如治脾寒,饮食不消、劳倦、气胀、噫满、忧恚不乐的槟榔散（槟榔、人参、茯苓、陈曲、厚朴、麦蘖、白术、吴茱萸）;或治久病虚羸,脾气弱,食不消、喜噫的温脾丸（黄柏、大麦蘖、吴茱萸、桂心、干姜、细辛、附子、当归、大黄、曲、黄连）等。

脾胃俱虚:右手关上脉阴阳俱虚,为足太阴与阳明经俱虚之病。病苦胃中如空状、少气不足以息、四逆寒、泄注不已,名曰脾胃俱虚。治脾胃俱虚方,既有疗苦饥寒痛之方（人参、当归、桂心、茯苓、桔梗、芎䓖、厚朴、甘草、橘皮、吴茱萸、白术、麦蘖）;也有治脾胃俱虚冷,凡身重、不得食、食无味、心下虚满、时时欲下、喜卧（可皆针胃脘、太仓）的建中汤及平胃丸（杏仁、丹参、苦参、葶苈子、玄参、芎䓖、桂心）等。

胃实热:右手关上脉阳实,属足阳明经之病。病苦头痛、汗不出、如温疟、唇口干、善哕、乳痈、缺盆腋下肿痛,名曰胃实热。治以泻胃热汤（栀子仁、射干、升麻、茯苓、芍药、白术、生地黄汁、赤蜜）,并可灸足三里三十壮。

胃虚冷:右手关上脉阳虚,属足阳明经之病。病苦胫寒、不得卧、恶风寒洒洒、目急、腹中痛、虚鸣、时寒时热、唇口干、面目浮肿,名曰胃虚冷。治疗方剂,既有治胃虚冷,少气、口苦、身体无泽的补胃汤;也有补胃虚寒,身枯绝、诸骨节皆痛的人参散方等。

然而,《备急千金要方》中所论及的"肝虚寒""胆虚寒",以及"肺虚寒""肾实热"等,很多内容为后世医家所忽略。如治肝实热,目痛、胸满、气急塞的泻肝前胡汤（前胡、秦皮、细辛、栀子仁、黄芩、升麻、蕤仁、决明子、苦竹叶、车前叶、芒硝）;治肝虚寒,胁下痛、胀满气急、目昏浊、视物不明的槟榔汤（槟榔、母姜、附子、茯苓、橘皮、桂心、桔梗、白术、吴茱萸）;治胆腑实热,精神不守的泻热半夏千里流水汤（半夏、宿姜、生地黄、酸枣仁、黄芩、远志、茯苓、秫米,长流水煎服);治大病后虚烦不得眠,此胆虚寒故的温胆汤(半夏、竹茹、橘皮、生姜、甘草、枳实),以及治疗肺实热,胸凭仰息的泄气除热方(枸杞根皮、石膏、白前、杏仁、橘皮、白术、赤蜜);治肾实热,小腹胀满、四肢正黑、耳聋、梦腰脊离解及伏水等、气急的泻肾汤(芒硝、茯苓、黄芩、生地汁、菖蒲、磁石、玄参、细辛、大黄、甘草),等等。

孙思邈创建的这一将疾病分类与脏腑辨证相结合的方证论治体系,使医家临诊"须有检讨,仓卒易知"成为唐宋明清医家方书的基本体例,其学术内涵及影响之深远,非后人能企及。

五、杂病治疗经验

(一)中风治法

关于中风的病因、病机和治疗,《备急千金要方》分别从内、外两个方面进行认识。

在外者,属"风中五脏六腑之腧,亦为脏腑之风,各入其门户所中,则为偏风",即脏腑因受外来之风而致病。孙思邈将四季所中之风,结合脏腑主时而加以命名,所谓"以春甲乙伤于风者为肝风,以夏丙丁伤于风者为心风,以四季戊己伤于风者为脾风,以秋庚辛伤于风者为肺风,以冬壬癸伤于风者为肾风"。外风之治,有大续命汤、小续命汤等。孙思邈称"小续命汤,治卒中风欲死,身体缓急,口目不正,舌强不能语,奄奄忽忽,神情闷乱,诸风服之皆验"。本方虽合麻黄、桂枝两方疏散外邪,但又因正虚,故用人参扶正,这是循"内虚邪中"之说而立方。孙思邈又记载:"大续命汤,治肝厉风,卒然喑痖。"并说明古法用大小续命汤,通治五脏偏枯贼风。大续命汤是在小续命汤中去人参、附子,加入石膏清热、荆沥涤痰,侧重外风而兼痰热者。

《备急千金要方》又在内因方面指出"人不能用心谨慎,遂得风病。半身不遂,言语不正,庶事皆废,此为猥退病",明确指出劳心烦神、嗜欲杂念、摄养不慎等是中风病证的重要内因。孙思邈有"得者不出十年"的预判,并告诫患者"若还同俗类,名利是务,财色为心者,幸勿苦事医药,徒劳为疗耳"。为此,他主张患者"当须绝于思虑,省于言语,为于无事,乃可永愈"。

孙思邈认为,除了正虚引邪而为中风之外,正虚亦可直接产生内风,这种由内风而造成的中风病证,呈现本虚标实的态势:本虚,为精气之亏;标实,为痰火之盛。由于阴液匮乏,痰火肆虐,故内风多见热证,即孙思邈所谓"凡患风人多热""凡中风多由热起"。对于这种中风的治疗,他主张初发病时以清热涤痰治标为先,宜竹沥汤(生葛汁、竹沥、生姜汁)、荆沥方(荆沥、竹沥、生姜汁),续服羚羊角、石膏、黄芩、芍药、升麻、地骨皮、地黄、天冬等,意在平肝息风、清热养液,卓然新见,对破除中风概从外中、治唯辛散等定论做出了不可磨灭的贡献。

(二)虚损治法

孙思邈所称虚损病,范围很广,与后世的虚损概念不尽相同,凡正气虚怯,邪气留恋者,多属本证范围。《千金方》把虚损分为五劳、六极、七伤,并包括积聚、大风、湿痹、偏枯、浮肿、寒热、惊悸、喘息、消渴、血衄、黄疸、痈肿等病证。对虚损病的成因,孙思邈特重内因,他强调:"凡人不终眉寿,或致夭殁者,皆由不自爱惜,竭情尽意,邀名射利,聚毒攻神,内伤骨髓,外败筋肉,血气将亡,经络便壅,皮里空疏,惟招蠹疾,正气日衰,邪气日盛。"

孙思邈认为,虚损病的发病,重在心肾两脏,所谓"疾之所起,生自五劳,五劳既用,二脏先损,心肾受邪,腑脏俱病",即先受病于心肾,后累及他脏。在治疗上,补益心气,常用人参、甘草、茯苓、五味子、远志等;滋补肾脏,则侧重于血肉补精和温润益精,如前者多用牛髓、羊髓、羊肾、羊肚、羊肝、麋角胶、鹿茸、鹿角胶、白马茎等,后者常取地黄、菟丝子、山茱萸、杜仲、远志、巴戟天、麦冬、五味、人参、肉苁蓉、石斛、茯苓、桂心、附子辈等,这些治法及其方药,对明清温补学说及"血肉有情"治法的创建,影响深远。

《千金方》所指虚损病种很多,治疗各有特点,有些重要的治则治法,如"补剂兼泻""以泻为补""寒热互济""劳则补子"等,对临床颇有指导意义,兹分述如下:

1. 补剂兼泻 《千金方》把许多疾病都归附于虚损门下,其病机多有"正虚邪踞"的特点。即便是虚象明显的病证,在其补益方中,亦每每兼之以泻,使正气渐充而邪不能留,祛除邪气而正气可复。如治五劳、七伤诸虚不足的黄芪丸,在人参、黄芪、石斛、当归、地黄、肉苁蓉、羊肾等大队补益药中掺入防风、羌活、细辛等祛风药;治男子五劳七伤、八风十二痹,悲忧憔悴的肾沥散,除了羊肾、山茱萸、巴戟天等大量补肾药物外,还用干漆以破瘀、消积、杀虫。

2. 以泻为补 在正虚邪盛,或邪恋而正虚不复的情况下,孙思邈主张暂勿投补,每取泻剂以先除邪气,达到保存正气的目的。如治骨极病,首列三黄汤(治骨极肾热之病,大小便闭塞,颜焦枯黑,耳鸣虚热。大黄、黄芩、栀子、甘草、芒硝)以清泻通利为先,然后继之灸法,以振奋阳气。这种先后有序的治法,值得后世医家研究。

3. 寒温相济 《备急千金要方》补益方中,时有寒凉与温热相兼为用的配伍方式,其大致情况如下:

温阳散寒为主,济以苦寒清火:如治久病虚羸,脾气弱,食不消、喜噫的温脾丸,以温阳为主,济以苦寒。方中以吴茱萸、桂心、干姜、细辛、附子温阳逐寒,加入苦寒泻火的黄柏、黄连和大黄,是基于真火式微,脾虚不能熟腐水谷,然内有宿食蕴积,郁而化热,所以"非用三黄之苦寒,标拔上盛,则萸、桂、姜、附入胃先助上热"(《千金方衍义·脾脏方》),反而不能起到达下焦、暖补其阳的作用。

甘寒养液为主,济以辛温开滞:治肺胃枯槁,不能滋其化源,而致烦渴、便难的生地黄煎,以大剂地黄汁、麦冬汁、栝楼根、知母、鲜骨皮等甘寒濡润为主,稍佐生姜汁,取其辛温开通滞气之意。治精极,脏腑俱损,虚热而遍身烦疼者,孙思邈主以生地黄汁、麦冬汁、石膏、竹沥、黄芩以养液清热,同时掺入桂心、麻黄辛温以发越怫郁,宣通其气机。

温补精气,济以养阴清热:治男子风虚劳损兼时气方,以肉苁蓉、桂心、菟丝子、巴戟天等温补肾阳,又用生地黄汁、生地骨皮、生麦门冬汁、石斛、白蜜等甘寒濡养其阴,适用于阴阳俱亏之证,使阳得阴助,生化无穷,阴得阳济,泉源不竭。

4. 劳则补子 虚劳证治,《千金方》有"劳则补子"之法,即心劳补脾、脾劳补肺、肺劳补肾、肾劳补肝、肝劳补心,意指母脏之虚劳,须补其子气;子气充盛,必能上感其母,使母气受益而康复。如"白石英丸"补养肺气方,有白石英、阳起石、肉苁蓉、菟丝子、巴戟天、干地黄等补益肾气,俾肾气旺盛而上感于肺,肺气充复则虚劳自愈。劳则补子之法,原载于谢士泰《删繁方》中,是虚则补母之外的又一补虚途径,孙思邈重视并采录其内容,可以开拓医家之思路。

产后虚损,孙思邈更强调"妇人产讫,五脏虚羸,惟得将补,不可转泻。若其有病,不须快药;若行快药,转更增虚"(《备急千金要方》卷三),主张药膳为上。如治产后伤身、大虚上气、腹痛兼微风的羊肉汤;治产后腹中、心下切痛,不能食,往来寒热的羊肉当归汤;治产后腰痛、咳嗽的羊肉杜仲汤;治产后三日腹痛、补中益脏、强气力消血的羊肉生地黄汤;以及治产后百病的地黄汁,治产后虚羸、乍寒乍热的猪肾汤;治产后七伤的乳蜜汤;治产后体虚、寒热自汗的猪膏煎;治产后体虚、自汗不止的鲤鱼汤等。

六、方剂学成就

(一)集成名方垂后世

孙思邈《千金方》搜集和保存了大量古方及当时流行验方,仅《备急千金要方》收集的方剂就达 5 300 首之多,《千金翼方》又有不少补充,其中许多名方得以流传后世,对中医方剂学的发展做出了重大贡献。其中,众多医方成为传世名方,如犀角地黄汤、大续命汤、小续命汤、紫雪丹、孔圣枕中丹、肾沥汤等;也有许多方剂经后人化裁而发展为新方,如治男子五劳六绝的内补散(干地黄、巴戟天、甘草、麦冬、人参、肉苁蓉、石斛、五味子、桂心、茯苓、附子、菟丝子、山茱萸、远志、地麦),实为后世治疗中风喑痱名方地黄饮子之所本。凡此等等,不胜枚举。

《千金方》中的单方、验方,对某些疾病有独到的疗效。如独活寄生汤、鲤鱼汤、苇茎汤、神曲丸(即磁朱丸),以及后世定名的苏子降气汤,以栝楼为主的治疗消渴方,以海藻、昆布为主的治瘿诸方,以莨菪子为主的治积年上气不差垂死者方,治水气肿、膨胀、小便不利方,治癫痫方,外科治疮痈的漏芦汤等。书中还收集了一些外来方,如匈奴露宿丸、印度耆婆万病丸、波斯牛乳补虚破气方、佛家阿伽陀圆(丸),以及蛮夷酒等。有的已被后人采纳应用,还有不少方剂尚未被重视,值得进一步研究。

(二)化裁古方出新意

孙思邈善于灵活加减化裁古方,以更切合临床实用,这在《千金翼方》中有着更充分的展示。如仲景当归生姜羊肉汤,衍变为羊肉汤、羊肉当归汤、羊肉杜仲汤、羊肉生地黄汤、羊肉桂心汤、羊肉黄芪汤等系列方,是孙思邈根据产后不同的兼证,由仲景方损益而成的新方。又如由小建中汤衍变而成的类方有治大劳羸劣,寒热呕逆,下焦虚热,小便赤痛,客热上熏、头痛目赤,骨内痛及口干的前胡建中汤;治虚劳不足,四肢烦疼不欲食、食即胀、汗出的黄芪汤;治虚劳少气,心胸淡冷、时惊惕、心中悸动、手足逆冷、常自汗、五脏六腑虚损、肠鸣、风湿、荣卫不调百病的乐令黄芪汤;治产后虚羸不足,腹中疗痛不止、吸吸少气,或苦小腹拘急、挛痛引腰背、不能饮食的内补当归建中汤;治产后虚损不足,腹中拘急的大补中当归汤等,充分反映了孙思邈学而能化、贴切临床的创新精神。

(三)大而有法杂成方

《备急千金要方》中许多方剂的药味多至数十种,甚至上百味。其配伍之繁杂,或熔寒热补泻于一炉,粗看似乎抵牾,实则法度森严,杂而有方,井然有序。这些大方很难按照普通的方剂配伍理论去分析其组方规律,但对一些名医束手、百医无效的疑难病证,其疗效之彰著往往令人咋舌。如以镇心圆(丸)为例,"主男子女人虚损,梦寐惊悸失精,女人赤白注漏,或月水不通,风邪鬼疰,寒热往来,腹中积聚,忧恚结气,诸疾皆悉主之方",其适应病证之广,病情之繁复,内伤外感之交错,上下寒热之纠结,莫此为甚。孙思邈针对这种错综复杂的病机,以寒热虚实为纲,井然不紊地筹措组方:下虚寒,有紫石英、肉苁蓉、桂心之温养;上火热,取石膏、牛黄以凉泻;正虚者,着人参、地黄、薯蓣、当归等培补;瘀滞处,遣卷柏、大黄、蟅虫以推荡,再掺入铁精、银屑以定惊安神,防风、乌头以疏风散寒。其用药遣方颇有运筹帷幄,决胜千里之风。

再如由三十一味药物组成的耆婆万病丸,治癖块、癫病、蛊毒、黄病、疟疾、水肿、大风、痹证、喘嗽、积聚、宿食、痔痢、虫积、痰饮、血病等,方剂组成则有草木类、金石类、虫兽类药,其作用则有攻下逐水、疏宣化痰、解毒避秽、益气理血、清热散寒等,虽为域外古方,却也代表了当时方剂丰富多彩、配伍灵活的特点。无论是病性之寒热温凉、病情之深浅轻重,孙思邈遣方均能把握病机,全面照顾,后人称之为"大而有法,杂而有方",实为切中肯綮的评价。

《千金方》的组方配伍,时有与"十八反"相抵牾者,其"相反相激"的配伍法颇有研究价值。如治一切风冷痰饮、癥癖、痎疟的芫花散,药物组成多达 64 味,其中乌头、附子、人参、藜芦同用;耆婆万病丸,甘遂、巴豆、人参同用;治心腹积聚、膈中气闷胀满、疝瘕,内伤瘀血,产乳众病及诸不足的乌头丸,由人参、半夏、巴豆、大黄、乌头等十一味药组成,其中大黄与巴豆寒热并用,半夏和乌头借相反之性以发挥攻邪之力。清代张璐将其称之为"反用"和"激用"法,是治疗重症痼疾的重要思路和可选择使用的方法之一,有时或收"不测之效"。

从总体上看,孙思邈以后的各种医学理论和治疗方法都有所丰富,但是近代医家在辨证论治方面常有流于程式化的偏向,处方用药亦随之而趋向呆滞和狭隘,以致不能正确理解《千金方》中许多寒热补泻灵活组配的方剂,更少在临床应用,这是值得深思的。

病案分析

小腹彭亨症

回忆1946年2月间,曾为唐山开滦煤矿内一江姓妇人诊治小腹彭亨症。其小腹于2年前渐次胀大,来诊时已如怀妊六七月状,大、小便正常,月经正常,无甚痛苦。已服用各种祛瘀活血、理气通络之剂,迄未收效。诊其脉稍涩,舌正常无苔,按其小腹中等硬度、不痛。考虑此症既经用活血与理气之剂不验,则不能再走消胀去瘀之老路,乃用针刺法,并辅以攻补兼施之汤剂缓缓图治。针刺到6月间,腹围略减2寸余,因继续针下去,到9月底,腹围却分毫未减,但也未增大。我固辞乏术再治,奈患者坚决不允,每隔日即来央求研究治法。我感其诚意,广查医籍,见到民初医生恽铁樵曾自服《千金方》内之耆婆万病丸治愈不能名状的药蛊怪症。在恽的大胆用药启发下,也采用了耆婆万病丸治疗小腹彭亨症。患者服此丸1月后,大便只是有些溏薄,小便正常,从未见有下血块及排气或脓样物,小腹彭亨已消除大半,服到两月时,腹围即完全正常。

分析:张璐《千金方衍义》:"此方首治七种癖块……八种大风,种种诸疾。方中牛黄、麝脐,开关利窍;犀角、黄连,消瘀散热;朱砂、雄黄,镇惊豁痰,蜈蚣、蜥蜴、芫青,攻毒祛风;巴豆、芫花、甘遂、大戟、葶苈,破积利水;干姜、桂心、蜀椒、细辛,开痹逐湿;芎䓖、当归、芍药、蒲黄、紫菀,和血通经;桑白皮、前胡、防风、黄芩、茯苓、桔梗,透表达气;人参助诸药力,禹余粮固诸药性,共襄搜根剔弊之功。凡系实症,便可谅用,不必拘以方剂等治也。余尝用治十年二十年痼疾,如伏痰悬饮,当背恶寒,无不神应;肢体沉重,腰腿酸痛,服之便捷,而坚积痞块,虽未全瘳,势亦大减,惜乎世罕知用耳!"(《岳美中医案》)

(姚洁敏)

复习思考题

1. 孙思邈对疾病分类法及脏腑辨证体系上的学术贡献体现在哪几方面?
2. 孙思邈在外感病学方面有何成就?对后世临床有什么指导意义?
3. 孙思邈对中医养生学的贡献是什么?有哪些主要内容?
4. 试述孙思邈方药学成就。
5. 孙思邈有关医德的论述主要有哪些?

第二章

钱 乙

> **学习目标**
>
> 1. 掌握小儿生理病理特点、儿科临床易简诊法、儿科五脏辨证纲领;
> 2. 熟悉钱乙治疗疮疹、惊风、疳证等儿科疾病和遣药制方的特点;
> 3. 了解钱乙的生平及其学术成就对后世的影响。

第一节 生 平 著 作

一、生平简介

钱乙,字仲阳,北宋山东郓州(今山东省东平县)人。约生于北宋天圣十年(1032 年),卒于政和三年(1113 年)。

钱乙祖籍浙江钱塘,至曾祖父北迁郓州。其父钱颢,擅长针医,然嗜酒喜游。钱乙三岁时,其父竟浪迹海上不返。钱乙母病早亡,姑母怜其孤苦,收养为子。稍长,随姑父吕氏习医。至吕氏将殁,告以家世,乙号泣请往寻父,凡五六返,方得相见。又历数岁,迎父以归。

钱乙精儿科,深谙本草,精擅运气,弱冠即以善《颅囟方》著称。元丰年间(1078—1085 年),长公主女有疾,召乙诊治而愈,授"翰林医学"。次年,皇子仪国公病瘛疭,钱乙进黄土汤治愈,擢为太医丞。由此,皇戚贵室或庶民百姓皆争相求医。十年后,钱乙患周痹,遂辞官返里。

承传钱乙之学者,有阎季忠、董汲等。

阎季忠,北宋儿科医家。又名孝忠,字资钦,大梁(今河南开封)人,一称许昌(今河南许昌)人,曾任宣教郎。幼多病,经钱乙治愈。长而精研钱乙治病之术,多方收集钱乙医方及著作,集成《小儿药证直诀》三卷。另撰有《阎氏小儿方论》《重广保生信效方》等。

董汲,字及之,北宋东平(今山东东平县)人。幼时多病,乃习医药。熟读《素问》《灵枢》及各种方书、本草著作,治疗多获奇效。撰有《小儿斑疹备急方论》一卷,钱乙见而惊叹,赞曰"是予平昔之所究心者,而子乃不言,传而得之",欣然作序。另撰有《旅舍备要方》一卷、《脚气治法总要》二卷。

二、著作提要

《小儿药证直诀》(以下简称《直诀》),三卷,阎季忠整理,宋宣和元年(1119 年)刊行。上卷论脉证治法,中卷为医案,下卷载方药。全面论述小儿生理、病理特点,五脏辨证及常见病治法,载方119首,是我国现存第一部以原本形式保存下来的儿科著作,对中医儿科学术发展具有重大影响。《四库全书总目提要》云:"小儿经方,千古罕见,自乙始别为专门,而其书亦为幼科之鼻祖。后人得其绪论,往往有回生之功。"

此外,还著有《伤寒论指微》五卷、《婴孺论》(皆佚)。

微课视频

第二节　学术思想与临证经验

一、阐述小儿生理病理特点

《灵枢·逆顺肥瘦》有"婴儿者,其肉脆,血少气弱"之说,《诸病源候论·小儿杂病诸候》认为"小儿脏腑之气软弱,易虚易实"。钱乙在此启发下,结合其临床体验,阐述了小儿生理、病理特点,指出:"小儿在母腹中,乃生骨气,五脏六腑,成而未全。自生之后,即长骨脉,五脏六腑之神智也。"(《直诀·变蒸》)所谓"长骨脉",即小儿的"变蒸"过程,特指其发育过程中出现的周期性生理变化。小儿出生以后,不断地"长骨、添精神",至"十蒸"毕,则脏腑始全,但犹"全而未壮",故"脏腑柔弱"(《直诀·阎季忠序》)与"血气未实"(《直诀·百日内发搐》)是小儿的生理特点。

由于小儿脏腑柔弱,形气未充,一旦调护失宜,外易为六淫侵袭,内易为饮食所伤,易于发病,传变迅速,因而具有"易虚易实,易寒易热"的病理特点。

因此,钱乙对于小儿病的治疗,时刻以"妄攻、误下"为禁忌。他在分析小儿疳证成因时指出,"小儿病疳,皆愚医之所坏病""小儿易虚易实,下之既过,胃中津液耗损,渐令疳瘦",强调"小儿之脏腑柔弱,不可痛击,大下必亡津液而成疳";即便有非下不可之征,亦必"量大小虚实而下之"(《直诀·诸疳》);在服用攻下药之后,钱乙常用益黄散等和胃之剂以善其后。他还反复强调"小儿易为虚实,脾虚不受寒温,服寒则生冷,服温则生热,当识此勿误也"(《直诀·虚实腹胀》),时时刻意于"易为虚实"的关键在于脾胃脆弱,这对后世儿科学的发展、对儿科临床诊疗具有极其重要的影响和指导意义。

二、创立儿科易简诊法

古人把儿科称之为"哑科",主要是指小儿往往不能陈述病情,再加上病情变化多、传变快,临床诊治难度远逾其他各科。为此,钱乙创立了六脉分诊法、面目分部色诊法等便于掌握、切合临床的儿科易简诊法。

(一)六脉分诊法

钱乙的六脉分诊法,将儿科常见发病情况以六种脉象加以类分,提出"脉乱,不治;气不和,弦急;伤食,沉缓;虚惊,促急;风,浮;冷,沉细"(《直诀·脉法》),这种以典型脉象概括儿科疾病病因、判断预后的分类诊法,不仅具有以简驭繁的独创性,更使脉法切合"哑科"的临床实践。

(二)面目分部色诊法

钱乙诊察小儿之疾,主张四诊合参,尤重望诊,在儿科望诊上提出了"面上证"和"目内证"等易简诊法。

面上证:左腮为肝,右腮为肺,额上为心,鼻为脾,颏为肾。如上述某一部位出现赤色,则知为某脏热证,随证治之。

目内证:根据目色及目中光彩诊断五脏的虚实寒热,赤者心热,淡红者心虚热;青者肝热,浅淡者虚;黄者脾热;无精光者肾虚。

这两种特殊的易简诊法,是在《素问·刺热论》《素问·脉要精微论》《灵枢·大惑论》有关论述的基础上,结合五脏分证理论凝练而成,不仅可用于审证求因,还可用于预测疾病转归。《直诀》还记述了观察小儿皮肤、指甲、大小便等其他诊断方法。如"面㿠白"者,可以见于胃气不和、胃冷虚、虫痛等三种发病情况。又如肌肤黄染相似,但可分别见诸于黄病、黄疸、脾疳、胎疳、胃不和等不同疾病,钱乙在书中均做了详细的鉴别。

三、创建儿科五脏辨证纲领

钱乙在《内经》《难经》《金匮要略》《中藏经》《备急千金要方》所论脏腑分证的基础上,创建了儿科五脏虚实辨证纲领。

(一)五脏虚实辨证纲要

在《直诀·五脏所主》中,钱乙先列五脏主证,次以虚实为纲,阐述其辨证规范如下:

"心主惊,实则叫哭发热,饮水而搐;虚则卧而悸动不安。""肝主风,实则目直,大叫,呵欠,项急,顿闷;虚则咬牙,多欠。""脾主困,实则困睡,身热,饮水;虚则吐泻,生风。""肺主喘,实则闷乱喘促,有饮水者,有不饮水者;虚则哽气,长出气。""肾主虚,无实也。惟疮疹,肾实则变黑陷。""肾病,目无精光,畏明,体骨重。"(《直诀·五脏病》)

这个纲领,是以五脏为主体,以脏腑特征性证候为依据,以虚实寒热为论治准则。钱乙把"风、惊、困、喘、虚"分别作为肝、心、脾、肺、肾五脏的特征性证候,再根据虚实寒热属性来判断脏腑的病理变化,用五行来阐述五脏间及五脏与气候时令之间的相互关系,立五脏补泻诸方作为治疗的主方,在儿科病的辨证论治上有着执简驭繁的指导作用。

如心属火,主神明。小儿神气怯弱,若卒遇惊骇,或禀受邪热,则心火易动,神不安舍,故易发惊。肝属木,主风,主筋,其声呼,开窍于目。小儿真阴不足,柔不济刚,若受邪热,热极生风,风热相搏,故易发抽搐。脾属土,主运化水谷,主肌肉。小儿运化力薄,一旦受邪或饮食不节,最易伤脾,湿困则肢体沉重,疲倦懒动,嗜卧。肺属金,主气,外合皮毛,开窍于鼻。小儿肺气娇嫩,肌腠不密,故易受外邪,不论从皮毛或口鼻而入,均先干犯于肺,肺病则气机失利,发为喘嗽。肾属水,主藏精,主骨。小儿血气未实,精气未充,若后天失调,则肾精更难于补充,故病及肾者,多属虚证。"惟疮疹,肾实则变黑陷",是指邪热内陷,系肾虚邪实之证,而非真正指肾气实。

(二)五脏虚实补泻主方

在五脏虚实辨证纲要的认识基础上,钱乙五脏分证补泻的主方,是以虚实为纲,根据"盛即下之,久即补之""热者寒之""寒者热之"等治则加以确认。其中,相对偏重于五脏热证,以实热证、虚热证居多者,是因为小儿脏腑虽然柔弱,但其生机旺盛,所以感邪后易从热化,临床多见阳热亢盛的实热证,或由此而造成阴津耗损的虚热现象。

钱乙根据五脏虚实纲要,分立补泻主治主方如下:

心气热,导赤散(生地黄、生甘草、木通、竹叶)主之;心实热,泻心汤(单味黄连)主之;心虚热,生犀散[生犀末(已禁用,以水牛角代)、地骨皮、赤芍药、柴胡根、干葛、炙甘草];若心虚、肝热,用安神丸(牙硝、白茯苓、麦冬、山药、龙脑、寒水石、朱砂、甘草)。肝实热,泻青丸(当归、龙脑、川芎、山栀子仁、煨大黄、羌活、防风)主之;若肝肾俱虚,则用地黄丸(即钱氏六味地黄丸)滋水涵木。脾实热,泻黄散(藿香叶、山栀子仁、石膏、甘草、防风)主之;邪热伤脾,用玉露散(即甘露散。寒水石、石膏、甘草);若脾气虚,则用益黄散(陈皮、丁香、诃子、青皮、炙甘草)。肺实证,泻白散(地骨皮、炒桑白皮、炙甘草),或甘桔汤(桔梗、甘草)主之;肺有痰热,用葶苈丸;若肺气虚,则用阿胶散(阿胶、牛蒡子、炙甘草、马兜铃、杏仁、糯米)。肾虚用地黄丸补肾。

（三）五脏相兼病的五行辨治法

钱乙强调五脏证治不能孤立对待，要从整体观角度去认识五脏间的相兼为病、四时气候对小儿五脏疾病的影响。因此，他主张用五行生克乘侮理论辨别五脏相兼病证的虚实，判断其预后，并采取相应治法，这是钱乙五脏辨证论治法的一大特点。

如肺病又见肝虚证，咬牙、多呵欠，以肝虚不能胜肺，肺金尚能制肝木，故易治。如肺病又见肝实证，目直视、大叫哭、项急、顿闷，以肺久病渐虚不能制木，肝木反侮肺金，故难治。在治疗上提出"视病之新久虚实，虚则补母，实则泻子"（《直诀·五脏所主》）之大法，并结合四时气候而论。如"肝病秋见（一作日晡），肝强胜肺，肺怯不能胜肝，当补脾肺治肝，益脾者，母令子实故也。补脾，益黄散；治肝，泻青丸"（《直诀·肝病胜肺》）。又如"肺病春见（一作早晨），肺胜肝，当补肾肝治肺脏。肝怯者受病也，补肝肾，地黄丸；治肺，泻白散主之"（《直诀·肺病胜肝》）。这些方法在治疗中得到充分运用。

四、对儿科疾病的阐发

钱乙对儿科常见病的阐述很有成就。他在前人论说的基础上，又有新的阐发，对后世产生一定的影响。

（一）论治小儿疮疹

钱乙说的小儿疮疹，包括水疱、脓疱、瘢、疹等，从《直诀》的描述症状来看，类似后世儿科常见的麻疹、天花、水痘及其他发疹性传染病。

钱乙认为疮疹多由"外感天行，内蕴热毒"所致，其初起症状主要表现为"面燥腮赤，目胞亦赤，呵欠顿闷，乍凉乍热，咳嗽嚏喷，手足梢冷，夜卧惊悸多睡"（《直诀·疮疹候》）等。无论其初起证候，或痘疹透发后的见症，钱乙都从五脏分证立论：呵欠顿闷，归属于肝；时发惊悸，归属于心；乍凉乍热、手足梢冷，归属于脾；面燥腮赤喷嚏，归属于肺；水疱，归属于肝；脓疱，归属于肺；瘢归于心，疹归于脾，疹痘黑陷则归属于肾。至于痘疹的预后，钱乙也有细致入微的描述，"疮疹属阳，出则为顺"，但"若一发便出尽者，必重也；疮夹疹者，半轻半重也；出稀者轻，里外微红者轻；外黑里赤者，微重也；外白里黑者，大重也"。若疹青干紫陷，患儿昏睡，汗出不止，烦躁热渴，腹胀啼喘，大小便不通，或米谷及泻乳不化，以及疮黑陷、耳尻反热等，皆属逆证之候。

钱乙强调小儿疮疹的治疗，当以"温凉药治之，不可妄下及妄攻发""有大热者，当利小便，有小热者，宜解毒"，以便于疹邪疫毒从外疏散、从里清解而不至于邪毒内陷。钱乙主治疮疹的代表方是紫草散（钩藤、紫草茸各等分），取其既可疏风透疹，又能凉血解毒，寓意内外分消疹邪疫毒之意。若疹出不快，热盛昏睡，以抱龙丸治之；若疮疹黑陷，以百祥丸、牛李膏下之；若吐血衄血，则可用生犀磨汁服之；疮疹病后余焰未尽，上攻口齿，阴虚津伤者，用五福化毒丹。疮疹入眼成翳，轻则可用羊肝散（蝉蜕、羊子肝），重则蝉蜕散。另外，钱乙还提出了小儿护理不可令饥及受风寒，乳母忌口等摄护措施。

（二）论治小儿惊风

北宋以前，惊风统属于痫证，合称为"惊痫"。《太平圣惠方》首次将惊风分为急惊、慢惊两类。钱乙亦持急慢惊风论说，但在病因、病机、论治上有进一步的发展。

关于惊厥的病因，《诸病源候论》认为是风、惊、食三种。钱乙指出，急惊风是心肝"热盛则风生"，由外感热邪或素蕴痰热，或伤食积滞，或惊恐引起。他说："小儿急惊者，本因热生于心。身热面赤引饮，口中气热，大小便黄赤，剧则搐也。盖热盛则风生，风属肝，此阳胜阴虚也。""小儿热痰客于心胃，因闻声非常，则动而惊搐矣。若热极，虽不因闻声及惊，亦自发搐。"(《直诀·急惊》)慢惊风多因"病后或吐泻,脾胃虚损"而生风,表现为"遍身冷,口鼻气出亦冷,手足时瘈疭,昏睡,睡露睛"(《直诀·慢惊》)。钱乙将高热、痰热及热盛生风列为急惊风的主要病机,吐泻等病后的脾胃虚损是慢惊风的基本病机,前者证属"无阴",后者证属"无阳",这是前朝文献未曾见载的。

由于急、慢惊风的病因病机不同,治法亦迥异。钱乙告诫,"凡急慢惊,阴阳异证,切宜辨而治之""世间俗方,多不分别,误小儿甚多"。在治疗上,"急惊合凉泻",主要用泻青丸泻肝热、泻心汤、导赤散泻心火,利惊丸利下痰热,抱龙丸镇惊开窍,地黄丸补肝肾之阴,皆为治疗小儿热病引起的神昏、惊厥实证之效方。"慢惊合温补"者,缘其大多续发于重病或久病之后,所以因病而异,对症下药,如用瓜蒌汤、宣风散、钩藤饮子、羌活膏等解毒生津、豁痰开窍、祛风镇惊以治其标,使君子丸、益黄散、白术散、调中丸等温补脾胃以治其本。

病案分析

慢　惊　风

东都王氏子,吐泻,诸医药下之,至虚,变慢惊。其候,睡露睛,手足瘈疭而身冷。钱曰:此慢惊也,与栝蒌汤。其子胃气实,即开目而身温。王疑其子不大小便,令诸医以药利之。医留八正散等,数服不利而身复冷。令钱氏利小便,钱曰:不当利小便,利之必身冷。王曰:已身冷矣,因抱出。钱曰:不能食而胃中虚,若利大小便即死。久即脾胃俱虚,当身冷而闭目,幸胎气实而难衰也。钱用益黄散、使君子丸四服,令微饮食。至日午,果能饮食。所以然者,谓利大小便,脾胃虚寒。当补脾,不可别攻也。后又不语,诸医作失音治之。钱曰:既失音,何开目而能饮食? 又牙不噤,而口不紧也,诸医不能晓。钱以地黄丸补肾。所以然者,用清药利小便,至脾肾俱虚,今脾已实,肾虚,故补肾必安。治之半月而能言,一月而痊也。(《直诀·记尝所治病二十三证》)

分析:患者本就吐泻,脾胃受伤;医生误诊而过用利下,重虚脾胃,肝木乘之,发为慢惊风。钱乙先以豁痰开窍治其标,再以温补脾胃治其本,其重视调治小儿脾肾的临证特点亦可见一斑。

(三)论治小儿疳证

"疳"证是小儿慢性消化不良和营养失调所造成症候群的总称。宋之前的医学文献,如《诸病源候论》仅载有"疳湿疮",《备急千金要方》指的是局部疳证,如走马疳等,与儿科关系不是很密切,且失之过简。《颅囟经》记小儿肝、骨、肺、筋、血、心、脾、肉、脊等疳,《太平圣惠方》载有近二十种疳,皆失之繁。及钱乙提出以肝、心、肺、脾、肾、筋、骨疳论治,最为简明扼要。

钱乙认为"疳皆脾胃病,亡津液之所作也。因大病或吐泻后,以药吐下,致脾胃虚弱亡津液"(《直诀·诸疳》)。其症状呈多样性,包括身体黄瘦,皮肤干燥,疮疥,甚或不易结痂;目肿、目涩,或白膜遮睛;下泻青白黄沫,甚或泻血;发鬓结穗,头大颈细,腹大;口渴饮水,嗜食泥土,气喘,身热,喜卧冷地等。

疳证的治疗,首先需顾护脾胃,"初病津液少者,当生胃中津液,白术散主之,惟多则妙"。具体再别其冷热肥瘦,所谓"其初病者为肥热疳,久病者为瘦冷疳"。热疳,胡黄连丸主之;冷疳,木香丸主之;冷热夹杂,宜如圣丸。五脏诸疳,可依本脏补其母给予治疳药,同时常以补脾、磨积、安虫等法随证用于临床。

笔记栏

五、制方用药特色

钱乙潜心于方药,立法精当、制方严谨,用药灵活,又处处照顾小儿的特点,故《直诀》对儿科用药及方剂学的贡献亦十分突出。

(一)用药务求柔润

小儿稚阴未充,体属纯阳,在疾病过程中常呈现阴虚阳亢或阳热证候。因此,钱乙治疗小儿疾病时时以顾护阴液为要,用药讲究柔润,轻清灵动,重视扶助脾胃生生之气。如著名的地黄丸,即是钱乙在金匮肾气丸基础上,去桂附之温燥,存六味之柔润,变为养阴之方,适合小儿阴常不足的生理特点。

他如泻白散、导赤散等,也都从甘寒柔润组方。泻白、导赤两方均为清热泻火剂,之所以不用苦寒的芩、连,是缘于芩、连易化燥伤阴。再如治小儿气血虚弱夜啼的当归散,治小儿肺阴虚损的阿胶散,又以柔润而不碍胃为特点。

(二)力戒呆补峻攻

小儿"脏腑柔弱,易虚易实",不仅患病后邪气易实、正气易虚,且用药稍有不慎,即易致虚实之变。钱乙据此特点,组方力求攻不伤正,补不滞邪,或消补兼施,以通为补,力戒蛮补妄攻。如小儿肺虚,唇色白,气粗喘促,理当补肺阴。然肺为娇脏,不宜呆补,故以阿胶养阴补肺,粳米、甘草培土生金,用马兜铃、牛蒡子化痰宣肺,方名阿胶散,是补中有泻、泻中寓补的典范。诚如《小儿药证直诀笺正》所评:"钱氏制阿胶散专补肺阴,而用兜铃、牛蒡开宣肺气,俾不壅塞,是其立法之灵通活泼处,与呆笨蛮补者不同。"

钱乙还明确指出:"小儿脏腑柔弱,不可痛击。"观其所创祛邪诸方,并非单纯攻邪,而常于祛邪方中佐以扶正之品。如败毒散,本为治疗外感风寒表证而制,方中以羌活、独活、柴胡、前胡等散邪祛湿,尤妙在大队表散药中,加一味人参以扶正气,盖小儿易虚故也。此方补中兼发,邪气不致滞留;发中带补,元气不致耗散,药物配伍颇有章法,用于小儿外感表证甚为合拍,迄今仍为扶正解表的代表方。上述导赤散之用生地黄,泻白散之用粳米、甘草,皆寓有泻中兼补之义。

(三)注意升降气机

钱乙以重视脾胃而闻名,遣方用药处处顾及脾胃之升降功能,治脾病注重升举清阳,治胃病侧重降其逆气。针对小儿胃有虚寒,津液亏耗,中气下陷等证,钱乙创制了著名的白术散。脾胃虚弱,理当健脾补中,然而脾虚吐泻频发,是中阳下陷之征,若仅以四君健脾,难奏其效,故加葛根升举清阳,藿香、木香悦脾,振奋脾胃气机,从而使下陷之脾阳得升,中气得复,则诸症可愈。又如治疗胃虚有热,面赤呕吐等证,创制了藿香散,方中以麦冬、甘草滋养胃阴而清热,半夏降逆而止呕,重用藿香芳香化浊以散中州气滞。此方与白术散一升一降,前方侧重于脾,后方着重于胃。

(四)善于化裁古方

钱乙擅长在经典古方的基础上灵活变通,采用药味加减化裁、剂型服法变更等方法创制新方。上述地黄丸、白术散、藿香散,皆由古方加味而成。又如异功散,即取四君子汤加陈皮,成为调理脾胃、培土生金的常用方。再如唐代《兵部手集方》的香连丸是治疗痢疾的小方,方中取黄连苦降清热、木香芳香行滞。钱乙广为加减:加豆蔻温涩止泻,名豆蔻香连丸;加诃子肉苦温涩肠,名小香连丸;加白附子祛寒,名白附子香连丸;加豆蔻仁、诃子肉、没石子,名没石子丸。上述五方虽皆治小儿腹痛泻痢诸证,但寒热通涩之性已有变化。又如升麻葛根汤,化裁于《备急千金要方》芍药四物解肌汤,去黄芩之苦寒,加甘草之甘缓,于小儿伤寒、温疫、风热、疮疹初起等疾最为适宜。如此等等,反映了钱乙师古而不泥古,继承之中又有创新的精神。

（五）创制简便成药

钱乙根据儿科发病急、小儿不易服药等特点，对药物剂型及服法深有研究。《直诀》所载方剂，口服汤剂仅 23 首，其他都是丸散膏剂或外治方，取其药味少而量小，容易为小儿接受，且不伤脾胃。

1. 简便救急　儿科急症居多，来势迅猛，临时配方煎药往往缓不济急。钱乙善取成药治疗急性病，能充分发挥随时应急、方便效捷等优势。如急惊风用利惊丸除痰热，泻青丸泻肝火；慢惊风用温白丸祛风豁痰；高热用泻心汤为末冲服等。

2. 寓猛于宽　钱乙善于利用金石重坠、介类及香窜走泄等药物特性创制成药。这些药物，有些不宜入煎剂，如麝香、冰片等；或为峻烈之品，如甘遂、巴豆霜等。将药性峻烈者掺入成药，既可发挥其力专势猛的功效，又能减轻其副作用，以收峻药缓用之妙。

3. 药饮多样　钱乙非常讲究成药的服用方法。有的仅为便于吞服，便以温水或米饮汤送服；有的药饮自身便是一味对症药物，或不宜入煎，或用作药引。如常用薄荷汤、温酒、蜜汤、蝉壳汤、天门冬汤、乳汁、金银花汤、紫苏汤、龙脑水、生姜水等调服散剂或送服丸剂者，种种服饮用意，皆因病而异，用心良苦。

（赵　艳）

复习思考题

1. 简述钱乙对小儿生理、病理特点的认识。
2. 试述钱乙五脏辨证论治规范的主要内容。
3. 简述钱乙制方用药特点。
4. 简述钱乙论治疮疹、惊风和疳证的基本经验。

第三章

陈自明

学习目标

1. 掌握陈自明"妇人以血为基本"的观点、调治妇科病的经验;
2. 熟悉其代表作、其应用四物汤的特点及痈疽的治疗特色;
3. 了解其生平及学术成就对后世的影响。

第一节 生平著作

一、生平简介

陈自明约生于南宋光宗绍熙元年(1190年),卒于咸淳六年(1270年),字良甫,又作良父,晚年自号"药隐老人",南宋临川(今江西省抚州市)人。嘉熙时曾为南京建康府明道书院医学教授,景定时为宝唐习医。

陈自明出身中医世家,祖父和父亲都是当地名医。陈自明自幼学医,勤学博览,精研《内经》《难经》《伤寒论》及《神农本草经》等经典医籍;在学术上颇有成就,远胜其父祖辈,成为南宋著名医学家。据《续名医类案》记载:郑虎卿内人黄氏,妊娠四五月患有脏躁,多方治疗无效,被正在儒中习业的陈自明推荐用大枣汤治愈。可见陈自明在少年时期就已经打下了深厚的医学基础。成年之后,又遍游东南各地,寻师访友,博采众长,进一步丰富了医药知识,通晓内、外、妇、儿各科,尤精于妇产科和外科。

鉴于宋代以前的妇产科专书"纲领散漫而无统、节目详略而未备",学者无从深入研究、全面了解之弊,陈自明"采摭诸家之善,附以家传经验方,秤而成编……论后有药,药不惟其贵贱,惟其效"。其《妇人大全良方》对妇产科学做了一次较为全面系统的总结,集宋以前妇产科学之大成,为我国妇产科的发展奠定了基础。后世王肯堂《女科准绳》、武之望《济阴纲目》均受其影响,故有"妇人大全而薛注、薛注而女科准绳、女科准绳而济阴纲目"之说。《四库全书总目提要·医家类》评价:"自明采摭诸家,提纲挈领,于妇科证治,详悉无遗。"

其《外科精要》对汪机、薛己影响较大。

二、著作提要

《妇人大全良方》,又名《妇人良方》《妇人良方集要》《妇人良方大全》,二十四卷,成书于1237年。全书分为8门。前3门论妇科诸疾;后5门为产科,从胎儿形成、发育、妊娠疾

48

病、分娩助产、难产处理、产后诸疾的防治以及产后护养、孕期卫生、孕妇用药禁忌等,均做了系统论述。本书内容广博,引述多种医书,论理精辟,条目清晰,内容繁而不杂,简而有要,基本上反映了宋以前在妇产科学方面的成就与水平,是我国第一部较完善的妇产科专著,对后世影响很大。

《外科精要》,三卷,成书于 1263 年。全书 54 论,选方 70 余首,本书以宋代李迅的《集验背疽方》、伍起予的《外科新书》以及曾孚先等人的论述为基础整理编辑而成。卷上,选录前贤对痈疽的病因、病机、诊断、治法及方药的论述。卷中,论痈疽的形证顺逆、护理及禁忌。卷下,论述痈疽的变证、治法及后期调理。总结了宋以前的外科经验,重点叙述痈疽发背的病因、病机、诊断、治疗及预后;重视分辨善恶形证之法,强调调补气血,以及灸法治疗痈疽之必要性,反对拘泥热毒内攻之说。内容精要而有系统,内多陈自明经验。正如陈自明所说:"采摭群言,自立要领,或先或后,不失次序。"

《管见大全良方》,十卷,原书已佚,但在《医方类聚》中可见其大体内容,此书记载了陈自明在内科临床方面的良方善法。

第二节　学术思想与临证经验

一、妇女生理病理特点

(一)重视气血

陈自明根据妇女在解剖上有胞宫,在生理上有月经、胎孕、产育和哺乳等不同,脏腑经络气血的活动有其特殊规律的特点,强调"妇人以血为基本"。因为月经、胎孕、产育、哺乳都是以血为用,血气充沛则月经、胎孕、产育、哺乳正常。同时,在经、孕、产、乳期间,又易于耗损阴血,致机体处于血分不足的状态。因此陈自明引唐代昝殷之说:"大率治病,先论其所主,男子调其气,女子调其血,气血者,人之神也。然妇人以血为基本,苟能谨于调护,则气血宣行,其神自清,月水如期,血凝成孕。"说明妇女一生,经、孕、胎、产无不以血为用,其病理亦无不与血相关。所以陈自明提出"男子调其气,女子调其血"。临证常用当归、白芍、熟地黄等养血之品,善用四物汤化裁调治妇产科疾病。如用加减四物汤作通用方,治血虚月经不调,腰腹作痛,崩中漏下,半产产后,恶露内停,或失血过多而痛;用四物二连汤治血热口舌生疮,或夜发寒热;用当归散治月经不调及年老经水复行等。由上可见,陈自明论治妇产科疾病,在辨证论治的基础上,均注重调血。但血为气之配,血病则气不能独化,气病则血不能畅行。血伤及气,气伤及血。因而在调血的基础上,陈自明亦十分重视补气,气血两补,体现了扶正固本、扶正祛邪的医疗思想。关于妇人血风劳症,认为或因气血素虚,或产后劳伤,外邪所乘,或内有宿冷,以致腹中疼痛,四肢酸倦,发热自汗,月水不调,面黄肌瘦,当调补肝脾气血为主。又如:治室女经闭成劳用劫劳散;治产前产后通用方用补中丸;治骨蒸劳症用十全大补汤等,皆属气血双补之剂。

另外在调血时,重视通过调治脏腑来治血,尤其重视调理脾胃,"若脾胃虚弱,不能饮食,营卫不足,月经不行,难于子息,或带下、崩漏,血不流行,则成瘕癥"。然而,妇女一生中,室女、已婚、老年三个年龄段在生理、病理、心理上各有其特点,因此调治脏腑,还应该注意。室女多积想在心,思虑过度,常因隐情曲意难以抒怀而有气郁于中,心气郁滞则血失所主,脾气不化则生化乏源,致使血海不能依时满盈。此所谓"二阳之病发心脾"者,故治室女尤重调治其心。已婚妇女则多因醉饱入房,或因劳役过度,或因郁怒,或因胎产、崩伤而耗伤阴血,致肝失血养,气失疏泄,甚至气血逆乱,故已婚妇女尤应重视调治其肝。老年七七数尽,任脉虚,太冲脉衰,天癸已竭,肾之阴阳俱不足,则更易发生阴阳失调,偏盛偏衰,故治老年尤应重视调补其肾。

陈自明调治气血时,主张行气活血并举。认为血脉凝滞瘀阻则变生百病,"外邪客于胞内,滞于血海""忧思气郁而血滞",故用桂枝桃仁汤、地黄通经丸治疗月经不行,或产后恶露,脐腹作痛;用万病丸治疗忧思气郁而血滞或血结成块者;用温经汤治疗寒气客于血室,血气凝滞,脐腹作痛,脉沉紧者。

病案分析

一妇人腹内一块,不时上攻,或作痛有声,或吞酸痞闷,月经不调,小便不利,二年余矣。面色青黄,余以为肝脾气滞,以六君加芎、归、柴胡、炒连、木香、吴茱各少许,二剂,却与归脾汤,下芦荟丸,三月余,肝脾和而诸症退,又与调中益气,加茯苓、丹皮,中气建而经自调。(《校注妇人良方·妇人癖诸气方论》)

分析:本病的主要病机为肝脾气滞,通过调治脏腑,尤其是调理脾胃,使肝脾和而诸症愈,中气建而经自调,以此调治血病诸证。

一妇八月胎下坠或动,面黄体倦,饮食少思,此脾气虚弱,用补中益气汤倍白术,加苏梗,三十余剂而安。产后眩晕,胸满咳嗽,用四物,加茯苓、半夏、桔梗而愈。(《校注妇人良方·产后血晕方论》)

一妇产后小腹痛甚,牙关紧急,此瘀血内停,灌以失笑散,下血而苏,又用四物加炮姜、白术、陈皮而愈。(《校注妇人良方·产后恶露腹痛方论》)

分析:妇人脾虚胎动不安,用补中益气汤等升提中气,健脾安胎,体现了扶正固本的医疗思想。产后眩晕,胸满咳嗽,以四物汤等养血活血,祛湿化痰止咳。产后恶露,脐腹痛甚,故以失笑散活血化瘀止痛;产后不宜寒,故以四物加炮姜等温经养血,体现了陈自明"妇人以血为基本"的特点。

(二)阐发冲脉、任脉

陈自明认为,冲任二脉在妇科中占有重要的地位。在生理上,冲脉为总领诸经气血的要冲,能调节十二经之气血;任脉具有妊育胎儿的作用。因此冲任二脉功能与妇女的月经、胎孕、产育、哺乳等生理特点息息相关。其谓:"冲任之脉,皆起于胞中,为经络之海,与手太阳小肠、手少阴心经为表里,上为乳汁,下为月水。""肾气全盛,冲任流通,经月即盈,应时而下,否则不通也。""冲为血海,任主胞胎。二脉流通,经血渐盈,应时而下,常以三旬一见,以象月盈则亏也。"这对后世武之望"论经主冲任二脉"观点的提出有很大启发。在病理上,因妇女"郁怒倍于男子";或"风邪乘虚客于胞中,而伤冲任之脉";或"劳损气血而伤冲任";或"醉而入房,亏损肾肝";或"脾胃虚弱,不能饮食";冲任损伤,气血不足,出现月经不调、痛经、崩漏、带下、早产、小产、不孕等疾患。陈自明总结说:"妇人病有三十六种,皆由冲任劳损而致。"故用温经汤、桂枝桃仁汤温通冲任,治疗由于劳伤气血,体虚而风寒客于胞内,伤于冲任之脉而经来腹痛,妇人月水不利者;用万病丸治疗血结成块,妇人月水不利;以调养元气为主治疗因劳损气血而伤冲任,或因行经而合阴阳,以致外邪客于胞内、滞于血海的妇人月水不断,淋沥腹痛者;用行气破血之剂治疗暴怒气逆,经闭不行者。

二、妇科病论治特色

（一）确立肝脾为纲

陈自明认为，妇产科疾病以肝脾为纲，可以提纲挈领。妇女以血为本，血生化于脾胃，统属于心，藏受于肝，源源不断，灌溉全身，部分下归血海而为月经。肝脾二脏是月经的化源，若肝脾受伤，脾不生，肝无藏，化源断绝，则月经不通。临证所见，月经不通之证，有因脾虚不生血者，有因郁结伤脾而血不行者，有因积怒伤肝而血闭者，亦有因肾水不生肝木而血少者。正所谓"妇人月水不通，或因醉饱入房，或因劳役过度，或因吐血失血，伤损肝脾"。本病治疗以调治肝脾为重点，如因脾虚而月经不行者，当补而行之；脾郁而月经不行者，当解而行之；怒伤肝而经闭者，当行气活血；水不涵木而经闭者，宜滋肾养肝。

（二）概括类分带下

宋代以前，常将带下病分为十二种，其症繁复，不切临床实际。陈自明认为，带下病因是风邪客于胞门，并根据带下的颜色，分为五类，且与脏腑经络相联系，"妇人带下，其名有五，因经行产后，风邪入胞门，传于脏腑而致之""若伤足厥阴肝经，色如青泥；伤手少阴心经，色如红津；伤手太阴肺经，形如白涕；伤足太阴脾经，黄如烂瓜；伤足少阴肾经，黑如衃血"。并谓妇人带下之症，多与带脉受损有直接关系，因"人有带脉，横于腰间，如束带之状，病生于此，故名为带"。其在病因及辨证方面的新见，对后世论治带下病具有一定影响。遗憾的是有论无方。后世薛立斋增补其法，认为陈自明所指五症，皆当壮脾胃、升阳气为主，佐以各经见症之药，色青者属肝，用小柴胡加栀子、防风；湿热壅滞，小便赤涩用龙胆泻肝汤；肝血不足，或燥热风热，用六味丸；色赤者属心，用小柴胡加黄连、栀子、当归；思虑过度用妙香散等药；色白属肺，用补中益气加栀子；色黄者属脾，用六君子加栀子、柴胡不应，用归脾汤；色黑者属肾，用六味丸。

（三）总结妊娠用药规律

陈自明辨治妇产科疾病，除注重"男子调其气，女子调其血""调摄冲任""调治肝脾"外，还总结出妊娠及保胎的用药规律。"妊娠用药，宜清凉，不可轻用桂枝、半夏、桃仁、朴硝等类。凡用药，病稍退则止，不可尽剂，此为大法"。妊娠胎动，"或饮食起居，或冲任风寒，或跌仆击触，或怒伤肝火，或脾气虚弱，当各推其因而治之。若因母病而胎动，但治其母；若因胎动而母病，唯当安其胎"。编制妊娠禁忌歌诀，告诫牛膝、三棱、干漆、大戟、巴豆、芒硝、牵牛子、芫花、桃仁、藜芦等药，对胎儿都有不利影响，或可引起流产或早产。

三、论治痈疽经验

（一）阐发痈疽病因病机

陈自明认为，痈疽发病与天时、饮食、情志、体质及脏腑气血盛衰有密切关系。指出痈疽的病因是"七情亏损，气血经络壅结而成者，属内因；若六淫外侵，气血受伤，寒化为痈者，属外因；若服丹石补药、膏粱酒面，房劳所致者，属不内外因也"，"一天行，二瘦弱气滞，三怒气，四肾气虚，五饮冷酒、食炙煿、服丹药"。主要病机是"阴阳不调，脏腑不和"。陈自明引马益卿之说："凡人有四肢五脏，一觉一寐，呼吸吐纳，精气往来，流而为营卫，畅而为气色，发而为声音。阳用其形，阴用其精，此又常数之所同也。至其失也，蒸则生热，否则生寒，结而为瘤赘，陷而为痈疽，凝而为疮癣，愤则结瘿，怒则结疽。又五脏不和，则九窍不通；六气不和，则流结为痈。皆经络涩滞，气血不流畅，风毒乘之而致然也。"说明各种外科疾病，并不仅仅是局部的病变，而且与脏腑气血的盛衰及寒热有密切的关系，而经络气血不流畅是发病的内因和病理的关键。六淫、邪毒乘之则是主要外因。

（二）痈疽辨证

陈自明认为，外科疮疡与天时环境、体质及脏腑气血盛衰关系密切，从内外、阴阳、脏腑、善恶、生死、预后六个方面辨别痈疽，为后世医家辨治外科疾病开辟了新的途径。

陈自明谓："凡痈疽其脉浮数洪紧，肿焮作痛，身热烦渴，饮食如常，此六腑不和，毒发于外而为痈……其脉沉细伏紧，初发甚微，或无疮头，身不热而内躁，体重烦疼，情绪不乐，胸膈痞闷，饮食无味，此五脏不和，毒蓄于内而为疽。""发于下者，阴中之毒；发于上者，阳中之毒。""阴滞于阳则发痈；阳滞于阴则发疽。脉浮洪滑数为阳；沉缓迟涩为阴。""若脉不数不热而痛者，发于阴也，尤为恶症。"陈自明继承华佗脏腑辨证法，根据发病部位，辨证归于所属脏腑："发于外者，六腑之毒；发于内者，五脏之毒""发于喉舌者，心之毒；发于皮毛者，肺之毒；发于肌肉者，脾之毒；发于骨髓者，肾之毒"，为辨证施治提供了依据。陈自明将痈疽分五善七恶：五善，即饮食如常，实热而大小便涩，内外疾相应，肌肉好恶分明，用药如所料。七恶，即渴而发喘，眼角向鼻，大小便反滑；气绵绵而脉濡，与病相反；目中不了了，精明陷；未溃肉黑而陷；已溃青黑，腐筋骨黑；发痉；发吐。指出肝俞以上发背溃透内膜者死；痈疽未溃内陷，面青唇黑，便污者(此为脏坏便瘀血)死。"疽初发一粒如麻豆，发热肿高，热痛色赤，此为外发，热虽炽盛，治得其法可保其生"。

对于痈疽的预后，陈自明谓："溃喉者不治，阴患入腹者不治，入囊者不治，髻深数寸者不治，在颐后一寸三分，名毒锐，亦不治。""五善见三则瘥，七恶见四则危。""感于六腑则易治，感于五脏则难瘥。""腑气浮行于表，故痈肿浮高易治；脏血沉寒主里，故痈疽内陷为难治。""若脉洪数者难治，脉微涩者易治。"

（三）痈疽治疗

陈自明论治外科疾病，非常重视整体治疗，首创内外合一治疗原则，突出痈疽的治疗。痈疽虽多生于体表某一部位，但往往是整体性病变在局部的反映。同时，局部病变，若发于要害之处而不及早治疗，亦可迅速内传脏腑而致命。因此，在临证中必须重视整体治疗。他主张外施针灸"以泄毒气"，内服丸、散、汤液，"把定脏腑"；强调针灸与药物并用，应尽早使用针灸，待病势稍定，再详细辨证，对症用药。外科用药应根据脏腑经络虚实，因证施治，决不可泥于热毒内攻，专用寒凉克伐之剂。他指出："痈疽未溃，脏腑蓄毒，一毫热药断不可用；痈疽已溃，脏腑既亏，一毫冷药亦不可用。"临证治疗须无失先后次序，即分别初起、化脓、脓溃、收口不同阶段，依期而治。痈疽之初，未溃之时，热毒初蕴，内外俱实，当用疏利，或清热解毒，可选用大黄等苦寒之药。痈疽溃后宜排脓止痛，内补托毒，提倡及时切开排脓；脓尽则长肌敷痂。痈疽将安，宜用十全汤补其气血。如痈疽发热大渴，是毒气炽盛，急用神仙追毒丸，以驱下恶毒；疮口冷涩难合，其肉白而脓少，是气血俱虚，不能潮运，而疮口冷涩，每日用艾叶一把，煎汤避风热洗，及烧松香烟熏之，更以神异膏贴之。疮口紧小而硬，盖因风毒所胜，合蜈蝎散掺疮口，以神异膏贴之。一旦脓溃，即须内外合治，托里排脓，不能攻伐，并且特别强调滋补脾胃气血。

陈自明治疗痈疽阳证，重视消法，尤其是在初起之时，更当用清热解毒，佐以流行气血以消肿散结止痛。内治把定脏腑是以凉剂泄其毒为原则，药用仙方活命饮、神仙追毒丹等。如症见"热毒便秘，脉沉实洪数，则用大黄等药以泄其毒"；外治法则多使用刺法以外泄毒气，并指出脓成宜针不宜灸。治疗痈疽阴证，其内治把定脏腑是以补益之剂为主固护元气，并注意合以香剂流行气血以助托其毒。阴证属五脏不和，毒发于内，正气受伤，不能妄用攻伐，应该调脾胃、扶正气，以参、芪之类补之，使正气壮则能托毒外出。然而阴证也是毒发于内，经络气血凝滞，久则肉腐为脓，血溢为瘀，津液变为痰浊，它不仅有虚的一面，也有邪实的一面。因此，治疗时必须权衡正气与病气的具体情况，在补益正气的同时，配合行气活血，消解痰瘀、浊毒。药用内托散、五香连翘汤、参芪四补散等。外治以灸为主,多用隔蒜灸(先以薄纸湿贴患处,以一点先干处为疮头,然后以独头蒜一片置于疮头上即灸)、明灸(灸足三里,以扶正托毒)和骑竹马法(患者骑于竹竿之上,然后在其背部按法选定腧穴灸之,以扶正和流行气血及固护脏腑)三种。

陈自明治疗痈疽,无论治阳证还是阴证,喜在方剂中配伍较多的芳香药物,如仙方活命饮中有白芷、乳香、没药等,五香连翘汤中有麝香等五味香药。因"气血闻香则行,闻臭则逆。大抵疮疡,多因营气不从,逆于肉理,郁聚为脓……凡疮本腥秽,又闻臭触则愈甚。古人用之,可谓有理。且如饮食,调令香美,以益脾土,养其真元,可保无虞矣"。重视灸法,认为"治疽之法,灼艾之功胜于用药"。用蒜饼灸,盖蒜味辛温有毒,主散痈疽,假火势以行药力。有只用艾炷灸者,可施于顽疽瘤疾之类。"凡赤肿紫黑毒甚者,须以蒜艾同灸为妙"。还指出:"凡痈疽、发背、疔疮,不痛者,必灸使痛;痛者,必灸使不痛。若初灸即痛者,由毒气轻浅。灸而不痛者,乃毒气深重。悉宜内服追毒排脓,外敷消毒之药。"要之,"痈疽不可不痛,又不可大痛。闷乱不知痛者,难治。"

病案分析

进士申天益,臂患痈,寒热头痛,形气虚弱,此手足阳明经风邪之证。用桔梗升麻汤二剂,外邪顿散;用托里消毒散二剂,肿痛顿退;乃用补中益气汤调理,形气渐复而愈。(薛己注《外科精要·卷中》)

分析:痈疽之初,未溃之时,寒热头痛,热毒初蕴,当用桔梗升麻汤疏利解毒;外邪散后宜用托里消毒散排脓止痛,内补托毒;脓尽痛消宜用补中益气汤补其气血。充分体现了陈自明治疗痈疽的基本大法。

一儒者,患背疽,肿焮痛甚,此热毒蕴结而炽盛。用隔蒜灸而痛止,服仙方活命饮而肿消,更与托里药而溃愈。(薛己注《外科精要·卷上》)

分析:陈自明在临证中重视整体治疗,内外合一,主张"灼艾之功胜于用药"。本案外施隔蒜灸"以泄毒气",内服仙方活命饮及托里药"把定脏腑"。体现了治疗痈疽时要"针灸与药物并用"的原则。

(孙丽英)

复习思考题

1. 简述陈自明论治妇产科疾病的特点。
2. 陈自明论治妇产科疾病为何以肝脾为纲?
3. 陈自明认为引起流产的用药因素有哪些?
4. 简述陈自明对痈疽的辨治思路和经验。

第四章

刘完素

学习目标

1. 掌握刘完素六气化火理论、玄府气液宣通与阳气怫郁说,火热病、中风的诊疗思路和经验;
2. 熟悉其代表作,治学方法,崇德尚医、仁术为民的品格,治疗痫疾的特色;
3. 了解其生平及学术成就对后世的影响。

第一节　生平著作

一、生平简介

刘完素,字守真,自号通玄处士、宗真子,约生于北宋大观四年(1110 年),一说生于北宋宣和二年(1120 年),卒于金章宗承安五年(1200 年),一说卒于金大安一年(1209 年)。因家住河间府(今河北省河间市),故后世称其为刘河间。

刘氏"夙有聪慧,自幼耽嗜医书",十五六岁时,因其母病不治而立志学医,二十五岁开始研究《内经》,"披阅《素问》一书,朝勤夕思,手不释卷,三十五年间,废寝忘食",到六十岁未尝中止。金章宗完颜璟在位时(1190—1208 年),曾三次请他做官,均被其拒绝,故赐号"高尚先生"。他是一位民间医师,大半生云游四方,一生所治患者,多为劳动人民。医术高明,有"长沙复生"之誉。

宋金时期《局方》盛行,医者按图索骥,滥用成方,用药多偏温燥;治疗外感病大多墨守《伤寒论》成规;北方气候干燥,饮食醇酿,易化热生燥;战乱频繁,社会动荡,生活不定,情志不畅,疫病流行,热病较多,众医束手无策。刘完素受当时革新思想影响,大胆提出"此一时,彼一时""五运六气有所更,世态居民有所变"的观点,深入探讨火热病的病因病机,阐发六气皆能化火、五志化火与阳气怫郁,创立了新治法、新方剂,开创了百家争鸣的新局面。

承传刘氏之学的有穆大黄、马宗素、荆山浮屠,浮屠传之罗知悌,罗知悌传之朱丹溪,丹溪传之赵道震、赵以德、虞诚斋、戴元礼、王履、刘叔渊等人,而以朱丹溪最著。私淑完素之学的有张从正、葛雍、镏洪等,以张从正的影响最大。

思政元素

刘完素少时父亲早亡,家境贫寒,母亲患病求医,因天寒路远酬薄,三延医而不至,加之经历宋金交战,靖康之变,民生疾苦,故而立志以医术救治贫苦百姓。刘完素长期出入乡野山村,为百姓治病,在民间流传着他"一针二命""泥牛耕田"等传说,反映了他行医民间,不避险巇的苍生大医精神。在医学上,他深研《内经》,曾言:"夫医道者,以济世为良,以愈疾为善。盖济世者凭乎术,愈疾者仗乎法。故法之与术,悉出《内经》之玄机。此经固不可力而求,智而得也。"(《素问病机气宜保命集·自序》)刘完素精研《素问》三十五年,将病机十九条加以扩充,总结为六淫七情皆可化火的病机理论,开创了金元时期中医新学肇兴,百家争鸣的良好学术风气,他与张元素以医论交、提携后进的事迹也被后世所称道。刘完素的医名传之于当时朝堂,金章宗曾三次聘请刘完素而被婉拒,只因其立身民间,施术百姓的宏愿,"高尚先生"可谓实至名归。在诊治之余,他还著书立说,毫无保留地将自己的学术流传于后世。刘完素过世之后,当地百姓修建祠堂纪念他,只为其泽被后世的苍生大医精神。

二、著作提要

《素问玄机原病式》(简称《原病式》),一卷,成书于 1186 年。全书共 2 万余字,分"五运主病""六气为病"两个部分。由《素问·至真要大论》病机十九条的原文 176 字增为 277 字以为纲领,结合五运六气学说逐条进行论述,颇有发挥,着重阐述火热病机,治病多用寒凉药物。本书集中反映了他的学术思想,尤其是"火热论"的主要论点,故为其代表作之一。

《黄帝素问宣明论方》(简称《宣明论方》),十五卷。卷一至卷二载《内经》所记 61 个病证,每证各增主治之方。卷三至卷十五列诸风、热、伤寒、积聚、水湿、痰饮、劳、燥、泄痢、妇人、补养、诸痛、痔瘘、眼目、小儿及杂病等 17 门。每门各有总论,亦发明运气之理,兼及诸家方论。书中不仅补充了《素问》所载病候缺乏方药之不足,反映了他人的经验,也充分体现了刘氏的独到见解和偏重寒凉、降火益阴的治疗大法,故为其代表作之一。

《素问病机气宜保命集》,三卷,成书于 1188 年。上卷为医学论文,共 9 篇,讨论了养生、脉诊、望诊等问题,其中有关"病机""气宜"二论,是根据《内经》"谨候气宜,无失病机"的精神,对因寒、暑、燥、湿、风等病邪所引起的各种病证,做了有关"机理"方面的分析研究;又对"五运六气"做了深入的讨论。中、下两卷共 23 篇,为临床常见各科病的治疗,各就不同病证,先论医理,次列证候,最后详列治法。书中理论、临床各有所重,论述精要,特别于证脉多有阐发。

此外,还著有《伤寒直格》《三消论》等多种著作。

第二节 学术思想与临证经验

一、对火热病证的研究

(一)火热致病的广泛性

刘氏通过深入研究《素问》,于六气中着重阐发了"火热"二气,认为火热是导致多种病

现代临床应
用进展

症的原因,所以他把《素问》病机十九条属于火热病症的范围予以扩大,意在说明火热致病的广泛性。

1. 扩大了《内经》病机十九条属于火热病症的范围。在《至真要大论》所述的病症中,属于火者有 10 种,属于热者有 7 种。刘氏在《原病式》里则扩大为 57 种病症。其余诸种病症之属于火热者,大略如此。刘完素推演《素问》所述病症,认为火热为患在八成以上。

2. 认为五行各一,唯火有二,火分君相。

3. 六气各一,暑火二气为热。

4.《素问》病机十九条中,火热为病者有九,几乎占其一半。

5. 把风、湿、燥、寒四气发病加以推导,认为也多可化热化火。

(二)六气皆可化火论

刘氏在论火热与风、湿、燥、寒诸气的关系时,强调风、湿、燥、寒诸气在病理变化中,皆能化火生热;而火热也往往是产生风、湿、燥、寒的原因之一。

1. 风与火热的关系　刘氏认为风属木,木能生火,故"火本不燔,遇风洌乃焰",即风可助火。反之,病理上的风,又每因火热过甚而生。他说:"风本生于热,以热为本,以风为标,凡言风者,热也,热则风动。"即火热是生风的根本原因,开后世"热极生风"的先河。风与火热不仅可以相互转化,而且在病变过程中,又多为兼化。

由于风与火热的关系　非常密切,因而在治疗时当用清凉之剂,此即《素问》所谓"风淫于内,治以辛凉"的原则。

2. 湿与火热的关系　湿与火热,不仅是由于"积湿成热",更重要的是"湿为土气,火热能生土湿","湿病本不自生,因于火热怫郁,水液不能宣通,即停滞而生水湿也"。由此可见,湿热可以相互转化,也可以相兼为病。如"诸水肿者,湿热之相兼也","湿热相搏,则怫郁痞隔,小便不利而水肿也"。

刘氏治这种湿热兼化的水肿腹胀,主张用"辛苦寒药为君",以利其大小便,"以其辛苦寒药,能除湿热怫郁痞隔故也。"

3. 燥与火热的关系　刘氏认为,燥属金,燥为阴邪。燥邪容易伤津而化热化火。在临床上燥为津亏、血少、阴虚。津亏、血少、阴虚都可引起阳亢而生内热,所以刘氏在《素问玄机原病式·燥类》中引用《易说·说卦》曰:"燥万物者,莫熯乎火。"至于燥病的形成,或由寒凉收敛,气血不通所致,故"冬月甚,暑月衰";或由中寒吐泻,亡液而成燥。但更为多见的燥病,乃是"风能胜湿,热能耗液而反燥,阳实阴虚则风热胜于水湿而为燥也",即如"风热耗损水液,气行壅滞,不得滑泽通利,则皮肤燥裂,肢体麻木不仁"。又如"大便干涩,乃大肠受热,化成燥涩"的,亦属常见。纵是秋凉成燥,亦多为与火热同化所致。故刘氏说:"金燥虽属秋阴,而其性异于寒湿,反同于风热火也。"而且,"燥渴之为病也,多兼于热"。因此,燥就和风热分不开了。

在治疗上,刘氏主张:"宜开通道路,养阴退阳,凉药调之,慎毋服乌附之药。"可谓发展了《素问·至真要大论》"燥淫于内,治以苦温"的治疗原则。

4. 寒与火热的关系　寒与火热,一为纯阴,一为纯阳,水火不容,二者不可相兼为病。刘氏认为,除阴盛阳衰而为"中寒"(即里寒)者外,他如感冒寒邪,或内伤生冷之"冷热相并",均能使"阳气怫郁,不能宣散"而生热,不可便认为寒,"当以成症辨之"。此外,刘氏认为热极可以生寒,即"火甚似水",如"心火热甚,亢极而战,反兼水化制之,故寒栗也";及"热甚而成阳厥"等类似证,此实假寒之象,不可反认为寒病。

由上可知,六气之中,火热为中心,这就是刘氏的"六气皆能化火"说。

刘氏治疗六气为病,很重视风、湿、燥、寒与火热的关系。《宣明论方》中的方药,颇能反映这一特点。如治风邪为病,用防风通圣散,一以祛风,二以泻火,盖风生于热,以热为本,以风为标之故。治火热为病,制神芎丸清热兼以散风火,大金花丸则苦寒直折,盖风火热三者多易相兼为病故也。湿邪为病,则用三花神佑丸、葶苈木香散,祛壅宣通,祛水消肿,但用药偏寒凉,乃立意于火热怫郁、水湿内生之旨。燥邪为病,多兼火热,故用人参白术散、绛雪散等,清火燥湿。

刘氏的上述认识,总以气机郁结为病机关键,因此,其论治也就以开发郁结为核心,用药以辛味为主。

（三）五志过极皆为热甚说

刘氏论"火热",一般侧重于"外感火热"证治。但他对"内伤火热"也有一定的认识,只是较为简单,尚未成为全面而系统的理论。刘氏对"内伤火热"认识的特点是五志过极皆为火热,相反,火热也能导致情志失常。

刘氏言:"五脏之志者,怒、喜、悲、思、恐也(悲,一作忧)。若志过度则劳,劳则伤本脏,凡五志所伤皆热也……情之所伤,则皆属火热。"又言:"六欲七情,为道之患,属火故也""惊惑,悲笑,谵妄歌唱,骂詈癫狂皆为热也。"因为五志过度,势必精神烦劳,扰动阳气,所以都可化火化热;火热亢盛,又可扰乱神明,而致情志失常。

如病癫,笑不休,其机理是火热。"喜为心火之志,喜极而笑者,犹燔烁火喜而鸣,笑之象也""心热甚则多喜""病笑者热之甚也"。

如病狂,刘氏言:"多怒为狂,怒为肝志,火实制金,不能平木,故肝实则多怒而为狂也。"

对惊的解释:"惊,心卒动而不宁也,火主乎动,故心火热甚也……热极于里,乃火极似水则喜惊也。"可见惊易致心火热甚,心火热甚又易惊。

对恐的解释:恐为肾志,故"恐则伤肾而水衰",水衰则"心火自甚";而"心火自甚故惊也"。

如悲哀,"悲痛苦恼者,心神烦热燥乱",悲为肺志,心火亢盛令肺燥而悲哀。

还有"爱恶,肝之所伤,则皆属火热"之说。

刘氏认为,"形神劳则躁不宁"。喜、怒、哀、乐、惧、爱、恶、欲,情之所伤,则皆属火热。这种惊、惑、悲、笑、谵妄、癫狂等精神、情志疾病,多因五志过极,喜怒无常,思虑太过,悲恐至极,致气血郁滞,化火生热,影响脏腑功能,出现情志病变。他还说:"将息失宜而心火暴甚,肾水虚衰不能制之,则阴虚阳实,而热气怫郁……由五志过极,皆为热甚故也。"在此说明了水火、心肾的关系。心属火,肾属水,诸所动乱劳伤,阳动化火,一水不能制五火,故心火易亢,肾水易衰。在治疗上,刘氏提出了益肾水、降心火的治则。

情志致病早被历代医家所论证,但情志所伤皆为火热,则为刘氏独创。

（四）热病的治疗经验

刘氏治疗火热病突破了《伤寒论》温药发表、先表后里的成规,主用寒凉法,有独到的经验。他主要是从表证和里证两个方面来论治的。

1. 表证的治疗　他认为表证固应汗解,但"怫热郁结"于表,绝非辛热药所宜,否则表虽解而热不去。唯有用辛凉或甘寒以解表,则表解热除,斯为正治。

夏季暑热当令,一般不宜用麻黄、桂枝等辛热解表;若须使用,也应适当增入寒性药物,否则就会助长热邪而生他变。故"以甘草、滑石、葱、豉等发散为最妙"。阳热郁遏于表,虽亦见恶寒战栗诸症,实为阳热郁极而产生的假象,不能辛热解表以助其热,而应以石膏、滑石、甘草、葱、豉等以发其郁结,但必须从脉证上细心分辨。

表证而兼有内热的,一般可用表里双解法,如防风通圣散、双解散,即为两解表里之

笔记栏

剂。或用天水一凉膈半,或用天水凉膈各半,以散风壅,开结滞,使气血宣通,郁热便自然解除。

表证依法汗之不解,前证别无变异者,通宜凉膈散调之,以退其热;汗后热退不尽,可用天水散、黄连解毒汤、凉膈散等,以"调顺阴阳,洗涤脏腑"余热;若汗后不解,而下证又未全者,可用白虎汤清之。

2. 里证的治疗　刘氏治疗里证的经验主要有下述三个方面:

表证已解,而里热郁结,汗出而热不退者,都可用下法。可下之证在临床上的表现,多有目睛不了了、腹满实痛、烦躁谵妄、脉来沉实等,即为热邪郁结在里的反映。必须以大承气汤或三一承气汤下其里热。

热毒极深,以致遍身清冷疼痛、咽干或痛、腹满实痛、闷乱喘息、脉来沉细,乃热蓄极深,阳厥阴伤所致。其病变已影响到血分,就不能单纯用承气汤攻下,而必须和黄连解毒汤配合使用。

在大下之后,热势尚盛;或下后湿热犹甚而下利不止的,可用黄连解毒汤清其余热。必要时可兼以养阴药物。若下后热虽未尽,而热不盛的,则宜用小剂黄连解毒汤,或凉膈散调之。

若热极失下,残阴欲绝,又当用黄连解毒汤合凉膈散,或白虎汤合凉膈散,养阴退阳。

至于邪在半表半里者,刘氏宗仲景法,用小柴胡汤和解之。

3. 防风通圣散及用药特色　防风通圣散(防风、川芎、当归、芍药、大黄、芒硝、连翘、薄荷、麻黄各半两,石膏、桔梗、黄芩各一两,白术、栀子、荆芥各二钱半,滑石三两,甘草二两,生姜三片)集辛散、苦寒、甘温于一炉,针对风邪郁遏,气血不能宣通,化热生火而设,宣散风邪、疏通气血与下结导滞并举,通过玄府、二便使邪有出路,则气机通畅。因本方具有宣肺解表、疏散风邪、清热凉血、通腑解毒、攻下里热、活血化瘀、通络散结、益气养阴、清热利湿通淋、清解暑热、利咽化痰、宣通郁结等功效,故广泛应用于憎寒壮热,头目昏眩,目赤眼痛,口苦口干,咽喉不利,胸膈痞闷,大便秘结,小便赤涩,疮疡肿毒,肠风痔漏,惊狂谵语,舌苔腻或黄,脉数等症,故获"有病无病,防风通圣"之美誉。明代虞抟在防风通圣散基础上去白术、生姜加柴胡、黄连、黄柏、生地黄、羌活、皂角刺等,化裁为加减通圣散用于治疗疠风;孙一奎则用本方去大黄、芒硝,石膏、滑石减半,加辛夷花治疗鼻渊;目前临床上常用于高血压、头痛、胆囊炎、糖尿病、血脂异常与肥胖、婴儿湿疹、皮肤病等。

本方用药配伍特色,一是辛温药与苦寒药相配伍,治疗外感风邪化热或兼有里热证。它不但迈出了用辛凉解表法治疗风热表证的第一步,而且突破了《伤寒论》用温药发表、先表后里的成规,改变了北宋以前大凡外感病不加辨证即用麻黄汤与桂枝汤的按图索骥不良风气,并使《素问·至真要大论》"风淫于内,治以辛凉,佐以苦甘,以甘缓之,以辛散之"之意不解自明,为辛凉解表大法的完善以及吴瑭创制桑菊饮与银翘散等辛凉解表方剂奠定了基础。故刘完素为自己辩解说:"余自制双解、通圣辛凉之剂,不遵仲景法桂枝、麻黄发表之药,非余自炫,理在其中矣。故此一时,彼一时,奈五运六气有所更,世态居民有所变,天以常火,人以常动,动则属阳,静则属阴,内外皆扰,故不可峻用辛温大热之剂。"二是风药与清热药合用治疗火热病,体现了《素问·六元正纪大论》"火郁发之"之意,后世张从正用防风通圣散原方加葱根、豆豉治疗头项遍肿连一目症,汗而发之即愈,以及李杲治疗大头瘟的普济消毒饮,也是大量苦寒药之中配伍少量的风药就是明证。三是防风通圣散中宣、清、通三法和辛苦寒药并举的配伍规律,充分体现了刘完素重视阳气怫郁,开发郁结,宣通气液,促进气血流通的用药特点。

病案分析

郁　火

一酒病人,头痛、身热、恶寒,状类伤寒。两手脉俱洪大,三两日不圊。以防风通圣散约一两,用水一中碗,生姜二十余片,葱须根二十茎,豆豉一大撮,同煎三五沸,去滓,稍热分作二服。先服一服多半。须臾,以钗股探引咽中,吐出宿酒,酒之香味尚然,约一两杓,头上汗出如洗。次服少半,立愈。《内经》曰:火郁发之。发为汗之,令其疏散也。(张从正《儒门事亲·凡在表者皆可汗式十五》)

分析:此为张从正应用防风通圣散并配合探吐法治疗郁火之病的典型病案。既是《内经》"火郁发之"思想的反映,也是灵活应用刘完素治疗思想的体现。

4. 三一承气汤及用药特色　刘完素创制三一承气汤(大黄、芒硝、枳实、厚朴各半两,甘草一两,生姜三片)功可泻热通便,以通治三承气汤主证,而不至于误用三承气汤。用于热邪与积滞互结所致的谵妄下利,咽干烦渴,腹满按之硬痛,小便赤涩,大便秘结,或热甚喘闷,惊悸癫狂,目赤,目痛,口舌生疮,喉痹,痈疡,发斑,小儿热极生风,死胎不下,脉沉实等。将张机承气汤主治范围由 20 多症发展到 30 多症。故《医方类聚》引《修月鲁般经》评价说:"盖大黄苦寒,而通九窍二便,除五脏六腑积热;芒硝咸寒,破痰散热,润肠胃;枳实苦寒,为佐使,散滞气,消痞满,除腹胀;厚朴辛温,和脾胃,宽中通气;四味虽下剂,有泄有补,加甘草、生姜和中健脾,保护胃气。然以甘草之甘,能缓其急结,湿能润燥,而又善以和合诸药而成功,是三承气而合成一也。善能随证消息,但用此方,则不须用大、小承气并调胃等方也。"

病案分析

阴　挺

朱丹溪治吴江王氏子,年三十岁,忽阴挺长肿而痛,脉数而沉实,用朴硝荆芥汤浸洗,又用三一承气汤大下之,愈。(《续名医类案·卷十九》)

分析:本病由实热所致,故先用朴硝荆芥汤浸洗以折其势,缓解病痛,再用三一承气汤攻下里热以治其本,于是,病随热去而消。颇得刘氏治病之法。

二、玄府气液宣通与阳气怫郁说

刘氏还经常提到"阳气怫郁"的问题,虽然与"六气皆能化火"的论点同出一辙,但"阳气怫郁"还有其特定的内容和规律性。它是以阳气怫郁为关键,病变不限于六气,且阳气怫郁又与玄府气液有密切关系。

(一)玄府气液宣通

玄府是气液运行的通道。这是刘氏对人体生理病理观的又一特殊见解。"玄府"这一概念,早在《内经》就有论述:"所谓玄府者,汗空也。"但刘氏认为,"玄府"不仅专指汗空,且不独具于人。他认为"玄府者,无物不有,人之脏腑、皮毛、肌肉、筋膜、骨骼、爪牙,至于世之万物,尽皆有之,乃气出入升降之道路门户也","气液出行之腠道纹理"。可见,刘氏对玄府的认识已超越《内经》所述的汗空概念,而是将人体各种组织的腠理统称为"玄府",并明确论述了玄府为气液运行之通道,把营卫、气血、津液在人体脏腑、皮肉、筋骨的玄府中正常运行的生理功能称作"气液宣通"。

刘氏认为,"玄府气液宣通"与"神机出入"之间具有密切的关系。即玄府也是"神机"所通利出入之处。刘氏有时把"神机"简称为"神",如果"气血宣行,则其中神自清利而应机能为用矣"。于是,"目得血而能视,耳得血而能听,手得血而能摄,掌得血而能握,足得血而能步,脏得血而能气";反之,若玄府郁结,则"气血不能宣通,神无所用而不遂其机"。人体的神机不遂,则可出现"目郁不能视色"等现象。因此,人体脏腑器官的各种生理、病理现象,都与玄府气液是否宣通以及神机的作用有着密切关系。

刘氏重视气的开通宣行,他认为"大道无形,非气不足以长养万物,由是气化则物生,气变则物易,气甚即物壮,气弱即物衰,气正即物和,气乱即物病,气绝即物死"。由此说明气机通畅在人体生命活动中具有重要作用;若阳气怫郁,"玄府闭密",气机阻滞,就可产生多种病变。

（二）阳气怫郁病机

阳气怫郁的具体病机有二:一是六气、五志化火,多有一个"郁"的过程,即六气、五志导致阳气怫郁,由阳气郁结,气机阻滞,而化火热。如寒邪可以导致阳气怫郁而生热,因"寒主闭藏,而阳气不能散越,则怫热内作"。又如湿郁生热,乃水湿怫郁不得发散,营卫受阻,"积湿成热"。二是由"阳热"导致"怫郁"而发生病变。刘氏认为,"阳热发则郁""阳热易为郁结"。又说:"郁,怫郁也。结滞壅塞,而气不通畅。所谓热甚则腠理闭密而郁结也。如火炼物,热极相合,而不能相离,故热郁则闭塞而不通畅也。"热极也可怫郁而生风,火热怫郁以生湿,热郁气行壅滞不得滑泽通利而生燥,热郁阳气不行则生寒等,都是阳气怫郁的结果。

（三）阳气怫郁之病

阳气怫郁可导致气机升降出入之道路闭塞,气机郁滞,阳气不能开通宣行而广泛致病。故刘氏在《原病式》中,将喘呕吐酸,吐下霍乱,暴注下迫,肿胀便秘,转筋,战栗动摇,中风瘫痪,暴病暴死,鼻衄鼻窒,血泄淋证,暴喑狂越,齿腐,毛发堕落,皮肤不仁,疮疹痈疽等病证,总归于阳气怫郁,玄府闭密,气血营卫不能升降出入所致。他还认为,阳气怫郁,不但可造成全身的病变,而且也可造成局部的功能障碍或多种器官损害。他说:"若病热极甚则郁结,而气血不能宣通,神无所用而不遂其机,随其郁结之微甚,有不用之大小焉。是故目郁则不能视色,耳郁则不能听声,鼻郁则不能闻香臭,舌郁则不能知味,至如筋痿骨痹,诸所出不能为用,皆热甚郁结之所致也。"

（四）阳气怫郁之治

刘氏治疗阳气怫郁之病,十分重视开发郁结,以保持机体玄府气液宣通。他主要用宣、清、通三法和辛苦寒药。

1. 宣法　刘氏认为"郁而不散为壅,必以宣剂以散之"。因其本热,故宣法用药主以辛凉,如滑石、甘草、葱、豉等;虽然也可用辛甘热药,但目的不是发汗解表,总归宣散去壅开郁。若用辛热之药,虽能开发郁结,使气液宣通,气和而已,"然病微者可愈,甚者郁结不开,其病转加而死矣"。

2. 通法　刘氏认为"留而不行为滞,必通剂以行之"。通应该包括下法,但不完全同于下法。他明确指出,通是对结滞而言,"所谓结者,怫郁而气液不能宣通也,非谓大便之结硬耳"。故其通法,是令郁结开通。通法用药以辛苦寒清通同用,如大承气汤、三一承气汤、大柴胡汤、茵陈蒿汤、大陷胸丸等。如果用大毒热性药下之,虽郁结得开,但可损其阴气,引起怫热再结。

3. 清法　这是"阳气怫郁"的本治法,清法多用苦寒。刘氏认为不仅苦寒清热即可散结,如黄连、黄柏之类;而且有些寒凉药本身有开发郁结的作用,如石膏、滑石之类。

三、论治杂病的贡献

刘氏不仅对治疗热病做出了卓越的贡献,而且在论治杂病方面也有较大的成就。

(一) 对中风的研究

1. 论中风病机　有关中风的记载,始于《内经》,后世各家,无不以此为本加以发挥,但于唐宋以前,主要以"外风"立论,迨至刘完素始,突出以"内风"立论,力主"心火暴甚",别开中风病机之生面。他说:"所以中风瘫痪者,非谓肝木之风实甚而卒中之也,亦非外中于风尔。由乎将息失宜而心火暴甚,肾水虚衰不能制之,则阴虚阳实而热气怫郁,心神昏冒,筋骨不用,而卒倒无所知也。多因喜怒思悲恐之五志,有所过极而卒中者,由五志过极皆为热甚故也。"说明中风的发病,不在外风之中伤,而在内脏之先损;本质是心火暴甚,肾水虚衰,阴虚阳实;病因是将息失宜,情志刺激。这些论述,对后世中风病机的发展有卓越的贡献。河间主火以肇其端,东垣主气,丹溪论痰以宏其义,由是中风病机而日臻完善。

2. 论中风证治　刘氏在《素问病机气宜保命集·中风论》里,根据病情的轻重,将中风分为中脏、中腑、中血分而论之。他认为,"中腑者,多著四肢,中脏者,多滞九窍,虽中腑者多兼中脏之证"。中腑者其治多易,中脏者其治多难。中腑者,先以加减续命汤,随证发其表。中脏者,则大便多秘涩,宜以三化汤通其滞。若阳热"郁结不通,而强以攻之,则阴气暴绝而死矣。故诸方之中,至宝丹,最为妙药"。刘氏在病机上突出"内风",但在治疗上并没有完全排除发散外邪之法。

近年来大量证候学研究表明,在中风病急性期,尤其是一周之内,火热证占有相当的比例,也支持刘氏之论。另外还提出将息失宜,情志刺激,心火暴甚,肾水虚衰,水不制火,阴虚阳实,可导致偏枯,足不履用,音声不出等。刘氏之论对后世缪希雍、张介宾、叶桂、王清任、张伯龙、张锡纯、张山雷防治中风产生了不小的影响。

(1) 加减小续命汤:用于暴中风邪所致卒中风欲死,身体缓急,口目不正,舌强不能言,奄奄忽忽,神情闷乱,并"有表证,脉浮而恶风恶寒,拘急不仁,或中身之后,或中身之前,或中身之侧"的中腑证,以孙思邈小续命汤(麻黄、桂枝、防风、杏仁、川芎、白芍、人参、甘草、黄芩、防己、附子、生姜、大枣)随症加减,疏风清热,并告诫春夏加石膏、知母、黄芩,秋冬加桂枝、附子、芍药。

(2) 三化汤:用于"唇吻不收,舌不转而失音,鼻不闻香臭,耳聋而眼瞀,大小便秘结"的中脏证。三化汤(厚朴、大黄、枳实、羌活)通腑泻热,降浊升清,开通腑法治中风之先河。当代治疗中风常用的通腑化痰汤、星蒌承气汤和大黄瓜蒌汤无不受此影响。

(3) 大秦艽汤:用于血弱不能养筋所致的手足不能运动,舌强不能言语的中风。用大秦艽汤(秦艽、甘草、川芎、当归、白芍、细辛、羌活、防风、黄芩、石膏、白芷、白术、生地黄、熟地黄、茯苓、独活)祛风清热,益气养血,疏通气血之郁滞。清代汪昂在《医方集解》中称之为"六经中风轻者之通剂也"。

(4) 地黄饮子:刘完素认为平素将息失宜,导致肾水虚衰,不能制火,加之在情绪急剧波动的诱因下,五志过极而化火,从而心火暴甚,化火生风,风火相煽,气血上逆而出现偏枯,足不履用,言语不利等中风症状;这揭示了《素问》"血之与气并走于上,则为大厥,厥则暴死。气复返则生,不返则死"的未言之秘。由于邪有微甚,故结有轻重,"若微则但僵仆,气血流通,筋脉不挛,缓者发过如故。或热气太盛,郁结壅滞,气血不能宣通,阴气暴绝,则阳气后竭而死,俗谓中,不过尔。或即不死而偏枯者,由经络左右双行,而热甚郁结,气血不得宣通,郁极乃发,若一侧得通,则痞者痹而瘫痪也。其人已有怫热郁滞,而气血偏行,微甚不等,故《经》言:汗出偏沮,令人偏枯。然汗偏不出者,由怫热郁结,气血壅滞故也。人卒中则气血不通,而偏枯也"。(《素问玄机原病式·六气为病·火类》)故用地黄饮子(熟地黄、巴戟天、山茱萸、石斛、肉苁蓉、炮附子、五味子、肉桂、茯苓、麦门冬、菖蒲、远志、生姜、大枣、薄荷)滋肾阴,补肾阳,开窍化痰,水火相济。其妙用薄荷利咽喉"治中风失音",对后世之正舌散、转舌膏治中风舌强不语用薄荷不无启迪。近现代用地黄饮子治疗中风、呆病已成为普遍。

另外还有换骨丹(麻黄、防风、苍术、白芷、槐角、川芎、人参、何首乌、桑白皮、苦参、威灵仙、蔓荆子、木香、龙脑、朱砂、麝香、五味子、温酒)治疗瘫痪中风,口眼歪斜,半身不遂;防风天麻散(防风、天麻、川芎、白芷、草乌头、白附子、荆芥穗、当归、甘草、滑石)用于中风偏枯,暴喑不语;祛风丸(川乌头、草乌头、天南星、半夏、甘草、川芎、藿香、零陵香、地龙、白僵蚕、全蝎、生姜)用于中风偏枯,语言謇涩,手足颤掉。

病案分析

中 风

蓟州牧杨芋,丙寅春,五旬余,卒中肢废,口不能言,大小便难,中腑而兼中脏也。初进通幽汤不应,加大黄、麻仁,二剂始通,舌稍转动。又用加减大秦艽汤,数剂始能言,但舌根尚硬。后用地黄饮子,及参、芪、术等兼服,舌柔胃强,左手足尚不能举动。此由心境不堪,兼之参饵调服也。今庚午秋,闻其在楚已痊愈。(《续名医类案·卷二》)

分析:本案采用刘完素通腑法,疏风清热通窍、养血活血通络法,及补肾开窍化痰法,针对中腑兼中脏的复杂病变,获得了良好的效果。

刘氏治疗中风组方不离风药,既是对中风病机的应对之法,也是古人治疗中风的传统思路的再现,颇值得我们认真研究和效法。

3. 论中风先兆 刘氏认为,中风俱有先兆证,如觉大拇指及次指麻木不仁,或手足不用,或肌肉蠕动者,三年内必有大风之至。宜先服八风散、愈风汤、天麻丸,各一料为效。为防治中风提供了经验。

4. 论中风预后 如谓"若微者但僵仆,气血流通,筋脉不挛;缓者发过如故;或热气太甚,郁结壅滞,气血不能宣通,阴气暴绝则阳气后竭而死"。又谓"诸筋挛虽势恶而易愈也,诸筋缓者难以平复"。从中风的轻重和筋脉抽搐的缓急来推测预后,信而有征。

(二)泄痢的治疗经验

1. 病因病机 刘氏认为泄痢由"五脏窘毒,结而不散,或感冷物,或冒寒暑,失饥不能开发,又伤冷热等食,更或服暖药过极,郁化成利"所致。

2. 治疗 其证虽有多种,但大抵从风湿热而论治。其中伤于风者为飧泄,此即《内经》所云"春伤于风,夏必飧泄","久风为飧泄"。其症见不饮水而谷完出,治疗先以宣风散导之,后服苍术防风汤。伤于湿者为水泄,太阴脾经受湿,症见水泄注下、微重微满、困弱无力、不欲饮食、暴泄无数、水谷不化,治宜白术芍药汤。伤于热者,轻则为飧泄,症见身热、脉洪,治宜黄芩芍药汤;重则为下痢,症见脓血稠黏,治宜大黄汤。凡下痢皆由脾胃受湿,治宜调胃去湿,以白术、芍药、茯苓三味水煎服,因"白术之甘能入胃,而除脾胃之湿;芍药之酸涩,除胃中之湿热、四肢困;茯苓之淡泄,能通水道走湿。此三味,泄痢须用此"。本病属寒者少而属热者多,其甚者症见下痢脓血,里急后重,治宜芍药汤下血调气,以"行血则便脓自愈,调气则后重自除"。如烦躁,或先白脓后血,或发热,或恶寒,此为上部血也,非黄芩不能止;如恶寒,脉沉,或腹痛,或血痢下痛,此为中部血也,非黄连不能止;如恶寒,脉沉,先血后便,此为下部血也,非地榆不能止。里急后重闭者,为大肠经气不宣通也,宜加槟榔、木香宣通其气。此外,刘氏还根据"后重则宜下,腹痛则宜和,身重则除湿,脉弦则去风"的说法,主张不同的兼证,宜选用相应的药物,如发热恶寒、腹不痛,宜加黄芩等;如未见脓血而恶寒,宜加黄连,佐以桂枝;如腹痛甚者,宜加当归,倍芍药;如痢或泄而呕者,为胃中气不和也,宜加生姜、橘皮等;如泻痢久不止,或暴下者,皆为太阴受病,宜加芍药;如下痢而身困倦者,宜加白术;如下痢日久,通身自汗,逆冷,气息微者,宜加桂、附以温之。若四时下痢,则在芍药、白术内,春加防风,夏加黄芩,秋加厚朴,冬加桂、附。如里急后重,脓血稠黏,虽在隆冬,亦于湿药内加大黄。另外,治疗泄痢,还应注意辨脉,如里急后重,脉大而洪实,为里热甚而有物结坠也,治宜下之;如虽有里急后重,但脉浮大甚,则不宜下;如里急后重,而脉沉细弱,为寒邪在内而气散也,亦不宜下,可用温养之法而获愈;如使脓血相杂,而脉浮大,慎不可用大黄下之,否则,下之必死,乃气下竭也,阳无所收也。总之,泻痢治法,不外宜泻、宜和、宜止、宜补,如泻痢,脓血稠黏,里急后重,日夜无度,久不愈者,宜大黄汤泻之;若未止则再服,以利为度,更服芍药汤和之,以调和气血;痢止则再服黄芩汤和之,以彻其毒;服前药后,痢虽已除,犹宜白术黄芪汤补之。至于止法,多用于腹痛渐已,泻下微少之时,正所谓"大势已去,而宜止之",用诃子散治之,以白术芍药汤调下;如止之不已,宜加厚朴以竭其邪气。

由上不难看出,刘氏关于泄痢病因病机,辨证治疗的阐发,虽然还不够全面,但许多内容颇有深度,且具有临床指导意义,故为后世所本。

四、五运六气病机学说的发挥

运气学说是古人把纪年用的天干、地支和五运、六气联系起来,以阴阳五行学说为基础,用以说明气候的变化规律及其与疾病关系的学说。这一学术理论,反映了自然界气象变化的规律,也反映了人类对自然界的依存关系,以及在一定程度上自然界的变化对人类生命活动的影响。刘氏对这一学说的研究,主要有如下两点:

(一) 重视运气学说

刘氏对运气学说的看法,同他对人与自然关系的认识是一致的。他认为自然界的变化与人体生理活动和病理现象,又有极为密切的影响。因而研究医学就必须研究五运六气学说,所以他说:"经曰:'治不法天之纪,地之理,则灾害至矣。'又云:'不知年之所加,气之盛衰,虚实之所起,不可为工矣。'由是观之,则不知运气而求医无失者鲜矣。"

他还认为,"主性命者在乎人","修短寿夭,皆自人为"。人在自然界中,有其独立主宰的能力,生老病死的根本原因,不能从人体以外去寻找。因此,他反对那种认为人体疾病的发生和发展,完全受自然气候变化支配的片面观点,并批判了当时刘温舒等人专以某年主某气,发某病等机械的错误说法。他认为这样的研究,只能得出"矜己惑人而莫能彰验"的荒谬结论。

五运六气的变化与人类疾病的发生有密切关系,所以刘氏指出:"一身之气,皆随四时五运六气兴衰而无相反矣,适其脉候,明可知也。"同时,他又认识到人体本身的内在条件是疾病发生的根本原因,故对五运六气的认识是比较正确的。

(二) 对运气学说的运用

刘氏综合《内经》"人与天地相应"的理论,指出在正常情况下:木主春,在六气为风

(温),在人体为肝;火主夏,在六气为热,在人体为心;土主长夏,在六气为湿,在人体为脾;金主秋,在六气为燥(清),在人体为肺;水主冬,在六气为寒,在人体为肾。如果发生了变化,则"肺本清,虚则温;心本热,虚则寒;肝本温,虚则清;脾本湿,虚则燥;肾本寒,虚则热"。这样,五运六气就与人体脏腑联系起来,并从温清寒热中来观察每一脏气的虚实,才不致片面地认为热属实,寒属虚,热属心,寒属肾。这就是说,疾病的虚实寒热,必须全面地从脏腑六气之间的相互关系中去认识。

脏腑六气之间,都具有相互制约和相互依存的关系,因此临证时,须以五行生克关系来理解病理的变化。如土旺胜水,不能制火,则火化自甚,就会发生胃痛、吞酸、腹胀、疮疡等属热的病证;火旺胜金,不能制木,则木化自甚,就会发生眩晕、痉挛等属风的病证;木旺胜土,不能制水,则水化自甚,就会发生飧泄、逆冷等属寒的病证等。所以他说:"五行之理,递相济养,是谓和平;交互克伐,是谓兴衰,变乱失常,灾害由生。"因此,脏腑经络之病变,不必皆由"本气兴衰"的直接结果,"六气互相干而病"者,尤为常见。

刘氏还运用"比物立象"的方法,来解释《素问》"病机"所列诸证,认为疾病的变化虽然繁复多样,而其变化机理,都可用五运六气来概括,成为"五运主病"和"六气主病"。如诸风掉眩,皆属肝木;诸痛痒疮疡,皆属心火;诸湿肿满,皆属脾土;诸气膹郁病痿,皆属肺金;诸寒收引,皆属肾水,是为"五运主病";《素问》原有风、热、湿、火、寒诸邪为病,刘氏补充"诸涩枯涸,干劲皲揭,皆属于燥"一条,而成为"六气为病"一类。这样既有较强的系统性,又能与临床较为紧密地结合,可谓纲举目张。

五、亢害承制论

《素问·六微旨大论》说:"亢则害,承乃制,制则生化,外列盛衰,害则败乱,生化大病。"刘氏利用这种运气过亢则害物,相互承制则生物的理论,来认识和说明病理现象的本质和标象的内在联系。

刘氏认为五运六气的相互承制,是事物维持其正常运动的必要条件。他说:"夫五行之理,甚而无以制之,则造化息矣。"如春令"风木旺而多风,风大则反凉,是反兼金化制其木也;大凉之下,天气反温,乃火化承于金也;夏火热极而体反出液,是反兼水化制其火也"。由于这一关系的存在,气候才不致太过或不及,万物才能生化不息。人体脏气之间的关系,亦复如此。如心火过胜时可以影响肺金,而作为肺金之子的肾水,又能制火的偏胜以资助肺金。这样互相依存,互相承制,才能维持五脏之间的协调统一,从而维持正常的生理活动。这种关系遭到破坏时,也就是一气偏胜,而他气不能制约时,就要发生病变。如火气过胜而克制肺金,金不能生水,水不能制火,火多水少,就形成热病;相反,就会形成寒病。他说:"是以水少火多,为阳实阴虚而病热也;水多火少,为阴实阳虚而病寒也。"虽然如此,但在病理变化过程中,也还有本质与现象不一致的情况。因为五运之气偏亢过度,就会出现"胜己之化"的假象,如湿气过甚而见筋脉强直,即"湿极反兼风化制之"的现象;风气过甚而见筋脉拘急,即是"风极反兼金化制之"的现象(他认为筋脉拘急属于燥金劲急之象)。又如,恶寒战栗是寒病的本象,但热气过甚,也会出现寒战振栗等假寒症状,则是"火极反兼水化制之"的现象。凡此"兼化"不同于相兼同病,而是"假象",必须辨别清楚。他说:"木极似金,金极似火,火极似水,水极似土,土极似木。故经曰:'亢则害,承乃制。'谓己亢过极,则反似胜己之化也。俗未之知,认似作是,以阳为阴,失其意也。经所谓'诛罚无过,命曰大惑'。"必须透过假象认识本质,治疗时"但当泻其过甚之气以为病本,不可反误治其兼化也"。刘氏对假象的认识,是值得我们重视的。

病案分析

水　肿

汪石山治一人年三十余,病水肿,面光如胞,腹大如箕,脚肿如槌,饮食减少,汪诊之,脉浮缓而濡,两尺尤弱,曰:此得之酒色,宜补肾水。家人骇曰:水势如此,视者不曰通利,则曰渗泄,先生乃欲补之,水不益深耶? 汪曰:经云水极似土,正此病也。水极者,本病也,似土者,虚象也。今用通利渗泄,则下多亡阴。肾水益耗是愈伤其本病,而增湿土之势矣,岂知亢则害,承乃制之旨乎,遂令空腹服地黄丸,再以四物汤加黄柏、木通、厚朴、陈皮、参、术煎服十余贴,肿遂减半,三十贴而愈。(《古今医案按·卷五·水肿》)

分析:此案是运用刘完素亢害承制理论分析病机的典型案例,刘完素曰"亢则害,承乃制,谓己亢过极则反似胜己之化也。俗未之知,认似作是,以阳为阴,失其意也";若本案为医者认水肿为湿盛而非精亏,则恰是"不治已极,反攻旺气""但随兼化之虚象,妄为其治",就会危及生命。

(刘巨海)

复习思考题

1. 试述刘完素六气皆能化火说的主要内容。
2. 简述治疗刘完素火热病的思路和经验。
3. 简述刘完素玄府气液说的主要内容及应用价值。
4. 试述刘完素论治中风的思路和经验。
5. 简述刘完素对运气学说的主要贡献。
6. 简述亢害承制论的主要内容。

◇◇◇ **第五章** ◇◇◇

张元素

⊿ **学习目标**

1. 掌握张元素的脏腑辨证理论、药物气味厚薄、升降浮沉、归经、引经报使等理论;
2. 熟悉其代表作,熟悉其论治脾胃病症的特色;
3. 了解其生平及学术成就对后世的影响。

第一节　生平著作

一、生平简介

张元素,字洁古,金代易州(今河北省易县)人,生卒年代不详,与刘完素同时代而稍晚。张元素早年试进士,以犯庙讳而落第,遂潜心医学,精究《内经》,师法仲景,汲取华佗、王叔和、孙思邈、钱乙诸家精粹,深受刘完素学术影响,强调"运气不齐,古今异轨,古方今病,不相能也",以脏腑寒热虚实为纲,立辨证新说,创药物归经、引经报使新论。著述至多,如《医方》《药注难经》《洁古本草》《产育保生方》《补阙钱氏方》等,然多佚失,现仅存《医学启源》《珍珠囊》《脏腑标本虚实寒热用药式》《洁古家珍》。

传张元素之学者,有李杲、王好古、罗谦甫及元素之子张璧等,私淑者众。众弟子承其说、敷其论,将脏腑辨证研究引向深入,形成易水学派,影响深远。

二、著作提要

《医学启源》,三卷,刊于金大定二十六年(1186年)。卷上包括天地六位藏象图、手足阴阳、五脏六腑(除心包络)十一经脉证法、三才治法、三感之病、四因之病、五郁之病、六气主治要法、主治心法,系统归纳整理脏腑辨证、诸病主治用药心法。卷中为《内经》主治备要、六气方治,主要讨论五运六气为病和方治经验。卷下为用药备旨,主要论述药性理论、药物分类、制方大法等。

《珍珠囊》,一卷,见载于元代杜思敬《济生拔萃》。张元素根据《内经》之旨,载述113味药物的性味、阴阳、厚薄、升降、浮沉、补泻之理及六气、十二经随证用药的方法等。

《脏腑标本虚实寒热用药式》(简称《脏腑标本药式》),一卷,明代李时珍收录于《本草纲目》,赵双湖辑于《医学指归》。本书以标本、寒热、虚实为纲,分列五脏六腑的虚实标本寒热治法及用药。

《洁古家珍》,一卷,见载于杜思敬《济生拔萃》,可参李东垣《活法机要》以睹全貌。本书先论后方,分述风论、破伤风、疠风、伤寒、咳嗽、呕吐、疟疾、衄血、疮疡、眼病等证治,载方140首。其论简明,其方自成家法,切合实用。

第二节 学术思想与临证经验

一、总结脏腑辨证理论

脏腑辨证理论滥觞于《内经》,《伤寒杂病论》确立了以脏腑经络辨治杂病体系,迨及《中藏经》则从虚实寒热生死顺逆等方面论述脏腑辨证,《备急千金要方》全面总结了脏腑辨证理论且方论俱备,《小儿药证直诀》从小儿五脏辨证立论,使得脏腑辨证理论渐趋深化。然而上述诸家或失于略,或流于泛,或突出小儿五脏。张元素撷取晋唐两宋诸家精华,结合临床体验,以脏腑为纲,包括脏腑生理、病理、脉法、辨证、疾病的演变和预后及治疗等加以概述,构建了更趋全面的五脏六腑(除心包络)经脉证法体系。

（一）脏腑生理

张元素以脏腑为纲,首先对脏腑属性及生理功能等方面加以概述。如以肝为例,《医学启源·五脏六腑除心包络十一经脉证法》云:"肝之经,肝脉本部在于筋,足厥阴,风,乙木也。经曰:肝与胆为表里,足厥阴少阳也。其经王于春,乃万物之始生也。其气软而弱,软则不可汗,弱则不可下。其脉弦长曰平。"全面阐述了肝主筋,属足厥阴经,与少阳胆经互为表里;肝胆之气旺于春,主阳气升发,藏血以养生,刚柔相济而主决断,宜宣畅而不可抑郁,体阴而用阳;肝脉以"弦长曰平",进而知常达变。

（二）脏腑脉法

以肝病脉法为例,张元素将错综复杂的脉象概括为急、缓、大、小、滑、涩六种,以"微""甚"来分,作为肝病寒热虚实的辨证依据。肝的正常脉象是"弦长",反此则为病:"脉实而弦,此为太过,病在外,令人忘忽眩运;虚而微,则为不及,病在内,令人胸胁胀满……其气逆则头痛、耳聋、颊赤,其脉沉而急,浮之亦然,主胁支满,小便难,头痛眼眩。脉急甚,主恶言;微急,气在胸胁下。缓甚,则呕逆;微缓,水痹。大甚,内痈吐血;微大,筋痹。小甚,多饮;微小,痹。滑甚,癫疝;微滑,遗尿。涩甚,流饮;微涩,痿挛。"

张元素所述的肝病脉证,既有本于《灵枢经》者,亦有取法《金匮要略》者,但其"脉病(证)并举、据脉统病"的方法,则为元素所新创。其中,论脉之缓急,言其势;大小,言其形;滑涩,言其态。脉之急、大、滑者属阳,脉之缓、小、涩者为阴。阳脉多实证、热证,阴脉多虚证、寒证。以此六脉的"微""甚"变化为依据,辨诸证候的阴阳、寒热、虚实属性,结合肝病弦急、弦缓、弦大、弦小、弦滑、弦涩常见病脉及病证来阐释肝病脉证诊断要领,可谓提纲挈领。

（三）脏腑疾病本标类属与辨证

1. 脏腑疾病的本标类属　张元素根据脏腑生理及属性特征,将其由致病因素影响而发生的病证,按照本标类属关系归纳为"本病""标病"及"是动病"和"所生病"等。

张元素所说的本病和标病,是根据脏与腑、脏腑与经络的本标类属关系归纳疾病证候,即以脏为本、腑为标,脏腑为本,经络为标。

以肝为例：肝之本病，包括"诸风眩运、僵仆、惊痫、两胁肿痛、胸胁满痛、呕血、小腹疝痛、疝瘕、女人经病"等；肝之标病，包括"寒热、疟、头痛、吐涎、目赤、面青、多怒、耳闭、颊肿、筋挛、卵缩、丈夫癞疝、女人少腹肿痛、阴病"等。如从厥阴与少阳互为表里而言，则厥阴为本，少阳为标。如少阳经气不调，多见寒热、疟疾、目赤、耳聋等病症，这与《伤寒论》中少阳病寒热往来、口苦、咽干、目眩等描述相似。

张元素引用《灵枢·经脉》的"是动病""所生病"，指出如肝经之"是动则病腰痛，甚则不可俯仰，丈夫癞疝，妇人小腹肿，甚则嗌干，面尘脱色。主肝所生病者，胸中呕逆、飧泄、狐疝、遗溺、闭癃病"等。

张元素根据对脏腑、经络互为表里的功能属性认知，将其与相关病脉证候紧密地关联在一起，构成了脏腑疾病本标类属的辨证方法，这在中医疾病诊断上具有重要的指导价值。

2. 脏腑寒热虚实辨证 《医学启源》对肝病证候及其辨证列举如下：

"肝中寒，则两臂不举，舌燥，多太息，胸中痛，不能转侧，其脉左关上迟而涩者是也。肝中热，则喘满多唓，目痛，腹胀不嗜食，所作不定，梦中惊悸，眼赤，视物不明，其脉左关阳实者是也。肝虚冷，则胁下坚痛，目盲臂痛，发寒热如疟状，不欲食，妇人则月水不来，气急，其脉左关上沉而弱者是也。"

肝中寒，为寒邪外中肝经的实证。肝主筋，寒伤筋膜，营卫不润，故两臂痛而不举；寒滞经络，津不上承，故舌燥；寒滞肝经，气机不畅，则太息、胸痛不能转侧；左关脉属肝，寒滞其经，故迟而涩。

肝中热，为肝火实热之证。热则气逆，木火刑金，肝开窍于目，故喘满多唓、目痛眼赤、视物不明；肝火传心，母病及子，热扰心神，则躁扰不安、梦中惊悸；肝逆克土，则腹胀、不嗜食；热淫肝经，则脉见左关脉阳实（滑、大、数脉之属）。

肝虚冷，即肝虚寒证。肝虚寒结，则胁下坚硬，或为积聚；肝经虚滞，筋脉失养，则目盲、臂痛；肝、胆都主半表半里，所以见寒热如疟状；肝气虚寒，木不疏土，则不欲食；肝经虚寒，血少气滞，则经少，或月水不来；肝气失疏，则气急性躁；脉左关上沉弱者为肝虚寒之脉象。

综上所述，张元素的脏腑辨证纲要，既有继承，更有创新，对脏腑病机、脏腑病类及其脉证的观察和归纳总结，更加深入全面，切合临床。

（四）脏腑疾病的演变和预后

以肝脏为例：张元素取法《素问·脏气法时论》，阐释了肝病演变及其预后判断："肝病旦慧，晚甚，夜静。肝病头痛目眩、胁满囊缩、小便不通，十日死。又身热恶寒、四肢不举，其脉当弦而急，反短涩者，乃金克木也，死不治。"所谓平旦阳气初升，得春升之气相助，则病减而神清；入夜秋收之气肃杀，金旺克木，则病加；夜半冬藏之气蛰伏，水旺而生木，则病缓安静。若肝病，既现头痛、目眩、胸胁胀满，又有囊缩、小便不通，乃肝亢邪盛、阴精亏耗之象，病情危重。又如肝病而身热、恶寒，四肢痛不能举，其脉当弦急，而今反见短涩的肺金之象，亦难治。张元素指出了肝病于一日内的病情变化特点，及从证候的虚实相兼、交错等判断肝病演变和预后，对于指导临床证治不无裨益。

（五）脏腑疾病的治疗

以肝脏为例：张元素结合肝病证候特点与五脏相关理论，提出了补虚、泻实、温寒、清热的治肝原则和方药。

"肝苦急，急食甘以缓之，甘草。肝欲散者，急食辛以散之，川芎。补以细辛之辛，泻以白芍药之酸。肝虚，以陈皮、生姜之类补之。经曰：虚则补其母。水能生木，水乃肝之母也。苦以补肾,熟地黄、黄柏是也。如无他证,惟不足,钱氏地黄丸补之。实则芍药泻之,如无他证,钱氏泻青丸主之。实则泻其子,心乃肝之子,以甘草泻之"。这里的补泻不是"虚则补之""实则泻之"之意,而是"顺其性为补""逆其性为泻"。如以辛为补、酸为泻,是针对肝气之欲升而言;又如针对肝阴之亏虚,则恰好相反。张元素基于《素问·脏气法时论》提出上述治肝之法,并结合其医疗实践而拟定了补泻得宜的方药。其他诸脏腑,大略如此。

张元素所著的《脏腑标本寒热虚实用药式》,依据各个脏腑的本病、标病,辨其寒热虚实,而备列临证用药。其用药,除遵循"实则泻其子,虚则补其母"原则之外,还包括根据标本、气血等关系确立的指导用药原则。在脏腑病变用药法则之下,张元素列举了代表性药物。其中的一些药物归类与今天的认识有一定的差异,但其意义在于既可了解金元时期的用药,又可借以开拓临床用药思路。

病案分析

头　痛

洁古治一人,病头痛旧矣,发则面颊青黄,晕眩,目慵张而口懒言,体沉重,且兀兀欲吐,此厥阴、太阴合病,名曰风痰头痛。以《局方》玉壶丸治之,更灸侠溪穴,寻愈。生南星、生半夏各一两,天麻五钱,头白面三两,研为细末,滴水为丸如梧桐子大,每服三十丸,清水一大盏,先煎令沸,下药煮五七沸,候药浮即熟,漉出放温,另以生姜汤送下,不计时服。(《名医类案》卷六)

分析:张元素据患者面色及发病特点,认为病属"风痰头痛",定位在肝脾。方选玉壶丸,祛痰息风止痛。灸侠溪穴,可振甲胆之阳,俾风痰得消、阳复清明而愈。

二、遣药制方论

张元素在遣药制方理论方面多有创见,发展了中药气味药性理论,发明药物归经和引经报使理论,善以药物气味与疾病病机的协调为基础遣药制方。

微课视频

（一）气味厚薄理论

寒、热、温、凉,乃药之气;酸、苦、甘、辛、咸、淡,为药之味。气味相合,而成药性。张元素在遣药过程中,重视从气味药性分析药物的升降浮沉及药效作用的发挥。

1. 气味厚薄决定升降浮沉　张元素根据《素问·阴阳应象大论》"清阳出上窍,浊阴出下窍;清阳发腠理,浊阴走五脏;清阳实四肢,浊阴归六腑。水为阴,火为阳,阳为气,阴为味……阴味出下窍,阳气出上窍。味厚者为阴,薄为阴之阳。气厚者为阳,薄为阳之阴。味厚则泄,薄则通。气薄则发泄,厚则发热……气味,辛甘发散为阳,酸苦涌泄为阴"诸论,提出阳主升,阴主降;味厚主降,味薄主升;气厚主升,气薄主降。如大黄苦、寒,味厚气薄,主降;熟地黄甘、微温,味厚气薄,主降;半夏苦、温,味厚气薄,主降。附子辛、大热,味薄气厚,主升;麻黄苦、温,气味俱薄,苦为阴,薄为阴中之阳,故主升;茶,苦凉,气味俱薄,然以味为主,味薄为阴中之阳,主升,故可清头目。

升降浮沉是从临床实践经验中归纳而来的,气味厚薄是张元素用来解释升降浮沉理论的,在个别药物的分析中有些牵强,但药物的升降浮沉特性及其临床意义是毋庸置疑的。

2. 气味厚薄决定药效　《素问·阴阳应象大论》明确指出:"味厚则泄,薄则通;气薄则发泄,厚则发热。"张元素据此指出气味厚薄决定药效。如当归,辛、甘、温,气厚味薄,阳也,气厚则发热,故温补,味薄则通,故行血。当归有和血补血之用,其用有三:心经药一也,和血二也,治诸病夜甚三也。

(二) 药类法象

张元素以升降沉浮为主体,根据药物气味厚薄的升降浮沉,制定了药类法象。将100多种药物分为风升生、热浮长、湿化成、燥降收、寒沉藏五类:

风升生——"味之薄者,阴中之阳,味薄则通,酸、苦、咸、平是也"。祛风,开玄府。如防风、羌活、升麻、柴胡、葛根、细辛、白芷、荆芥、天麻、麻黄、薄荷等。

热浮长——"气之厚者,阳中之阳,气厚则发热,辛、甘、温、热是也"。以气为主,气之厚者,为阳中之阳,故主发热,如附子、干姜、生姜、肉桂、桂枝、丁香、厚朴、益智仁、木香、吴茱萸等。

湿化成中央——"戊土其本气平,其兼气温、凉、寒、热,在人以胃应之;己土其本味淡,其兼味辛、甘、咸、苦,在人以脾应之"。味以甘为主,气以平为主。如黄芪、人参、甘草、半夏、陈皮、藿香、白术等。

燥降收——"气之薄者,阳中之阴,气薄则发泄,辛、甘、淡、平、寒、凉是也"。气之薄者,为阳中之阴,主渗利。如茯苓、泽泻、猪苓、滑石、灯心草等。

寒沉藏——"味之厚者,阴中之阴,味厚则泄,酸、苦、咸、寒是也"。味厚者,为阴中之阴,主泄。如大黄、黄柏、石膏、龙胆草、芒硝、牡蛎、栀子等。

(三) 发明药物归经和引经报使

张元素之前,中医尚无系统的药物归经理论,只是一些零散的用药经验。张元素重视脏腑辨证,在系统整理和归纳前人经验的基础之上,在临证遣药时发明了药物归经理论和引经报使说,这对指导中医临证用药及促进中药学理论发展有重大贡献。

1. 药物归经论　张元素为了临床上更好地应用脏腑辨证,结合其用药经验,创造性地将藏象学说与药物性用相结合,形成药物归经理论。所谓归经,是将药物性味功效与脏腑经络的关系结合起来,用以说明某药对某脏腑经络病变所起的特定治疗作用。取各药性之长,使各药各归其经,则效专力宏。如黄连苦寒,清降心火,归经入于心经;黄芩苦寒,清降肺火,归经入于肺经;黄柏苦寒,清泄肾火,归经入于肾经等。同为去脏腑之火,张元素指出"黄连泻心火;黄芩泻肺火;白芍药泻肝火;知母泻肾火;木通泻小肠火;黄芩泻大肠火;石膏泻胃火;柴胡泻三焦火,须用黄芩佐之;柴胡泻肝火,须用黄连佐之,胆经亦然;黄柏泻膀胱火"等。张元素还强调"以上诸药,各泻各经之火,不惟止能如此,更有治病,合为君臣,处详其宜而用之,不可执而言也"。再如葛根"通行足阳明之经";细辛"治少阴经头痛如神";香白芷"治手阳明头痛""通行手足阳明经"。由此,以药物归经指导临床用药则有的放矢,疗效更著。

随着药物归经理论的不断补充发展,古今用药亦稍有差异。如脏腑火热,张元素主张用白芍泻肝火,用黄连泻心火,用石膏泻胃火,用黄芩泻肺和大肠火等,现今临床还酌用栀子、柴胡、丹皮等泻肝火,用柴胡配黄连,或龙胆草、海金沙等以清降胆火;用竹叶心、莲子心等泻心火,萹蓄、瞿麦等泻小肠之火;用桑白皮、鱼腥草等泻肺火,用大黄泻大肠之火;用石膏配知母、天花粉等泻胃火;用黄柏配知母以泻肾火;用木通、生甘草泻膀胱之火等等。

2. 引经报使说　所谓引经报使,是指利用某药对某经络及脏腑或身体部位的特殊亲和作用,引导其他药物的药力直达病所。又称之为药引、引经药。张元素强调,制方用药尤应加意于"各经引用",以取其效速、力宏而提高疗效。

张元素归纳十二经引经报使药如下:太阳经病,在上用羌活,在下用黄柏;阳明经病,在上用白芷、升麻，在下用石膏；少阳经病，在上用柴胡，在下用青皮；太阴经病，用白芍；少阴经病用知母，而独活是"足少阴肾引经药也"；厥阴经病，在上用青皮，在下用柴胡，桔梗为舟楫之药，载药上浮，使入心肺；牛膝则引药下行，直达肝肾。

再如治头痛，张元素指出太阳经头痛（头项强痛），用蔓荆子；阳明经头痛（前额痛），用白芷；少阳经头痛（头两侧或偏头痛），用柴胡、青皮；厥阴经头痛（巅顶部头痛），用吴茱萸。

（四）制方法则

张元素的遣药制方之法，引自《素问·至真要大论》的六气内淫治则，在考量药物气味组配之理的同时，参以五运六气之说，确立了风制法、暑制法、湿制法、燥制法、寒制法之五类制方法则。

张元素指出："酸、苦、甘、辛、咸，即肝木、心火、脾土、肺金、肾水之本也。四时之变，五行化生，各顺其道，违则病生。圣人设法以制其变，诸如风淫于内，即是肝木失常，火随而炽，治以辛凉，是谓辛金克其木，凉水沃其火也，其治法例皆如此。"

又如"湿制法"，根据"脾、土、甘、中央化成之道也，失常则病矣。湿淫于内，治以苦热，佐以咸淡，以苦燥之，以淡泄之"的法则，立当归拈痛汤（羌活半两，防风三钱，升麻一钱，葛根二钱，白术一钱，苍术三钱，当归身三钱，人参二钱，甘草五钱，苦参（酒浸）二钱，黄芩（炒）一钱，知母（酒洗）三钱，茵陈（酒炒）五钱，猪苓三钱，泽泻三钱），专治湿热为病，肢节烦痛，肩背沉重，胸膈不利，遍身疼，下注于胫，肿痛不可忍者。凡酒制药，以为因用。方选羌活、防风苦辛温，既能透关利节胜湿、又能温散经络留湿，以风能胜湿，又合"湿淫于内，治以苦热"之意，故为君。方选升麻、葛根苦辛平，升清降浊以祛湿；苍术苦温力雄，能燥湿并去皮肤腠理之湿；白术苦甘温，和中除湿，故以为臣。当归味辛，行气活血，以解血壅不通之痛；人参、甘草补脾养气，顾护脾胃；苦参、黄芩之苦寒，合羌活、苍术之辛温，正合"湿淫于内，治以苦热"意；再以泽泻、猪苓之咸淡，茯苓、茵陈淡泄佐之。当归拈痛汤所见诸证，在表之湿邪，微汗而取之；在上焦之湿，芳香以化湿；中阻之湿热，斡旋以化之；下注之湿热，渗利以泄之。众药合力，其痹痛一如信手拈来，挥手拂去。

三、脾胃病治法

张元素于脏腑议病，特别重视脾胃，对脾胃虚实病证治疗颇有章法。

张元素提出：脾，属土，为万物之母。其本病：诸湿肿胀、痞满、噫气、大小便闭、黄疸、痰饮、吐泻霍乱、心腹痛、饮食不化。其标病：身体浮肿、重困、嗜卧、四肢不举、舌本强痛、足大趾不用、九窍不通、诸痉项强。对其治疗，张元素则分列虚实标本之法。

土实泻之法，有泻其子的诃子、防风、桑白皮、葶苈子之属；催吐之常山、瓜蒂、豆豉、栀子、韭汁、藜芦、苦参、盐汤等；攻下之大黄、芒硝、青礞石、甘遂、芫花等。

土虚补之法，有补其母之桂心、茯苓等；补其气之人参、黄芪、升麻、葛根、甘草、陈皮、扁豆等；补其血之白术、白芍、饴糖、大枣、木瓜、乌梅、蜂蜜等。

本湿除之法，有燥中宫之白术、苍术、陈皮、半夏、吴茱萸、南星、草豆蔻、白芥子；洁净腑之木通、赤茯苓、猪苓、藿香。

标湿渗之法，主要有开鬼门之葛根、苍术、麻黄、独活等。

胃属土，主容受，为水谷之海。其本病：噎膈反胃、中满腹胀、呕吐泻痢、霍乱腹痛、消中善饥、不消食、伤饮食、胃管当心痛、支两胁。其标病：发热蒸蒸、身前热、身后寒、发狂、谵语、咽痹、上齿痛、口眼喎斜、鼻痛、鼽衄、赤齄等。其治疗，张元素列有：

胃实泻之法，有泻湿热之大黄、芒硝等；消饮食之巴豆、山楂、阿魏、郁金、三棱等。

胃虚补之法，有化湿热之苍术、白术、半夏、茯苓、陈皮、生姜；散寒湿之干姜、附子、草果、肉桂、丁香、肉豆蔻等。

本热寒之法,如降火之石膏、地黄、犀角(已禁用,以水牛角代)、黄连等。

标热解之法,如解肌之升麻、葛根、豆豉等。

张元素认为脾胃虽均属土,但脾主运化,喜温喜燥恶湿,胃主容受而喜冲和,因此脾和胃的虚实本标治疗迥然不同。其治脾重视甘温益脾祛湿,治胃重视以攻为补,邪气去而正气自生,深得脾胃病治法之肯綮。

张元素创制的枳术丸则更能体现出其重视扶养脾胃的思想。该方自《金匮要略》枳术汤化裁而来。原方枳实用量重于白术,以消化水饮为主,兼顾脾胃。张元素改汤为丸,本来药力已缓,且白术剂量倍于枳实,枳术丸以补养脾胃为主,兼治痞消食。方中配以荷叶芬芳升清,以之裹烧,取米饭为丸,与白术协力,则更增其滋养胃气之功,使"胃气强实,不复伤也"。张元素对脾胃病治疗以扶正为主,祛邪为辅,来自于他"养正积自除"的学术理念和临床实践。这一论治脾胃重在扶养的思想,成为易水学派一门相传的家法,亦成为李杲脾胃学说之源、罗天益用药之规矩。

病案分析

肥 气

肝积曰肥气,在右胁下。恙起前年疟后,肝邪未尽,口腹未谨,邪与痰滞,互结络中。春夏以来,渐形硬大,客秋时感病后,胃口虽强,而脾阳困顿,土衰木旺,肝邪愈强,积益散大,硬及腹右。食后觉饱,虑成蛊疾。脉象左部细弦,右关兼滑。每遇烦劳,气逆耳鸣,心肾营亏,肝阳上僭。法当抑木扶土,兼和营泄浊之品。于术、枳实、当归、霞天曲、青皮、木香、党参、鳖甲、砂仁、冬瓜子、椒目、陈皮。(《王九峰医案》)

分析:此案为清代医家王九峰的医案。其运用张元素"养正积自除"法,治肝脾之积,正所谓:"正气足,积自除,不治痞而痞自消矣。"积累了较丰富的经验。此案中,患者肝积日久必克脾土,致使脾虚运化失司,虽有积在胁下、腹中,但脾虚之象更重,乃本虚标实之证。所以治疗上应采用抑木扶土法,兼和营泄浊。白术、枳实、当归、霞天曲、青皮、木香、党参、砂仁、陈皮以行气疏肝健脾,鳖甲滋阴潜阳软坚,冬瓜子、椒目利湿泄浊。

(庞 杰)

复习思考题

1. 张元素脏腑辨证的内容包括哪几个方面?你如何评价?

2. 张元素对药物的研究体现在哪些方面?最突出的成就是什么?

3. 张元素对方剂学的贡献有哪些?谈谈你对制方理论的认识。

4. 张元素治脾胃病的主导思想是什么?其确定的治脾治胃的原则是什么?

5. 分析张元素的枳术丸和张仲景枳术汤的区别。

第六章

张从正

学习目标

1. 掌握张从正的因邪致病、攻邪已病的理论,汗吐下治病的方法;
2. 熟悉其代表作及其食疗补虚和情志疗法等临证经验;
3. 了解其生平及学术成就对后世的影响。

第一节 生 平 著 作

一、生平简介

张从正,字子和,号戴人,金代睢州考城(今河南省兰考县)人,生于金贞元四年(1156年),卒于正大五年(1228年)。因久居宛丘(今河南省周口店市淮阳区东南),故有"宛丘"之称。

张从正幼承家学,随父学医,性豪放,嗜读书,好吟诵,精通医术。年轻时曾任军医,于金兴定年间(约1217年),召入太医院,后辞归故里。子和学宗《内经》《伤寒论》,私淑河间之学,兼采百家之长,临证尤善汗、吐、下三法,经验丰富,反对嗜补之习,主张食疗补虚,善用情志疗法。《金史·列传第六十九·方伎》称其"精于医,贯穿《素》《难》之学,其法宗刘守真,用药多寒凉,然起疾救死多取效"。

传张从正之学的有麻九畴、常德、李子范等。

二、著作提要

《儒门事亲》,十五卷。以张从正原著三卷本为基础,汇总《治病百法》《十形三疗》等10种著作而成。卷一至卷三,是其学术思想和临证经验的集中体现;卷四、卷五为《治病百法》;卷六至卷八为《十形三疗》,以风、寒、暑、湿、燥、火、内伤、外伤、内积、外积等十形为纲,论述汗、吐、下三法证治,载述张从正临床各科病案约130则;卷九为《杂记九门》;卷十为《撮要图》;卷十一为《治病杂论》;卷十二为《三法六门》;卷十三载录《刘河间先生三消论》;卷十四为《治法心要》;卷十五为《世传神效名方》。本书详细介绍了汗、吐、下三法的理论和临床实践,力倡"病由邪生,攻邪已病"之说,论述精辟,见解独到。

第二节 学术思想与临证经验

秦汉之后,方士多以长生、房中之术惑人,因而炼丹服石,温补之风颇为盛行。迨及金元,兵火连年,热病肆行,但医界嗜补习俗未改,凡有疾病,往往不问虚实,滥投补剂,庸工以此悦人,病者昧而不觉,以致邪气稽留,为害日甚。张从正目睹时弊,痛加斥责,指出"惟庸工误人最深,如鲧湮洪水,不知五行之道。夫补者,人所喜;攻者,人所恶。医者与其逆病人之心而不见用,不若顺病人之心而获利也",针砭庸医误补危害,并抨击时医的不良风气。

张从正潜心研究《内经》《伤寒论》经旨,深切感到除病务必祛邪,其攻邪理论的确立,源于《内经》,基于实践。张从正论病首重邪气,治病必先祛邪的医学理论,以及对"祛邪三法"的临床拓展应用,极大地丰富并发展了中医学理论体系。

一、因邪致病理论

(一) 邪气致病之疾病观

张从正论病的基本观点是病由邪生,故治病首重邪气。《儒门事亲》指出:"病之一物,非人身素有之也。或自外而入,或由内而生,皆邪气也。"他认为疾病发生的关键,或由从外而来的邪气侵入,或由体内变化而生的邪气所致。同时,张从正还指出"邪之中人,轻则传久而自尽,颇甚则传久而难已,更甚则暴死",说明疾病的病情轻重、预后凶吉、病程长短也取决于邪气的盛衰和传变。邪气之侵犯人体,则应勘察其虚实两端:"人身不过表里,气血不过虚实,表实者里必虚,里实者表必虚;经实者络必虚,络实者经必虚,病之常也。"所谓实,即指邪气实;所谓虚,即指正气虚。"邪气加诸身,速攻之可也,速去之可也",所以张从正治病,力主祛邪,而不能妄补正气,强调"若先论固其元气,以补剂补之,真气未胜而邪气已交驰横鹜而不可制矣","补之则适足资寇"。提出邪气祛而元气自然恢复,"今予论汗吐下三法,先论攻其邪,邪去而元气自复也"。所以,张从正的疾病观主要包括因邪致病、论病重邪及祛邪安正三方面内容。

(二) 天、地、人三邪之发病说

张从正认为邪气的来源有三条途径,即"三邪",分别指"天、地、人邪三者"。张从正认为天地各有六气,人有六味,一旦太过,都可以成为病邪,使人体的上、中、下三部发生相应的病变。他指出:"天之六气,风、暑、火、湿、燥、寒;地之六气,雾、露、雨、雹、冰、泥;人之六味,酸、苦、甘、辛、咸、淡。故天邪发病,多在乎上;地邪发病,多在乎下;人邪发病,多在乎中;此为发病之三也。"由于三邪致病的发病部位和病证表现各不相同,故按照《素问·阴阳应象大论》因势利导的原则,"其高者,因而越之;其下者,引而竭之;中满者,泻之于内;其有邪者,渍形以为汗;其在皮者,汗而发之",治疗上分别采用汗、吐、下三法,使邪气或从外解,或从上涌,或从下泄,即所谓"处之者三,出之者亦三也"。三邪分部及其论治的理论,是张从正治病攻邪的基础。

张从正还十分重视七情所伤的内因致病、治疗不当所产生的药邪为病,如强调"先去其药邪,然后及病邪"。这些内外致病因素,都是值得临床关注的。

(三) 邪壅血气之病机论

张从正在对《内经》一书,惟以血气流通为贵"宗旨的反复体验中,阐发了血气"贵流不贵滞"的观点,为其"邪去元气自复"的主张找到了共同病机的理论基石。张从正认为,人在正常情况下血气运行是畅通无阻的,而无论是邪气侵阻,还是病邪稽留不去,都可以导致血气壅滞而致病。所以,邪气影响血气流通是疾病发生的根本原因。出于所有疾病具有"邪壅血气"的共同病机学基础的思考,张从正认识到只有祛邪、攻邪的治法才能促使血气流通复常;只有根据疾病属性及其发展趋势,正确使用"祛邪为首务"的治疗方法,才能实现"陈莝去而肠胃洁,瘢瘕尽而营卫昌"的治疗目的。

以寒邪为例:"寒则血行迟而少",欲使血气复常,必须先祛除寒邪,"寒去则血行,血行则气和,气和则愈矣"。再如郁证之治,他也强调用吐、下之法,所谓吐之则令其条达,下之则推陈致新。显然吐、下两法在这里的运用,都属意于气血的流通,以条达、推陈的方式,达到宣畅解郁的目的。他还曾创造性地用汗法治腹泻,借助于祛邪的方式促使气血流通,确是张从正之卓见。

张从正认为,邪气为致病的关键因素,因此论治当以祛邪为主,临证善用汗、吐、下三法。

二、汗吐下三法治病经验

张从正临证祛邪善用汗吐下三法,指出:"世人欲论治大病,舍汗、下、吐三法,其余何足言哉。"其所述三法源于《内经》,"《内经》散论诸病,非一状也。流言治法,非一阶也……殊不言补,乃知圣人止有三法,无第四法也"。他强调并不是"以此三法,遂弃众法",而是汗吐下三法可以广兼众法。在汗吐下三法运用上,张从正经验丰富,见解独到,故"所论三法,至精至熟,有得无失,所以敢为来者言也"。

(一)汗法

张从正所论汗法范围比较宽泛,即"凡解表者,皆汗法也",强调凡具有疏散表邪作用的治疗方法,都归属于"汗法"范畴。除了解表的内服药物之外,"灸、蒸、熏、渫、洗、熨、烙、针刺、砭射、导引、按摩"等治法也属于汗法。

1. 适用范围　张从正指出:"风寒暑湿之气,入于皮肤之间而未深,欲速去之,莫如发汗。"只要是外感邪气在表而尚未深入者,就可以采用汗法。另外,飧泄不止、破伤风、小儿惊风搐搦、狂病、酒病及风寒湿痹等杂病亦可使用汗法治疗。

2. 论治方法　张从正所论发汗之法有数种,且不局限于温热解表之法,指出"世俗止知惟温热者为汗药,岂知寒凉亦能汗也,亦有熏渍而为汗者,亦有导引而为汗者"。对于一般解表,张从正仍主张"欲发其表者,宜以热为主","病在表者,虽畏日流金之时,不避司气之热,亦必以热药发其表",方用桂枝汤、桂枝麻黄各半汤、五积散、败毒散等发汗甚热之药和升麻汤、葛根汤、解肌汤、逼毒散等辛温之药。对于表里俱病者,即可"以热解表,亦可以寒攻里。此仲景之大小柴胡汤,虽解表亦兼攻里,最为得体"。选方可用大柴胡汤、小柴胡汤、柴胡饮子等苦寒之药和通圣散、双解散、当归散子等辛凉之药。他还指出:"外热内寒宜辛温,外寒内热宜辛凉"。

张从正还将荆芥、白芷、陈皮等40味药,按性味如辛温、辛热、辛甘、辛凉等进行分类,以备审证择用。

张从正应用汗法,既有与吐法、下法先后连用者,也有吐、汗兼用或并用者,指出各法兼用,临床疗效更佳,故曰:"吐法兼汗,良以此夫。"

张从正除了选用内服方药之外,还用其他外治方法发汗。如"所谓导引而汗者,华元化之虎、鹿、熊、猴、鸟五禽之戏,使汗出如敷粉,百疾皆愈;所谓熏渍而汗者,如张苗治陈廪丘,烧地布桃叶蒸之,大汗立愈"。治小儿风水,服用五苓散通阳利水的同时,于不透风处洗浴,使内外俱行,汗出而肿消。外治发汗简便效捷,可在临床择机使用。

3. 汗法宜忌　在用药辛凉、辛温方面,张从正认为应因时、因地、因人、因脉辨证施治,论述详细:"南陲之地多热,宜辛凉之剂解之;朔方之地多寒,宜辛温之剂解之。午未之月多暑,宜辛凉解之;子丑之月多冻,宜辛温解之。少壮气实之人,宜辛凉解之;老耆气衰之人,宜辛温解之。病人因胃寒食冷而得者,宜辛温解之;因役劳冒暑而得者,宜辛凉解之。病人禀性怒急者,可辛凉解之;病人禀性和缓者,可辛温解之。病人两手脉浮大者,可辛凉解之;两手脉迟缓者,可辛温解之。"

4. 注意事项

(1)使用汗法时应注意观察患者的汗出程度和汗出时间:"凡发汗欲周身漐漐然,不欲如水淋漓,欲令手足俱周遍,汗出一二时为佳"。

(2)发汗之剂,应中病则止,不必尽剂。

(3)发汗后禁忌:"大汗之后,禁杂食、嗜欲、忧思、作劳"。

5. 砭射出血疗法 张从正认为"出血之与发汗,名虽异而实同",所以,砭射出血疗法与汗法一样能起到发泄表邪的作用,属于广义汗法的范畴。况且砭射出血疗法较药物发汗收效更为迅捷,往往能出奇制胜而获得药物汗法所不能取得的效果。张从正在临床治疗中广泛运用刺络泻血法以攻邪疗疾。砭射出血疗法有发汗、清窍行壅、泻火解毒消痈,以及调节经脉气血盛衰等功效,适宜于喉痹、目暴赤肿、羞明隐涩、头风疼痛、少年发早白落或白屑、腰脊牵强、阴囊燥痒等病证,尤其是"治喉痹,用针出血最为上策"。急性喉痹多为火热上炎,《内经》:火郁发之。发,谓发汗。然喉咽中岂能发汗? 故出血者,乃发汗之一端也"。

张从正有《目疾头风出血最急说》专篇,认为《内经》称"目得血而能视",是言气血之常;然而血热壅滞,以头目病变最为常见,正所谓"目不因火则不病"。因此,凡是目赤肿痛者,宜用针刺神庭、上星、囟会、前顶、百会等穴出血,也可以草茎砭刺鼻孔内出血。

张从正的出血疗法有出血量多、砭刺次数多、刺激量大、刺血部位多等特点,砭射治疗多选用铍针、草茎或磁片等器具,砭射方法包括循经取穴、病灶局部及鼻内砭刺出血三种。

张从正认为,砭射出血疗法有其严格的操作要求,并应知晓其适应证和注意事项:

(1)循经取穴,应知经络气血之常数。如目疾宜取太阳、阳明,"盖此二经血多故也。少阳一经,不宜出血,血少故也。刺太阳、阳明出血则目愈明,刺少阳出血则目愈昏";在穴位选择上,注意"后项、强间、脑户、风府四穴,不可轻用针灸,以避忌多故也"。

(2)肝肾不足,气血衰少者,禁刺出血。如小儿痢久,反疳眼昏,雀目不能夜视,内障诸病,"止宜补肝养肾"。

(3)砭射出血后,忌食兔、鸡、猪、狗,以及酒醋湿面、动风生冷等食物。注意调摄情志,不要过分劳力等。

张从正对砭射出血疗法的论述,反映出其丰富的临床实践经验,其手法之娴熟,疗效之卓著,值得进一步研究加以继承和发扬。

病案分析

飧泄不止

赵明之,米谷不消,腹作雷鸣,自五月至六月不愈。诸医以为脾受大寒,故并与圣散子、豆蔻丸。虽止一二日,药力尽而复作。诸医不知药之非,反责明之不忌口。戴人至而笑曰:春伤于风,夏必飧泄。飧泄者,米谷不化,而直过下出也。又曰:米谷不化,热气在下,久风入中。中者,脾胃也。风属甲乙,脾胃属戊己,甲乙能克戊己,肠中有风故鸣。经曰:岁木太过,风气流行,脾土受邪,民病飧泄。诊其两手,脉皆浮数,为病在表也,可汗之。直断曰:风随汗出。以火二盆,暗置床之下,不令病人见火,恐增其热。给之入室,使服涌剂,以麻黄投之,乃闭其户,从外锁之,汗出如洗,待一时许开户,减火

一半。须臾汗止,泄亦止。(《儒门事亲·飧泄三》)

分析:此案例使用汗法的理论根据是《内经》的"春伤于风,夏必飧泄",诊断依据是"两手脉皆浮数"。张从正曾指出:"风,非汗不出。"虽为里病,但因有表证可见,故知入里之风仍有外出之机,因而祛邪出表,使用内服发汗法与外治法发汗相结合,汗出而愈。

(二) 吐法

张从正使用吐法的渊源,远绍《内经》"其高者,因而越之",仲景《伤寒论》以葱根白豆豉汤吐头痛、栀子厚朴汤吐懊憹、瓜蒂散吐伤寒邪结于胸中,《普济本事方》用稀涎散吐膈实中满、痰厥失音、牙关紧闭、如丧神守,《神巧万全方》以郁金散吐头痛、眩晕、头风、恶心、沐浴风,《普济方》以吐风散、追风散吐口噤不开、不省人事,以及张从正自己的临床实践,均为其使用吐法奠定了基础。正如其所述"曾见病之在上者,诸医尽其技而不效,余反思之,投以涌剂,少少用之,颇获征应"。

病案分析

偶 得 吐 法

余昔过夏邑西,有妇人病腹胀如鼓,饮食乍进乍退,寒热更作而时吐呕,且三年矣。师觋符咒,无所不至,惟俟一死。会十月农隙,田夫聚猎,一犬役死,磔于大树根盘,遗腥在其上。病妇偶至树根,顿觉昏愦,眩瞀不知人,枕于根侧,口中虫出,其状如蛇,口眼皆具,以舌舐其遗腥。其人惊见长虫,两袖裹其手,按虫头极力而出之,且二尺许,重几斤。剖而视之,以示诸人。其妇遂愈,虫亦无名。此正与华元化治法同,盖偶得吐法耳。(《儒门事亲·偶有所遇厥疾获瘳记十一》)

分析:此为张从正临证应用吐法之缘故。邪气伤害人体与该虫伤害人体道理相似,要治愈该妇,必须把人体中的长虫祛除。故人之中于邪,定要使邪有出路。若邪在上者,可吐而安。该案也是灵活应用吐法的体现。

由于吐法从上而越,其势较剧,吐之不当,易变生他病,故人所不喜。张从正指出吐法应用不广的原因是"夫吐者,人之所畏,且顺而下之,尚犹不乐,况逆而上之,不悦者多矣"。张从正力主吐法攻邪,在临床实践中对吐法的应用"渐臻精妙,过则能止,少则能加。一吐之中,变态无穷,屡用屡验,以至不疑"。

张从正所论吐法"凡上行者,皆吐法也",突破了催吐治法的局限,将引涎、漉涎、嚏气、追泪等方法均归属于吐法范畴。

1. 适用范围　风痰、宿食、酒积等邪在胸膈以上的大满大实之病症,伤寒杂病中的某些头痛症,痰饮病胁肋刺痛,痰厥失语,牙关紧闭,神志不清,以及眩晕、恶心等病症,皆可吐之。

2. 论治方法　张从正采用内服药催吐的方法较多,如伤寒头痛,用瓜蒂散;杂病头痛,用葱根白豆豉汤;痰食积滞,用瓜蒂末(独圣散)加茶末少许;两胁肋刺痛,漉漉水声者,用独圣散加全蝎梢;发狂,用三圣散;膈实中满,痰厥失音,牙关紧闭,用稀涎散。

张从正使用的催吐药物有栀子、黄连、苦参、大黄、黄芩、郁金、常山、藜芦、地黄汁、木香、远志等36味,其中"惟常山、胆矾、瓜蒂有小毒,藜芦、芫花、轻粉、乌附尖有大毒"外,其余

26味皆无毒,可对证选择使用。

此外,张从正吐法还包括探吐、鼻饲、取嚏、催泪等外治法。

探吐法:"上涌之法,名曰撩痰",张从正常用鸡翎、钗股、竹筷等物刺激舌根、咽弓等部位引起呕吐。吐法中此法最为方便捷效,尤胜于服药。

鼻饲法:主要用于中风牙关紧闭、不省人事或风痫抽搐不便服药者,用鼻饲漉涎取涎。

嚏气法:多用不卧散搐鼻取嚏,效同吐法。

催泪法:治眼病外障,用锭子眼药点于目内眦,待药化泪出而愈。

3. 注意事项　张从正使用吐法至为审慎。强调用吐法应先予小剂,不效则逐渐加之。并以钗股、鸡羽等探吐,不吐则投以虀汁,边探边投,无不出者。因呕吐而头昏、目眩,不必惊疑,饮服冰水或凉水可止。身体强壮者,可一吐而安;怯弱者,可分三次吐之。吐后不尽者,可隔数日再吐。

4. 变证救治　吐法使用中常常会出现变证,张从正用吐法得心应手,归于其对变证的恰当处理。若吐后口渴,可进食冰水、新水、瓜、梨、柿及凉物。若呕吐不止,则根据所用药物及患者形质的强弱进行解救。用藜芦吐不止者,用葱白解之;因石药吐不止者,用甘草、贯众解之;因瓜蒂或诸草木者,用麝香解之。

5. 吐法禁忌　吐后禁贪食过饱及硬物、干脯难化之物,大禁房劳、大忧、悲思。性情刚暴,好怒喜淫;病势重危,老弱气衰;信心不坚,似懂非懂;自吐不止,亡阳血虚;各种出血病证;患者无正性,妄言妄从,反复不定者,皆不可吐,吐则转生他病。

张从正运用吐法经验丰富,但历代医家对此法用之甚少,几近废弃。根据张从正吐法的经验,对于顽固性疾病往往一吐即愈,因此其作用机制和适用范围还有待发掘、研究和传承发扬。

病案分析

笑　不　止

戴人路经古亳,逢一妇,病喜笑不止,已半年矣。众医治者,皆无药术矣。求治于戴人。戴人曰:此易治也。以沧盐成块者二两,余用火烧令通赤,放冷研细。以河水一大碗,同煎至三五沸,放温分三次啜之。以钗探于咽中,吐出热痰五升。次服大剂黄连解毒汤是也。不数日而笑定矣。《内经》曰:神有余者,笑不休。此所谓神者,心火是也。火得风而成焰,故笑之象也。五行之中,惟火有笑矣。(《儒门事亲·笑不止三十》)

分析:此案例之喜笑不止,为"神有余",即心火亢盛,病位居于上焦,故可使用吐法,一吐而安。

(三)下法

张从正秉承《内经》以"气血流通为贵"的原则,指出"所谓下者,乃所谓补也",不局限于泻下通便,提出"陈莝去而肠胃洁,癥瘕尽而荣卫昌,不补之中,有真补存焉"的观点,拓宽了下法的内涵。因此,张从正的下法强调,凡具有下行作用的方法都属下法,如"催生、下乳、磨积、逐水、破经、泄气,凡下行者,皆下法也"。

1. 适用范围　凡"积聚陈莝于中,留结寒热于内""寒湿固冷,热客下焦,在下之病""宿食在胃脘""心下按之而硬满者""杂病腹满痛而拒按者""伤寒大汗之后,重复劳发而为病者",目黄,九疸,食劳,腰脚胯痛,落马、堕井、打扑、闪肭、损伤等外伤引起肿痛剧烈者,都可合理地使用下法。因此,下法可广泛运用于临床各科疾病的治疗。

2. 论治方法 张从正使用攻下之法,常辨病邪性质,属热壅、寒实、水聚、痰滞、湿滞、食积或血瘀,分别投以寒下、凉下、温下、热下、峻下、缓下之剂,其中以寒凉剂的应用居多。

寒下,有调胃承气汤及大小承气汤、桃仁承气汤、陷胸汤、大柴胡汤等。凉下,有八正散、洗心散、黄连解毒散等。温下,有无忧散、十枣汤。热下,有煮黄丸、缠金丸之类。峻下,有舟车丸、浚川散等。张从正又取大承气汤加姜、枣煎服,名曰调中汤,专治中满痞气、大便不通等症,攻下宿滞而兼有调中之功。

张从正还列举了 30 味攻下药,分为咸寒、微寒、大寒、温、热、凉、平等 7 类,并指出牵牛、大戟、芫花、皂角等有小毒;巴豆、甘遂等有大毒,应慎用。

3. 注意事项 张从正还强调要根据患者情况,选用不同的剂型,如"急则用汤,缓则用丸,或以汤送丸,量病之微甚,中病即止,不必尽剂,过而生愆"。

4. 下法禁忌 洞泄寒中,伤寒脉浮,表里俱虚,五痞心证,厥而唇青、手足冷内寒者,小儿慢惊、两目直视、鱼口出气者,以及十二经败症等,不宜使用下法。

病案分析

偏 头 痛

一妇人年四十余,病额角上耳上痛,俗呼为偏头痛。如此五七年,每痛大便燥结如弹丸,两目赤色,眩运昏涩,不能远视。世之所谓头风药、饼子风药、白龙丸、芎犀丸之类,连进数服。其痛虽稍愈,则大便稍秘,两目转昏涩。其头上针灸数千百矣。连年著灸,其两目且将失明,由病而无子。一日问戴人。戴人诊其两手脉急数而有力,风热之甚也。余识此四五十年矣,遍察病目者,不问男子妇人,患偏正头痛,必大便涩滞结硬,此无他。头痛或额角,是三焦相火之经及阳明燥金胜也。燥金胜,乘肝,则肝气郁,肝气郁则气血壅,气血壅则上下不通,故燥结于里,寻至失明。治以大承气汤,令河水煎三两,加芒硝一两,煎残顿令温,合作三五服,连服尽。荡涤肠中垢滞结燥、积热,下泄如汤,二十余行。次服七宣丸、神功丸以润之,菠菱葵菜、猪羊血为羹以滑之。后五七日、十日,但遇天道晴明,用大承气汤,夜尽一剂,是痛随利减也。三剂之外,目豁首轻,燥泽结释,得三子而终。(《儒门事亲·偏头痛九十二》)

分析:本例为久年偏头痛,兼见目涩,便秘,病在阳明。阳明燥金胜则乘肝,肝郁而致气血壅阻,燥结于里。故以大承气汤荡涤肠垢,痛随利减。燥结下而气机畅,头痛焉在? 本案不事清肝、活血,而取急下阳明,反映了张从正治病的特色。此外,既为上下不通,似宜吐下并进,之所以只用下而不用吐者,以其病为燥结,急下所以保存津液。吐法每能致汗,汗为燥病所忌。在治疗过程中,张从正以"菠菱葵菜、猪羊血为羹",反映了以食疗润枯和胃兼治的特色。

三、食疗补虚

张从正主张"有余者损之,不足者补之","养生当论食补,治病当论药攻","损有余乃所以补不足",所谓"不补之中有真补存焉",用汗、吐、下三法祛邪,达到以攻为补,邪去正安的治疗目的。其使用补法的特点是对无病之人反对滥用补药;对邪积未去的患者,以攻药居其先,应慎用补剂,以免助邪伤正;对脉脱下虚,无邪无积的虚证患者,方可议投补剂;强调药补不如食补,认为凡病皆由邪,攻去其邪,患者能进五谷,才是真补之道。

张从正将补法分为6种,即平补、峻补、温补、寒补、筋力之补及房室之补。平补用人参、黄芪之类,峻补用附子、硫黄之类,温补用豆蔻、官桂之类,寒补用天冬、五加皮之类,筋力之补用巴戟、肉苁蓉之类,房事之补用石燕、海马、阳起石、丹砂之类。

对于食疗补虚,张从正强调以"五谷养之,五果助之,五畜益之,五菜充之",并与五脏相宜,是遵《素问·脏气法时论》之旨。

由上可见,张从正对补法理论的贡献,主要表现为辩证地处理邪正关系,主张攻邪居先,寓补于攻,提倡食疗补虚,注重顾护胃气,安谷生精。

四、情志疗法

张从正依据《内经》五情相胜理论,运用情志疗法治疗疾病。《素问·五运行大论》有"怒伤肝,悲胜怒;喜伤心,恐胜喜;思伤脾,怒胜思;忧伤肺,喜胜忧;恐伤肾,思胜恐"之论,张从正据此发挥:"悲可以治怒,以怆恻苦楚之言感之;喜可以治悲,以谑浪亵狎之言娱之;恐可以治喜,以迫遽死亡之言怖之;怒可以治思,以污辱欺罔之言触之;思可以治恐,以虑彼志此之言夺之。凡此五者,必诡诈谲怪,无所不至,然后可以动人耳目,易人听视。"这种以情胜情的治疗方法在临床取得良好疗效。

张从正不仅善于以情胜情,而且又有所创新。如他对《内经》"惊者平之"理论独具心得,认为"惊者,为自不知故也","平,谓平常也。夫惊以其忽然而遇之也,使习见习闻则不惊矣"。如治疗卫德新妻受惊案,因患者受惊吓而畏响,张从正"击拍门窗,使其声不绝",使患者对响声逐渐习以为常,神志趋于安定而惊恐渐消。

病案分析

因 忧 结 块

息城司侯,闻父死于贼,乃大悲哭之。罢,便觉心痛,日增不已,月余成块状若覆杯,大痛不住,药皆无功。议用燔针炷艾,病人恶之,乃求于戴人。戴人至,适巫者在其旁,乃学巫者,杂以狂言,以谑病者,至是大笑,不忍回,面向壁一二日,心下结块皆散。戴人曰:《内经》言"忧则气结,喜则百脉舒和",又云"喜胜悲"。《内经》自有此法治之,不知何用针灸哉?适足增其痛耳!(《儒门事亲·因忧结块一百》)

分析:息城司侯心下结块,大痛不止,皆因悲伤过度所致。喜为心之志属火,悲为肺之志属金,当以喜胜悲。遂假借巫者惯技,杂以狂言戏谑,引患者大笑不止,不药而瘥。

(李 萍)

复习思考题

1. 简述张从正三邪发病理论的主要学术内容。
2. 简述张从正汗吐下三法的含义及注意事项。
3. 张从正为什么认为血气流通为贵?
4. 试述张从正出血疗法的内容及注意事项。
5. 张从正是否"长于攻邪,绌于补虚"?
6. 张从正如何补养正气?
7. 张从正是如何运用情志疗法的?

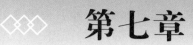

第七章

李 杲

第一节 生平著作

一、生平简介

李杲，字明之，宋金时真定（今河北省正定县）人，真定秦称东垣县，故其晚年自号"东垣老人"。生于金大定二十年（1180 年），卒于元宪宗元年（1251 年），亲身经历了亡金建元的战争年代。

李杲出身富豪之家，因母亲患病，多方求治，杂药乱投，竟不知所患何病而亡，悔不知医，遂立志学医，以千金为赞，拜名医张元素为师，数年而尽得其传，且多有阐发。李杲重视脏腑辨证，精于遣药制方，对《内经》《难经》等经典深有研究，结合临证所见，提出"内伤脾胃，百病由生"的著名论点，形成以脾胃为核心，倡"火与元气不两立"说，以甘温除热、益气升阳、补脾胃泻阴火等法治疗各科疾病的脾胃内伤学说，不仅发展了《内经》的脾胃理论，而且对后世医学产生重大影响。因而被后世尊为"补土派"，为金元四大家之一。

李杲师从于张元素，传其学者有王好古、罗天益。王好古在其基础上，重点阐发了伤寒内感阴证理论；罗天益不仅全面继承李杲之说，而且旁采诸家，进一步将饮食所伤分作食伤和饮伤，将劳倦所伤分为虚中有寒和虚中有热，使脾胃辨证条理更加分明。明清诸家，如薛己、张介宾、叶天士等亦广泛采撷其说，并有所发展。

二、著作提要

《内外伤辨感论》，三卷，刊于宋淳祐七年（1247 年）。卷上载医论 13 篇，阐明外感内伤病证，不仅有各自的传变规律，且形证色脉亦各具特征。卷中载饮食劳倦、暑伤胃气医论 2 篇，方剂 24 首。卷下载辨内伤饮食用药所宜所禁、饮食自倍肠胃乃伤分而治之等医论 4 篇，方剂 23 首。本书系李杲早期力作，发明"脾胃有伤，则中气不足，中气不足，则六腑阳气皆绝于外……故荣卫失守，诸病生焉"之"内伤学说"。

《脾胃论》，三卷，成书于宋淳祐九年（1249 年）。全书共载医论 38 篇，方论 63 篇。卷上医论 8 篇,卷中介绍诸方的主治应用、配伍及加减法,卷下载医论 12 篇。该书是李杲创立"脾胃学说"的代表作,发展了《内经》《难经》的理论,提出"人以胃气为本"的论点,为甘温除热法确立了理论依据。全书载列补中益气汤、升阳散火汤、调中益气汤、升阳除湿汤、朱砂安神丸、清暑益气汤、普济消毒饮、通幽汤等名方 60 余首。

《兰室秘藏》,三卷,刊于元至元十三年(1276 年)。书名"兰室",取《素问·灵兰秘典论》"藏灵兰之室",以示其所述之珍贵。全书 21 门,包括内、外、妇、儿等临证各科。每门之下,有总论、症候、病源、治疗原则、处方等。经门人罗天益整理问世。

《东垣试效方》,九卷,又称《东垣先生试效方》,系李杲临证经验效方,经其弟子罗天益辑录整理而成。全书 24 门,列论 26 篇,方剂 240 首,医案医话 20 余则。有十几篇是李杲其他著作所不载,而仅见于此。

第二节　学术思想与临证经验

一、脾胃内伤学说

李杲在深入研究《内经》理论的前提下,对脾胃的生理和病理展开深刻的论述,并由此确立了脾胃内伤学说。

(一) 阐发脾胃生理功能

1. 脾胃为滋养元气之本　气是人体生命活动的推动力,它既是脏腑功能活动的体现,又是脏腑活动的产物。人身元气由先天精气所化生,又有赖后天脾胃的滋养,李杲对此有深刻的认识。他说:"真气又名元气,乃先身生之精气也,非胃气不能滋之。"《内外伤辨惑论》也有"夫元气、谷气、荣气、清气、卫气、生发诸阳上升之气,此六者,皆饮食入胃,谷气上行,胃气之异名,其实一也"之论,说明这些名称各异的"气",都有赖于胃气的滋养,并随胃气的升发而布散全身。李杲引用《内经》有关论述来说明在正常情况下,胃所受纳的水谷,通过脾主运化而输布精微、化生元气,从而使先天诸气得以补充。《兰室秘藏》将此归纳为"脾胃为血气阴阳之根蒂"。因此,李杲强调脾胃与元气关系密切,脾胃是元气之本,元气是健康之本;脾胃伤则元气衰,元气衰则疾病所由生。这是李杲脾胃学说的基本论点。

2. 脾胃为精气升降运动的枢纽　升降浮沉是自然界事物的基本运动变化形式。以天地四时之气变化而言,春夏主升浮,万物由初萌而郁茂,秋冬主沉降,万物由收敛而潜藏。李杲说:"经言岁半以前天气主之,在乎升浮也……岁半以后地气主之,在乎降沉也……升已而降,降已而升,如环无端,运化万物,其实一气也。"由此可知,四时之气的运动变化主要表现为气机的升降浮沉,春夏之气升浮,秋冬之气沉降,循环往复,而长夏居于中央,为一年四季浮沉变化的枢纽。土旺于四时,四时皆有土气。所以,土在升降浮沉和万物的生长收藏过程中,居于非常重要的地位。人与自然相应,脾胃居于中焦,调节人身精气的升降运动。李杲指出:"盖胃为水谷之海,饮食入胃,而精气先输脾归肺,上行春夏之令,以滋养周身,乃清气为天者也;升已而下输膀胱,行秋冬之令,为传化糟粕,转味而出,乃浊阴为地者也。"《脾胃论·阴阳寿夭论》说:"地气者,人之脾胃也。脾主五脏之气,肾主五脏之精,皆上奉于天,二者俱主生化以奉升浮,是知春生夏长皆从胃中出也。"显而易见,脾胃不仅将水谷之精气灌溉四脏,滋养周身,同时排泄废物,推动着脏腑精气的上下流行,循环化生,脾胃也是人体精气升降运动的枢纽。

人身精气升而复降、降而复升,是其生理常态。在精气升降过程中,胃气的升发居于主导地位,有升然后才有降;如果没有胃气的升发,水谷精气无从化生气血,精气正常的升降运行也就无从谈起。在脾胃气机升降的问题上,李杲特别强调生长与升发。他认为只有谷气上升,脾胃之气升发,元气功能充沛,生机才能活跃,阴火也才会潜敛。但脾胃之气上升还需有胆气升发作用的配合。若胆气不升,胃气亦不能上升,他说:"胆者,少阳春升之气,春气升则万化安,故胆气春升,则余脏从之。"

这里需要说明,李杲侧重于脾胃之气升发的同时,并不忽视阴火的潜降,而是强调胃气升发是元气充盛、阴火潜敛的前提和条件。

（二）内伤脾胃,百病由生

1. 内伤病因　李杲生活在中原战乱年代,饥饿、劳役及精神创伤严重损害脾胃功能,削弱机体的抗病能力。因此他总结并提出饮食失节、劳役过度、七情所伤是脾胃内伤的主要因素。

（1）饮食不节:饥饱无常,饮食失节,极易伤胃损脾,故《脾胃论·脾胃胜衰论》论述说:"夫饮食不节则胃病,胃病则气短、精神少而生大热,有时而显火上行,独燎其面……胃既病,则脾无所禀受……故亦从而病焉。"

（2）劳役过度:宋金元时期,战争频繁,或从军打仗,或疲于奔命,繁重而无休止的劳役,易损伤脾胃。"形体劳役则脾病,脾病则怠惰嗜卧,四肢不收,大便泄泻。脾既病,则其胃不能独行津液,故亦从而病焉"。

（3）情志内伤:战争导致颠沛流离,精神恐惧紧张,忧伤喜怒,影响脾胃,损耗元气,也是导致脾胃内伤病的原因。

这三方面的致病因素,在内伤病的发病过程中往往是先后影响、交互为患的,所谓"先由喜怒悲忧恐,为五贼所伤,而后胃气不行,劳役饮食不节继之,则元气乃伤"。内伤病的形成往往是多因素综合作用的结果,李杲还认为七情因素往往起到主导作用,并提出素体羸弱、过服寒药、感受外邪等也是内伤发病的原因。

2. 内伤病机　脾胃为滋养元气的本源,因此,脾胃损伤必然导致元气不足而产生各种病变。李杲所谓"脾胃之气既伤,而元气亦不能充,而诸病之所由生也",是其脾胃内伤学说的基本观点。

（1）气火失调:李杲认为元气与阴火互相制约的关系失调是导致脾胃内伤的主要病机。元气充沛,阴火戢敛,从而发挥其正常的生理作用,即"少火生气";元气不足,阴火反而亢盛鸱张,耗伤元气,这时阴火则成为"元气之贼",可引起多种病变。脾胃内伤的早中期容易出现"气高而喘,身热而烦,脉洪大而头痛,或渴不止"的内伤热中证。但随着元气的日益衰惫,或治疗失当,热中证可逐渐发展转化为寒中证。

李杲所论的"阴火",其概念十分宽泛,包括亢盛的心火、下焦包络之火、相火、肾间阴火、七情之火、脾胃津亏燥热等多种。如《脾胃论·饮食劳倦所伤为热中论》云:"脾胃气衰,元气不足而心火独盛,心火者,阴火也,起于下焦,其系于心。心不主令,相火代之。相火,下焦包络之火,元气之贼也。火与元气不两立,一胜一负。脾胃气虚,则下流于肾,阴火得以乘其土位""或因劳役动作,肾间阴火沸腾。"阴火是内伤因素导致的以脾胃气虚为基础产生的一系列火热病证的概称。

（2）升降失常:脾胃内伤致病,是由于人体升降浮沉的气化活动发生障碍或被破坏所致。李杲说:"或下泄而久不能升,是有秋冬而无春夏,乃生长之用陷于殒杀之气,而百病皆起;或久升而不降,亦病焉。"由于人体气机的升降失序,以致"清气不升,浊气不降,清浊相干,乱于胸中,使周身气血逆行而乱"（《脾胃论·清暑益气汤》）,而使谷气不升,脾气下流,不能滋养元气,人体生机紊乱,病理性的阴火由此产生,便会产生种种病变。如李杲在论述内障眼病时指出："元气不行,胃气下流,胸中三焦之火及心火乘于肺上,入脑灼髓,火主散溢,瞳子开大。"

根据《内经》有关理论,东垣阐述脾胃元气不足的发病机制大致有以下五个方面:劳伤阳气,汗泄精绝,身热心烦,甚而昏厥;脾胃不和,谷气下流,阳气沉降,阴精失奉,令人病夭;胆气不生,饮食不化,飧泄肠澼;五味不藏,五气失养,津衰神少,气或乖错;脾胃衰弱,形气俱虚,乃受外邪。

脾胃内伤,必然破坏脏腑之间的制约平衡关系,其中最受其累的是肺,所谓"脾胃虚则肺最受病"。此外,还可招致心火、肝木及肾水的各种脏腑病变。同时,脾胃虚弱,元气不足,必然使其他脏腑、经络、四肢、九窍均失所养,所谓"胃虚脏腑经络皆无所受气而俱病""脾胃虚则九窍不通"。总之,内伤所致元气不足的发病情况相当复杂,而脾胃虚弱、阳气不升是其根本。

(三)阐发内伤热中证

1. 内伤热中证发病机理 内伤热中证是李杲论述脾胃内伤疾病的重要内容。他认为"饮食劳倦,喜怒不节,始病热中""以五脏论之,心火亢盛,乘其脾土,曰热中",说明内伤热中现象多出现在脾胃内伤类疾病的早中期。

李杲认为,内伤热中证的热象是阴火内燔所致。从《素问·调经论》"其生于阳者,得之风雨寒暑;其生于阴者,得之饮食居处,阴阳喜怒……帝曰:阴虚生内热奈何?岐伯曰:有所劳倦,形气衰少,谷气不盛,上焦不行,下脘不通,胃气热,热气熏胸中,故内热"等论述,可知李杲论阴火,本于经旨而有所发挥。《内经》的阴虚生内热,是相对于外感发热之阳邪而言。东垣所说的"内伤热中",同样是基于饮食劳倦、阴阳喜怒展开,但立足于脾胃内伤、元气不足。他强调"火之与气,势不两立"。故《内经》之"壮火食气,气食少火,少火生气,壮火散气",充分揭示了气火关系失调,既是"内伤热中"的病机关键,也是形成"阴火上冲"的主要机制。综合分析,阴火的产生可有如下几种情况:

(1)阳气不升,伏留化火:脾胃功能正常,则精气输布功能旺盛,"行春夏温热之令"。他说:"五脏禀受气于六腑,六腑受气于胃……胃气和平,荣气上升,始生温热,温热者,春夏也。"李杲对"温热"的理解与众不同,他认为水谷入胃,营气之所以能"上升"而温煦周身,与胆、小肠的关系密切。所谓"甲胆风也、温也,主生化周身之血气;丙小肠热也,主长养周身之阳气,亦皆禀气于胃,则能浮散也、升发也。胃虚,则胆及小肠温热生长之气俱不足,伏留于有形血脉之中,故热病",说明一旦胃虚,则"脾胃之气下流,使谷气不得升浮,是春生之令不行,则无阳以护其荣卫,则不任风寒,乃生寒热"。显然,阳气不得生升,谷气下溜,当升不得升,则伏留于血脉而化火。他还指出,"胃虚过食冷物,抑遏阳气于脾土",也会出现火郁于中的现象。

(2)津伤血弱,内燥化火:李杲指出:"手阳明大肠、手太阳小肠皆属足阳明胃……大肠主津,小肠主液,大肠、小肠受胃之荣气,乃能行津液于上焦,灌溉皮毛,充实腠理。若饮食不节,胃气不及,大肠、小肠无所禀受,故津液涸竭焉。"在他看来,在脾气散精、归肺,行津液而如雾露之布的过程中,当胃虚而大小肠无所禀受时,则可导致液耗津枯、水不制火,这是津伤内燥类阴火病证的关键病机之一。他受《内经》"饮入于胃,游溢精气,上输于脾,脾气散精,上归于肺"的启发,进一步发挥为"病人饮入胃,遂觉至脐下,便欲小便,由精气不输于脾,不归于肺,则心火上攻,使口燥咽干,是阴气大盛",说明水谷精气不化,可促使内燥化火、阴火鸱张的病势更加严重。

李杲还说明了"血亏"也是导致阴火产生的因素之一。所谓"津液不行,不能生血脉,脉中惟有火也""营血大亏,营气伏于地中,阴火炽盛",炽盛的阴火再熬阴血,"血虚发燥"

是阴血不足类阴火病证的关键病机。

（3）谷气下流，郁而化火：脾胃气虚失运，水谷不化精气，谷气酿湿化浊，转而下流、蕴结而生内热；所谓"内热"，也即东垣说的"阴火"，这是其阴火关键病机的另一层含义。"脾受胃禀，乃能熏蒸腐熟五谷者也"，清气不升，即可导致"谷气闭塞而下流""胃气既病则下溜，经云：湿从下受之"，这是脾胃既虚，水谷浊气下流化湿的要素之一。李杲认为，水谷下流的湿浊之气，之所以能化为阴火，与肾间相火的相合密不可分。《内外伤辨惑论》所谓"脾胃气虚，则下流于肾""肾间受脾胃下流之湿气，闭塞其下，致阴火上冲"等，讲的就是谷气下流，相火蕴蒸而为湿热的病机。

（4）心君不宁，化而为火：李杲把七情所致之火，亦归属阴火范畴。如说："凡怒忿、悲思、恐惧，皆损元气，夫阴火之炽盛，由心生凝滞，七情不安故也""若心生凝滞，七神离形，而脉中唯有火矣。"强调心君不宁所生之火，也是阴火，所谓"心火者，阴火也"。

此外，李杲还认为劳役过度也可直接引起阴火上冲："或因劳役动作，肾间阴火沸腾；事闲之际，于大舍之内，或于阴凉处解脱衣裳，更有新沐浴，于背阴处坐卧，其阴火下行，还归肾间。"

综上所述，凡饮食、劳倦、情志所伤皆可损伤脾胃，进而引起人体的气火失调、升降失常，形成内伤热中病证。

2. 内伤热中证临床表现　阴火病机的复杂性，决定了内伤热中类病证的复杂性，既可以表现为全身性或局部的病变，还可因人、因病、因脏腑经络之别而表现各异。由于脾胃内伤病机是围绕着"火与元气不两立"的矛盾而展开，因而脾胃气虚与阴火炎蒸的矛盾成为"内伤热中"类病证病机纠结的集中体现，所以其临床表现主要可分为脾胃气虚和火热亢盛的两大证候群。脾胃气虚类证候主要表现为肌体沉重、四肢不收、怠惰嗜卧、气短、精神少等；火热亢盛类证候则表现为火热上行独燎其面、身热而烦、气高而喘、渴而脉洪大，以及三焦九窍积热等。具体到阴火表现，则《脾胃论》有"发热、恶热、烦躁、大渴不止、肌热不欲更衣、其脉洪大""四肢烦热、肌热""热如燎、扪之烙手""日高之后，阳气将旺，复热如火"或"虚热而渴"等种种不同的表述，以及包括《兰室秘藏》"时显热躁，是下元阴火蒸蒸发也"等方面的补充。脾胃内伤，还会涉及他脏，一如《脾胃论·脾胃虚实传变论》所说："脾胃一伤，五乱互作。其始病，遍身壮热，头痛目眩，肢体沉重，四肢不收，怠惰嗜卧。"如阴火上冲于肺，则气高而喘，烦热，渴而脉洪；如阴火灼伤阴血，心无所养，则心乱而烦；如肝木夹心火妄行，则胸胁痛，口苦舌干，往来寒热而呕，或多怒、淋溲、腹中急痛；如肾中伏火，则躁烦不欲去衣，足不任身，脚下隐痛等。

需要注意的是，"内伤热中"并非内伤类病证的最终归宿，其转归过程中多呈现"始病热中""若末传为寒中"特点，系正气日渐衰惫，或举措失当，严重损伤阳气所致。

3. 内伤与外感鉴别诊断　内伤热中证所表现的发热、烦渴、头痛、恶风寒、寒热交作等症状，表面上与外感疾病颇为相似，若不加以鉴别，治疗时就容易犯"虚虚实实"的错误。因此，李杲在《内外伤辨惑论》中较详细地论述了内伤与外感的鉴别要点。

（1）辨脉：外感者，人迎脉大于气口，多现于左手：若外感寒邪，独左寸人迎脉浮紧，或按之洪大或紧急；若外感风邪，则人迎脉缓而大于气口一倍，或大于二三倍。内伤者，气口脉大于人迎，多现于右手：若内伤饮食，则右寸气口脉大于人迎一倍；若饮食不节，劳役过度，则心脉变见于气口，气口脉急大而涩数，时一代而涩；宿食不消，独右关脉沉滑。

（2）辨寒热：外感者，发热恶寒，寒热并作，面色赤，鼻息壅塞，呼吸不畅，心中闷，其恶寒得温不止，必待表解或传里，其寒始罢，语声重浊有力。内伤者，见风遇冷，或居阴寒湿冷处，便觉淅淅恶风，或畏冷恶寒，但避其风寒，或得温暖则已；其发热者，但觉蒸蒸燥热或潮热，得寒凉则止,或热甚汗出而解。或可伴随鼻涕或喷嚏,动辄气短,或少气不足以息、言语声怯等。

(3)辨手心手背:外感者,多见手背热,手心不热。内伤者,多手心热而手背不热。

(4)辨口鼻:外感者,口中和,不恶食,鼻塞、流清涕。内伤者,口不知味,恶食,鼻涕或有或无,无鼻塞症状。

(5)辨头痛:外感者,头痛骤起,必待表解或传里方罢。内伤者,头痛常作,时作时止,或有时而作。

(6)辨筋骨四肢:外感者,得病初起则全身筋骨酸楚,卧床不起,甚或非扶不起。内伤者,怠惰嗜卧,四肢酸重不收。

(7)辨渴与不渴:外感者,感受风寒之邪三日后,邪传入里始有渴证。劳役所伤,或饮食失节伤之重者,必有渴证,然久病则多不渴。

4. 内伤热中证治疗法度 内伤热中证的主要病机是脾胃元气不足、气火失调、升降失常,治疗上不能等同一般的火热证。李杲强调升阳益气,使胃气上升,元气充沛,则阴火自然潜敛。

(1)甘温除热法:《内外伤辨惑论》谆谆告诫:"内伤不足之病,苟误认作外感有余之病而反泻之,则虚其虚也。《难经》云:实实虚虚,损不足而益有余,如此死者,医杀之耳。然则奈何?曰:惟当甘温之剂,补其中、升其阳,甘寒以泻其火则愈。《内经》曰:劳者温之,损者温之。盖温能除大热,大忌苦寒之药泻胃土耳。"李杲善以甘温之剂调补脾胃、升发阳气,泻其火热,这便是著名的甘温除热法,并创制甘温除热法的代表方剂补中益气汤(黄芪一钱,炙甘草五分,人参、升麻、柴胡、橘皮、当归、白术各三分),益气温中、升阳举陷,治本而除阴火产生之源。主要用于治疗气高而喘、身热而烦、其脉洪大而头痛、或渴不止、其皮肤不任风寒而生寒热等。该方以黄芪为君,补脾而益肺气,用量最多;人参、甘草甘温益气,甘草亦能泻火,有"急者缓之"之效。并说"以上三药,除湿热烦热之圣药也"。白术苦甘温,除胃中之热。升麻、柴胡引胃中清气上行,达到升举下陷的目的,方中佐以柴胡、升麻二味,一从左旋,一从右旋,旋转于胃之左右,升举其上焦所陷之气;配陈皮、当归调和气血,均为佐药。全方配伍注重补中升阳,使脾胃之气升发,元气随之充盛,元气足则阴火自然潜敛,正所谓"一胜则一负"。

🩺 **病案分析**

劳 倦 发 热

上湖吕氏子,年三十余,九月间因劳倦发热。医作外感治,用小柴胡、黄连解毒、白虎等汤,反加痰气上壅,狂言不识人,目赤上视,身热如火,众医技穷。八日后召予诊视,六脉数疾七八至,又三部豁大无力,左略弦而艽。予曰:此病先因中气不足,又内伤寒凉之物,致内虚发热,因与苦寒药太多,为阴盛格阳之证,幸元气稍充,未死耳。以补中益气汤,加制附子二钱,干姜一钱,又加大枣、生姜煎服。众医笑曰:此促其死也。黄昏时服一剂,痰气遂平而熟寐。伊父报曰:自病不寐,今安卧,鼾声如平时。至半夜方醒,始识人,而诸病皆减。又如前再与一剂,至天明时,得微汗气和而愈。(虞抟《医学正传·内伤》)

分析:本案系劳倦发热,因寒凉误治,导致阴盛格阳重症。遂以甘温除热之补中益气汤合附子、干姜之温中回阳,生姜、大枣之调和营卫,药后阴阳恢复其常,故能安寐而诸恙悉平。

(2)升阳散火法:脾主肌肉四肢,"阴火"乘脾,在脾气不足、卫外不固常感风寒的同时,又有燥热发于肌表,临床可见四肢困热、肌热、筋骨间热、表热如火燎,扪之烙手等阴火盛于表而不能发泄的征象,李杲创制升阳散火汤(升麻、葛根、独活、羌活、白芍、人参各五钱,炙甘草、柴胡各二钱,防风二钱五分,生甘草二钱),解表升阳,益气散火。该方用人参、炙甘草甘温益气,并用升麻、柴胡、葛根,升引脾胃之清气,以使腠理充实,阳气得以卫外而为固;羌活、独活、防风升发阳气。李杲强调说:"泻阴火以诸风药,升发阳气,以滋肝胆之用,是令阳气生,上出于阴分。末用辛甘温药,接其升药。使火发散于阳分,而令走九窍也。"共奏辛甘温发散之力,既发越脾土之郁遏,又疏散肌表之燥热,使郁者伸而阴火散,即《内经》火郁发之法;佐以生甘草泻火而缓急迫;白芍合人参补脾肺,甘酸化阴敛阴,散中有收,不致有损阴气为佐使,这是区别于一般辛温解表法的关键所在。

病案分析

痢　疾

　　淮安郡侯许同生令爱,痢疾腹痛,脉微而软。余曰:此气虚不能运化精微,其窘迫后重者,乃下陷耳。用升阳散火汤一剂,继用补中益气汤十剂即愈。(《医宗必读·痢疾》)

　　分析:李中梓认为"世之病痢者,十有九虚;而医之治痢者,百无一补",本案患者脉微而软,是为虚证无疑。气虚不化,中气下陷,不可滥用攻伐,否则愈攻则愈虚愈痛。痢疾脉来微弱者可补,气陷于下者当升,故以升阳散火汤与补中益气汤调治收功。

　　(3)升阳除湿法:针对脾胃内伤,阳气不能上行,水谷不化精微,反生湿浊的病机,若临床表现为不思饮食、肠鸣腹痛、泄泻无度、四肢困弱、便黄等,李杲创制升阳除湿法与汤加以治疗,该方中重用苍术配甘草、大枣、生姜、陈皮、神曲燥湿健脾,补中益气;猪苓、泽泻、益智仁、半夏配羌活、苍术渗湿健脾;升麻、柴胡、防风、羌活升阳举陷。若水谷不化精气,不得上输于肺而下流成为湿浊,湿郁化热,致阴火上冲,加之感受风湿之邪,风湿热具乘于肺,肺气被郁,气不宣通而身痛不已,在升阳除湿汤的基础上再加黄芪、人参、甘草、黄柏,组成通气防风汤,升阳除湿、甘寒清火,用于治疗肩背疼痛,并燥热汗出、小便数而少等症。

病案分析

劳倦风湿

　　劳倦而招风湿,右脉濡小,左脉浮弦,舌苔薄白,溺赤便溏,肢体酸楚,神倦嗜卧,少纳口干,升阳益胃汤。参、术、芪、草、夏、陈、苓、泽、羌、独、防、柴、连、芍、姜、枣、加川朴、青皮。(《继志堂医案·内伤杂病门》)

　　分析:阳气不升而风湿郁于经络,治疗可用风药胜湿的方法。若脾胃气虚,卫外阳气不伸、复有湿热熏蒸,可用升阳益胃合祛风化湿之法。系东垣补中益气、升阳除湿法的具体应用。

笔记栏

二、遣方用药经验

(一)四时用药

李杲强调四时之气升降浮沉对脾胃内伤患者有一定影响。认为脾胃虚弱,随时为病,故当随病制方,即随着四时气候不同,病情有所出入,则有一套从权加减措施,这就是李东垣著名的"四时用药加减法"。其中尤为重视长夏季节对脾胃病的影响,创制清暑益气汤(人参、黄芪、苍术、白术、麦冬、五味子、黄柏、青皮、当归、神曲、升麻、葛根、泽泻、陈皮、甘草),用于治疗长夏季节湿热困脾,表现为四肢困倦、精神短少、懒于动作、胸满气促、肢节沉疼,或气高而喘、身热而烦、心下膨痞、小便黄而数、大便溏而频,或痢出黄如糜,或如泔色,或渴、不思饮食、自汗体重,或汗少、脉洪缓。夏季暑热之邪乘袭脾胃常用该方调理。长夏季节另一方为补脾胃泻阴火升阳汤(黄芩、黄连、石膏、柴胡、升麻、羌活、人参、苍术、黄芪、甘草),用于治疗阴火炽盛,脾胃气虚证,也是李杲益气与泻火并重的代表方。

(二)脏腑用药

李杲论病注重脏腑之间的生克制化关系。脾胃气虚所致的其他脏腑疾病,李杲都求其本而治之,提出"治肝、心、肺、肾,有余不足,或补或泻,惟益脾胃之药为切"。如治疗"肺之脾胃虚",用升阳益胃汤(黄芪、人参、炙甘草、独活、防风、白芍、羌活、橘皮、茯苓、柴胡、泽泻、白术、黄连、半夏、生姜、大枣),使胃气升发则肺气自复。"肾之脾胃虚",用沉香温胃丸(附子、巴戟天、干姜、茴香、肉桂、沉香、甘草、吴茱萸、人参、白术、白芍、茯苓、高良姜、木香、丁香)温补脾肾等。

(三)喜用风药

李杲在临床上应用风药占有重要地位,他将风药广泛应用于临床各科病证,经验丰富,形成了独特的理论体系。如常用升麻、柴胡、葛根、独活、羌活、防风、藁本、蔓荆子、白芷等辛散疏风之品。如配伍补气药益气升举脾阳;配伍淡渗之剂以除湿;配伍苦寒药清解疏散热邪,即"火郁发之"之义。

(四)用药宜忌

在用药过程中,李东垣还提出慎用寒凉淡渗、发汗辛热之药,注意饮食,适寒温,远欲省言,安养心神,以助脾胃功能的恢复。针对脾胃气虚、阴火炽盛的内伤热中证,不仅忌寒凉淡渗及辛热之品,以免重泻阳气,更助阴火;而且在饮食方面提出温食、减食、美食等食养事宜。尤其强调省言养气,安养心神,以助元气恢复。但又主张"小役形体",使胃气与药力借以运转升发。

(吕 凌)

复习思考题

1. 李杲如何认识脾胃的生理特点?
2. 李杲认为内伤热中证的病机关键是什么?阴火的形成原因有哪些?
3. 试述李杲治疗内伤热中证的用药法则。
4. 李杲治疗内伤杂病的经验有哪些?举例说明。
5. 李杲脾胃学说对后世有什么影响?

第八章

朱震亨

学习目标

1. 掌握朱震亨的相火论、阳有余阴不足论；火热病，气、血、痰、郁杂病论治经验；
2. 熟悉其代表作、养生特色、阴升阳降理论；
3. 了解其生平及学术成就对后世影响。

第一节 生 平 著 作

一、生平简介

朱震亨，字彦修，婺州义乌（今浙江省义乌市）人，生活于元代至元十八年（1281 年）至元代至正十八年（1358 年）。因世居丹溪，后人尊称丹溪翁。

朱氏自幼好学，稍长治举子业，而立之年因母患脾疼，始习《素问》而知医。36 岁从朱熹四传弟子许谦学习理学。因许谦卧病，勉励丹溪攻读医学，遂弃儒而致力医学，渡钱江，走吴中，抵建业，未遇名师。后从学于刘完素再传弟子罗知悌，并读河间、戴人、东垣、海藏之书，跟师临床三年，医名渐扬。朱氏之学，源于《素问》《难经》，深受理学影响，融会诸家之长，针对当时人们恣食厚味、放纵情欲的生活习惯及《局方》温燥流弊，提出江南地域"湿热相火为病甚多"，创立相火论、阳有余阴不足论及阴升阳降学说，倡导保养精血的养生原则，滋阴降火、升补阴血以制阳等独创治法，阐发了气血痰郁火等杂病论治经验，受到后世医界广泛推崇。

其著作有《格致余论》《局方发挥》《金匮钩玄》《本草衍义补遗》《脉因证治》等。著名医家戴思恭、王履、赵良仁等皆列其门墙，虞抟、王纶、汪机等私淑其学；至明后，传其学者颇多，影响深远，其书甚至远传东瀛，而有"丹溪学社"以研究其学术。后世有"丹溪学派"之称。

二、著作提要

《格致余论》，一卷。为朱震亨医学论文集，共载医论 40 余篇，其中包括著名的"相火论""阳有余阴不足论""饮食箴""茹淡论"等，着意阐发相火与人身的关系，提出保护阴精为摄生之本。

《局方发挥》，一卷。全书采用问答形式，列举许多病证如诸气、诸饮、呕吐、反胃、吞酸、噎膈等；剖析病理，指责误投香燥之害，对恣用《局方》所造成的弊端进行了批判，主张慎用温燥,力倡养阴,在纠正时弊方面发挥了重要作用。

《金匮钩玄》,三卷。又称《平治荟萃》,为朱震亨临床经验的总结。由其弟子戴思恭校补。卷一、卷二列杂证,述理扼要,言简义切,分证论治,方药精要,不失钩玄。卷三叙述妇幼证治。从临床实践的总结中体现了作者的医学思想。

流传的《丹溪心法》《丹溪心法附余》系朱震亨门人或私淑者将其临床经验整理而成。

第二节 学术思想与临证经验

一、相火论

相火,最早见于《内经》的《天元纪大论》《六微旨大论》等篇章,属运气概念。宋金时期的钱乙、刘完素、张元素、张从正、李杲等著名医家对相火都有论述,促使相火研究由运气学说转向脏腑病机学说。至朱震亨,他在周敦颐《太极图说》基础上,参合并融会诸家学说,专篇阐扬相火理论,与"阳有余阴不足论"相得益彰,成为其医学思想的基石。

朱震亨在《格致余论·相火论》中强调"天非此火不能生物,人非此火不能有生",彰显相火对维持生命的重要意义。他对相火的论述,主要包括以下两方面:

(一)相火为生命的原动力

朱震亨认为世间各种事物,无非处于"动""静"两种状态,其中"动"是基本的、主要的,自然界万物及人的生命现象,均以动为常;至于"动"的产生,则基于相火的推动作用。《格致余论》所谓"天主生物,故恒于动;人有此生,亦恒于动;其所以恒于动,皆相火之为也",讲的就是这个道理。没有相火的推动,人体脏腑组织的功能活动就会停止。在此,朱震亨强调相火的生理特性是推动和维持人体生命活动的动力,对生命的维持和延续具有极其重要的作用。

(二)相火妄动则为贼邪

相火之动既然与人体的生命活动有关,那么相火妄动,就必然会导致疾病的发生和变化。朱震亨所谓"故人之疾病亦生于动,其动之极也,病而死矣",说的就是相火动而无制,是谓妄动;其于人体,主要表现为脏腑功能活动的过度亢奋。在此,相火妄动是属病理特性,是致病的贼邪;相火妄动,直接耗损藏于肝肾的阴精和元气,导致疾病丛生。

朱震亨将引起相火妄动的直接原因,归咎于人的"情欲无涯"。他说:"夫以温柔之盛于体,声音之盛于耳,颜色之盛于目,馨香之盛于鼻,谁是铁汉,心不为之动也!"显然,当时朱震亨已经认识到在外界事物作用于人的感官时,各种感官刺激和人的欲望间的纠结,可导致心火偏盛。心火与相火妄动,两者关系密切。他指出:"(肾、肝)二脏皆有相火,而其系上属于心。心,君火也,为物所感则易动,心动则相火亦动,动则精自走。"人之欲望,无非酒、色、性也,如果无所节制,"醉饱则火起于胃,房劳则火起于肾,大怒则火起于肝"。由此可知,饮食厚味、房劳过度、情志过极,是丹溪所论相火妄动的主要原因。

丹溪所谓"火起于妄,变化莫测,无时不有,煎熬真阴,阴虚则病,阴绝则死",明确阐释了相火妄动,必然会耗伤阴精,轻则病,重则死,对人的健康危害甚大。妄动的相火,不仅戕害肝肾阴精,而且成为耗损人体正气的贼火。所谓"相火之气,《经》以火言之,盖表其暴悍酷烈,有甚于君火者也,故曰:相火,元气之贼"。

朱震亨认为,相火"寄于肝肾二部,肝属木而肾属水也",肝藏血而肾藏精,肝肾之精血为相火的物质基础。此外,相火还分属于胆、膀胱、心包络、三焦等,这是因为"胆者,肝之腑；膀胱者，肾之腑；心包络者，肾之配；三焦以焦言，而下焦司肝肾之分，皆阴而下者也"。

综上所述，朱震亨认为相火具有两重性，其生理特性为生命活动的原动力，具有推动、维持和延续人体生命活动的重要作用；在情欲刺激下妄动的相火，属于病理状态，它能直接耗损寄存于肝肾的阴精和元气，对人体健康危害甚大。丹溪的相火论，是其阳有余阴不足论、滋阴降火及养阴抑阳诸法的理论依据。

二、阳有余阴不足论

"阳有余阴不足"是朱震亨阐述人体阴阳的基本观点，是他通过对天、地、日、月、阴、阳的状况观察，以及人的生命过程的分析而得出的结论。朱震亨认为，"阳有余阴不足"是自然界的普遍现象，整个自然界总是处于阳有余而阴不足的状态之中。以天地、日月为例："天，大也，为阳，而运于地之外；地，居天之中为阴，天之大气举之。日，实也，亦属阳，而运于月之外；月，缺也，属阴，禀日之光以为明者也。"根据"天人相应"观点，朱震亨推论人身也同样存在着阳有余而阴不足，并进一步结合人体生理、病理现象论证其观点。

（一）人之阴精难成易亏

在《内经》相关论述的启迪下，朱震亨认识到在人的整个生命过程中，男女两性只有在具备生育能力时阴精才是充盛的，在其他时期则处于相对不足的状态。如"人之生也，男子十六岁而精通，女子十四岁而经行，是有形之后，犹有待于乳哺水谷以养，阴气始成，而可与阳气为配，以能成人，而为人之父母"，说明稚幼与垂老之年阴气俱不足，前者未充，后者已亏，而青壮年时期在人生中仅短短三十年，可见人的阴精来迟而去早，所以丹溪感叹"阴气难成而易亏"。

（二）人之阴阳动多静少

朱震亨认为，阳主动，阴主静，人的生命活动常处于阳动的状态之中，所谓"太极动而生阳，静而生阴"，二者缺一不可。虽在生理状态下，人体动多静少，但也不可妄动，动而无制则为害。故朱震亨说："天主生物，故恒于动；人有此生，亦恒于动。""故人之疾病亦生于动，其动之极也，病而死矣。"

（三）人之相火易夺阴精

在生理情况下，人体就已存在阳有余而阴不足的状态。这里必须强调阴不足主要是指阴精难成易亏；而阳有余是指人体脏腑功能时时处于活跃状态。在这种阳有余阴不足的状态下，人类要经常不断地接受外界事物刺激和影响，情欲因素使人体脏腑功能过激或者长期处于亢进的状态，即所谓人心易动，君火引动相火，极易出现相火夺伤阴精的情况，朱震亨感叹说："人之情欲无涯，此难成易亏之阴气，若之何而可以供给也？"正是因为阴精难成易亏，而相火在情欲的煽动之下又易于妄动，所以保持人体阴精充盛的首要前提是使相火不妄动。因此，朱震亨在《格致余论》中，首列《饮食箴》《色欲箴》两篇，提示人要节制饮食和色欲，不使相火妄动，以保持阴阳平衡的生理状态。由此也不难看出，朱震亨的"阳有余阴不足论"的主旨是强调抑制妄动的相火，保护阴精。该理论不仅是丹溪滋阴降火法的理论基础，同时也为其养老摄生思想提供了理论依据。

三、阴升阳降论

升降是生理运动的重要形式。《局方发挥》指出，人身之气"阳往则阴来，阴往则阳来，一升一降，无有穷已"。东垣主阳升阴降，丹溪则承其说而创造性地补充了"阴升阳降"理论，并从五脏、水火、气血三方面展开论述。

如以五脏言，《格致余论》曰："心肺之阳降，肾肝之阴升，而成天地交之泰。"而脾居其中。以水火言,《格致余论》曰:"心为火居上,肾为水居下,水能升而火能降,一升一降,无有穷已。"以气血言,《局方发挥》指出:"气为阳宜降,血为阴宜升,一升一降,无有偏胜,是谓平人。"阴升与阳降彼此相关,而五脏中的脾"具坤静之德,而有乾健之运",促成了心肺之阳的降下和肝肾之阴的升上。

导致升降失常而产生各种病证的因素包括六淫外侵、七情内伤、饮食失节、房劳致虚等。心火宜降,如果受上述各致病因素的影响,心火上动则相火亦升,即所谓"心动则相火亦动",使阴精下流而不能上承,而出现阴虚火旺之证;肺气宜降,如肺受火邪,其气炎上,有升无降,则致气滞、气逆、气上,甚至出现呕吐、噎膈、痰饮、翻胃、吞酸等。丹溪的阴升阳降观点,不仅与"相火论""阳有余阴不足论"密切相关,也是其升补阴血及补阴抑阳治法和摄生养老的理论依据。

四、摄生养老论

人体阴精难成易亏,加之情欲无涯,相火妄动,耗伤阴精是早衰的重要原因。因此,朱震亨把养阴抑阳的理念贯穿于人生从少壮到衰老的全过程中,并成为摄生养老的主要原则。他认为幼年时不宜过于饱暖,以护阴气;青年当晚婚以待阴气成长;婚后当节制房事,摄护阴精。因为人心易受温馨声色等物欲所诱,心动则引起相火妄动,并结合理学思想,强调正确处理动和静的关系,主张在动的基础上主之以静,"动而中节"。如收心养心以聚存阴精,不使相火妄动,提倡茹淡节食,反对饕餮厚味。《格致余论·饮食箴》指出:"因纵口味,五味之过,疾病蜂起。"《格致余论·茹淡论》认为"谷、菽、菜、果,自然冲和之味,有食人补阴之功",主张通过脾胃以养阴气,从而达到阴升阳降的目的。

朱震亨在老年养生的问题上既反对服食乌附金石丹剂,也反对饮食厚味,而主张食养茹淡。《格致余论·养老论》说:"人生至六十、七十以后,精血俱耗,平居无事,已有热证,何者?头昏、目眵、肌痒、溺数、鼻涕、牙落、涎多、寐少、足弱、耳聩、健忘、眩运、肠燥、面垢、发脱、眼花、久坐兀睡、未风先寒、食则易饥、笑则有泪,但是老境,无不有此。"描述了由于阴气不足、精血俱耗而致衰老的原因及其表现。朱震亨重视对精血的保养,其养阴抑阳之法实现却老延年的理论与方法,对生命科学和老年医学研究具有重要的借鉴意义。

五、治疗经验

朱震亨不仅在医学理论方面卓有建树,在临床杂病治疗方面亦多贡献,尤其是对气、血、痰、郁、火等病证的论治,发挥甚多。明代王纶《明医杂著·医论》评价"丹溪先生治病,不出乎气、血、痰,故用药之要有三:气用四君子汤,血用四物汤,痰用二陈汤。又云久病属郁,立治郁之方,曰越鞠丸",后世遂有"杂病用丹溪"之说。

(一)气病论治

朱震亨十分重视元气在生命活动中的作用,《丹溪心法·破滞气》指出:"人以气为主,一息不运则机缄穷,一毫不续则穿壤判。阴阳之所以升降者,气也;血脉之所以流行者,亦气也;荣卫之所以运转者,此气也;五脏六腑之所以相养相生者,亦此气也。"对气病的治疗更是积累了丰富的经验。

朱震亨在《格致余论》中讨论了各科疾病的治疗,以重视气血,保护元气为特色。凡气虚脾胃虚弱,不欲饮食,朱震亨主以四君子、六君子汤;脾胃气虚,饮食不进,呕吐泄泻,或病后胃气虚怯者,主用参苓白术散;气血两虚者,主用八珍汤。凡因七情相干,气结而为病,常见梅核气、上气喘急、气膈、气滞、气秘以至五积六聚、疝癖癥瘕等,总属气机阻滞为病,主用调气化痰的七气汤。凡痰涎壅盛,气逆于上,上盛下虚,肢体浮肿者,主用苏子降气汤。呃逆主要是因为木邪夹相火上冲而形成的气逆实证,其本在于土败木贼,泻火当兼扶土,用大补丸、益元散等,兼用人参白术汤下,或用人参芦煎汤取吐。臌胀由于气化浊血,瘀郁而为热,湿热熏蒸成胀满,根本原因却在脾土受伤,宜补脾为先。书中所附医案均以补气血而获效,所谓"知王道者,能治此病"。

（二）血病论治

《丹溪心法》论治血病,重养血活血,并重视气与血的相生关系,强调相火过旺对阴血的危害,因此多从阴虚火旺立论,善用四物汤。

1. 血证论治　朱震亨对血证论治,多从阴虚火旺立论,善用养血活血之四物汤加清相火之品,为其治疗特色,并重视辨证论治。

吐血,病机多属阳盛阴虚,以其火性炎上,血不得下行,随火炎上之势而上出,治以"补阴抑火,使复其位",方用四物汤加清火之剂。"吐血,觉胸中气塞,上吐紫血者,桃仁承气汤下之。先吐红,后见痰嗽,多是阴虚火动,痰不下降,四物汤为主,加痰药、火药;先痰嗽,后见红,多是痰积热,降痰火为急"。

呕血,病属"火载血上,错经妄行,用四物汤加炒山栀、童便、姜汁服"。若怒气逆甚致呕血者,须抑怒以全阴,用柴胡、黄连、黄芩、黄芪、地骨皮、生熟地黄、白芍。虚者,以保命生地黄散加味治疗。

咯血,多属阴虚火动,"痰带血丝出者,用姜汁、青黛、童便、竹沥,入血药中用,如四物汤加地黄膏、牛膝膏之类。咯唾血出于肾,以天门冬、麦门冬、贝母、知母、桔梗、百部、黄柏、远志、熟地黄、牡蛎、姜、桂之类。痰涎血出于脾,以葛根、黄芪、黄连、芍药、当归、甘草、沉香之类主之"。

衄血,多属阳热怫郁,血热妄行,治疗以凉血行血为原则,"用山茶花为末,童便、姜汁、酒调下。犀角生地黄汤,入郁金同用,如黄芩、升麻、犀角能解毒"。

2. 妇科血病论治　朱震亨治疗月经不调,以气血虚实为纲,以四物汤养血调经为主剂随证加减,如其治血虚所致月经后期,用四物加参、术;血枯而致经闭,治以四物加桃仁、红花;气滞血实而致的经来作痛,治用四物加桃仁、黄连、香附;血瘀而致的经行量少,或胀或痛,四肢疼痛,治用四物加延胡、没药、白芷等。对妇人胎前诸疾,治以清热养血,认为白术、黄芪为安胎圣药。治恶阻,用四物去熟地黄加半夏、陈皮、白术、砂仁、藿香等养血和胃降逆;治妊娠肿胀,以四物加茯苓、泽泻、白术、黄芩、厚朴、甘草。对产后诸疾,朱震亨认为当大补气血,如他对产后寒热症的治疗,根据左血右气原则,左手脉不足,血虚为甚,补血药多于补气药;右手脉不足,气虚为主,补气药多于补血药。对产后中风之症,忌用表药发汗伤血;对产后乳少者,用木通猪蹄煎服以补血生乳、利气通络;而对产后瘀血所致诸症,以五灵脂、血竭等祛瘀生新之品来治疗。

（三）痰病论治

朱震亨对痰病论治深有研究,在理法方药诸方面从理论到实践颇多阐发,对后世产生了很大影响。

1. 病因病机　《丹溪心法》认为痰病"或因忧郁,或因厚味,或因无汗,或因补剂,气腾血沸,清化为浊,老痰宿饮,胶固杂糅",其病机复杂,但总与脾虚、气郁相关。若脾虚则运化无权,水谷之气不能化生精微,聚而为痰;气郁则易化火、逆上,熬炼津液而成痰邪。

2. 临床表现　痰随气机升降为患全身,定位于不同部位就可产生多种病证。《丹溪心法》总结痰证的表现"凡痰之为患,为喘为咳,为呕为利,为眩为晕,心嘈杂,怔忡惊悸,为寒热痛肿,为痞膈,为壅塞,或胸胁间辘辘有声,或背心一片常为冰冷,或四肢麻痹不仁,皆痰饮所致""凡人身中有结核,不痛不红,不作脓者,皆痰注也""痰在膈间,使人颠狂或健忘"。

ER-下-8-1

微课视频

朱震亨在临床实践中体会到痰之为病具有广泛性,提出"百病中多有兼痰"的著名观点。

3. 治疗经验 《丹溪心法》强调"治痰法:实脾土、燥脾湿,是治其本也""善治痰者,不治痰而治气,气顺则一身之津液亦随气而顺矣"。可见朱震亨治痰首重其本,以理气健脾、燥湿化痰为法。脾得健运则痰湿自化,气机得顺则痰饮随之蠲化。同时,丹溪治痰亦反对过用峻利药,"凡治痰,用利药过多,致脾气虚,则痰易生而多",二陈汤是其治痰基本方。该方具有"一身之痰都能管,如要下行,加引下药,在上加引上药"的特点。

在具体用药上,或根据痰的性质,以及邪气兼夹情况而选药:湿痰,用苍术、白术;热痰,用青黛、黄芩、黄连;食积痰,用神曲、麦芽、山楂;风痰,用南星;老痰,用海石、半夏、瓜蒌、香附、五倍子;内伤夹痰,用党参、黄芪、白术等。或根据部位不同而选药:痰在胁下,非白芥子不能达;痰在皮里膜外,非姜汁、竹沥不可导达;痰在四肢,非竹沥不开。或根据病势选药:上焦痰盛用吐剂,下焦痰多用滑石。或辨病选药:痰积之泄泻,用蛤壳粉、青黛、黄芩、神曲糊丸服之,既豁痰,亦健脾;治肥盛妇人不能成胎,躯脂满溢,闭阻胞宫者,采用行湿燥痰法,选用胆南星、半夏、苍术、川芎、防风、羌活、滑石组方,或用导痰汤之类等;治痰在膈间或痰迷心窍,使人癫狂、健忘,或为风痰之证,以二陈汤加竹沥、荆沥、菖蒲、远志、南星、莱菔子等。

病案分析

虚 痰

宪幕之子傅兄,年十七、八,时暑月,因大劳而渴,恣饮梅浆,又连得大惊三、四次,妄言妄见,病似邪鬼。诊其脉,两手皆虚弦而带沉数。予曰:数为有热,虚弦是大惊,又梅酸之浆郁于中脘,补虚清热,导去痰滞,病乃可安。遂与人参、白术、陈皮、茯苓、芩、连等浓煎汤,入竹沥、姜汁,与旬日未效。众皆尤药之不审。余脉之,知其虚之未完,与痰之未导也,仍与前方,入荆沥,又旬日而安。(《格致余论·虚病痰病有似邪祟论》)

分析:本案患者于病后出现妄言妄见,世俗认为是鬼邪作祟,以祈逐鬼驱邪。丹溪力矫时弊,认为非鬼邪所致,乃虚痰之为病。他说:"血气两亏,痰客中焦,妨碍升降,不得运用,以致十二官各失其职,视听言动,皆有虚妄。以邪治之,其人必死。"故本案以人参、白术、茯苓补脾益气,实脾土、燥脾湿,以治痰之本;黄芩、黄连清心泻肝;陈皮、竹茹、姜汁化痰导滞,守方治之,终获痊愈。

(四)郁证论治

郁,即滞而不通之义。朱震亨在前人论治郁证的基础上,结合其临床实践,认为"郁者,结聚而不得发越也。当升者不得升,当降者不得降,当变化者不得变化也。此为传化失常"。将郁证分为气郁、湿郁、痰郁、热郁、血郁和食郁六种,形成了自己独到的治疗经验。

1. 病因病机 朱震亨认为情志内伤、六淫外感、饮食失节等因素都可使人体气血怫郁而产生郁证。《丹溪心法》说:"气血冲和,万病不生,一有怫郁,诸病生焉。故人身诸病,多生于郁。"可见气血郁滞是郁证的病机关键。

2. 病位 关于郁证的病位,朱震亨主要接受了李杲的脾胃为气血升降运动之枢纽的观点,认为脾胃之气不得升降,五脏之气血及周身之气血均不得通达,于是形成郁证。所以他明确提出,"凡郁皆在中焦"。

3. 辨证 六郁的表现分别为气郁见胸胁痛,脉沉涩;湿郁见周身走痛,或关节痛,遇阴寒则发,脉沉细;痰郁见动即喘,寸口脉沉滑;热郁见瞀闷,小便赤,脉沉数;血郁见四肢无力,能食,便红,脉沉;食郁见嗳酸,腹饱不能食,人迎脉平和,气口脉紧盛。六郁可单独为病,也往往相因致病,但总以气郁为关键,多由气郁而影响其他,且久郁能化热生火。

4. 治疗 针对郁证形成机理,朱震亨认为治郁重在调气,同时兼顾久郁化火的趋势,临床主用辛热温散之剂解郁,同时注意配伍寒凉清泻之剂以清火,创制越鞠丸以统治诸郁。还根据六郁之因,创制六郁汤,并依据六郁特点选药。气郁:香附、苍术、川芎;湿郁:白芷、苍术、川芎、茯苓;痰郁:海石、香附、南星、瓜蒌;热郁:山栀、青黛、香附、苍术、川芎;血郁:桃仁、红花、青黛、川芎、香附;食郁:苍术、香附、山楂、神曲、针砂。其组方,苍术、香附、川芎几乎诸郁皆用,显见丹溪治郁重在调气的特点。

（五）火证论治

朱震亨秉承其师罗知悌的学术,也非常重视对火热病证的研究。他以相火论、阳有余阴不足立论,开展内生火热病证的研究。在"相火妄动""气有余便是火"等病机理论指导下,创建了"滋阴降火"大法。依据病因,朱震亨从实火、火郁和虚火三个方面论治。

1. 实火可泻 朱震亨认为,火盛于内,劫夺阴血者,主张欲护真阴,当先除火,必以苦寒直折火势,即所谓实火可泻。此为正治之法,常以黄连解毒汤或硝黄、冰水之类治之;若肝经火旺者,用左金丸。朱震亨对药物配伍颇有心得,指出火势较轻,可径投苦寒以直折其火,若火势炽盛,则需"从其性而升之",采用反佐法,此即所谓"凡火盛者,不可骤用凉药,必兼温散"。若"人虚火盛狂者,以生姜汤与之,若投冰水正治,立死"。在苦寒药中加入姜汁之类,顺其病势而治也。

2. 火郁当发 对于火邪怫郁之证,朱震亨主张火郁当发,多用东垣之泻阴火升阳汤、升阳散火汤之类治之。他认为前方"发脾胃火邪,又心、胆、肝、肺、膀胱药也。泻阴火,升发阳气,荣养气血者也",可治肌热烦热,面赤食少,喘咳痰盛等证;后方可治血虚或胃虚过食冷物,抑遏阳气于脾土所致的四肢发热、肌热、筋痹热、骨髓中热、发困、热如燎、扪之烙手等证。

3. 虚火可补 根据虚火的性质,朱震亨分别采用不同方法加以治疗。

（1）中气不足,药用甘寒:"凡气有余便是火,不足者是气虚。火急甚重者,必缓之,以生甘草兼泻兼缓,参、术亦可",生甘草缓火邪;"中气不足者,味用甘寒""阳虚发热,补中益气汤",显然是对东垣学术的继承。

（2）阴虚火动,滋阴降火:《格致余论》说:"阴虚则发热。夫阳在外,为阴之卫;阴在内,为阳之守。精神外驰,嗜欲无节,阴气耗散,阳无所附,遂致浮散于肌表之间而恶热也。"由于阴虚与火动密切相关,阴虚可致火动,火动必然伤阴;阴虚火动证,由相火妄动、耗伤阴精所致,针对其阴虚火动的病机,确立滋阴降火之法,所谓"补阴即火自降",补阴可以制火,泻火可以保阴,滋阴与泻火并用,解决了阴虚火动之难题。朱震亨认为,阴虚有阴精虚和阴血虚之分,宜分而治之:阴精虚相火旺者,制大补阴丸以治,方中熟地黄、龟板滋阴补肾以制火,而黄柏、知母清泻虚火以存阴;阴血虚而相火旺者,以四物汤加知、柏治之,在滋补阴血的同时清虚火以存阴。

上述内容反映了朱震亨以气、血、痰、郁、火为纲论治杂病的丰富经验。对于其他病证的论治亦不出此五者,如论中风,认为外中风邪极少,而对刘河间将息失宜,水不制火之论甚为赞许,并提出了痰热生风的观点,如"东南之人,多是湿土生痰,痰生热,热生风也",治法主张分血虚、气虚、夹火、夹湿,血虚有痰则"治痰为先,次养血行血"。对痛风,认为主要由于内有血热而外受风、寒、湿邪,气凝血滞,经络不通所致,治疗主张辨痰、风热、风湿、血虚等分别施治,创制方剂二妙散治湿热凝阻经络、上中下通用痛风方治湿热痰瘀之患。对于噎膈的成因,认为主要是气火郁结,煎熬津液,阴血枯燥,痰瘀凝结所致,主张禁用燥热,采取养血润燥、化瘀和胃之法,常用韭汁牛乳饮治疗。疝气一证,前人多以寒论,朱震亨则认为是湿热内

笔记栏

郁,寒气外束所致,着重于散寒邪、疏气滞,兼以泻火通瘀,创制疝气方。吞酸、吐酸证,认为是湿热郁积于肝,伏于肺胃之间,必以炒黄连为君,用吴茱萸反佐,更以二陈汤和胃化痰湿。对于痿证,认为断不可作风治,大抵只宜补养,虎潜丸(其中虎骨已禁用,现称壮骨丸)为其名方。

朱震亨治疗杂病的经验多样,多为后世所师法。为了不以偏概全,必须全面分析朱震亨著作的有关内容,其中也不乏温阳益气的验案记录,甚至也可看到吐下攻邪的治法。

——————————————————————————————●(周俊兵)

复习思考题

1. 试述阳有余阴不足论、相火论的主要内容。
2. 丹溪治疗火证、痰病、郁证有何独特见解?用药经验有哪些?
3. 东垣所论之阴火与丹溪所言妄动之相火有何区别和联系?

第九章

薛 己

> **学习目标**
>
> 1. 掌握薛己治病求本思想、对脾胃学说的认识、治疗虚损证的临床经验;
> 2. 熟悉其代表作、对脾肾关系和肾与命门关系的认识;
> 3. 了解其生平及学术成就对后世的影响。

第一节 生 平 著 作

一、生平简介

薛己,字新甫,号立斋。吴郡(江苏省苏州市)人,约生于明成化二十三年(1487 年),卒于嘉靖三十八年(1559 年)。薛己出身医学世家,其父薛铠,字良武,精医术,治病多奇中,以儿科、外科见长,著有《保婴撮要》。薛己少性颖异,过目成诵,秉承家学,原为疡医,后通擅各科,正德年间(1506—1521 年)为御医,擢太医院判。嘉靖九年(1530 年)以奉政大夫南京太医院院使致仕归乡。当时医界承元代遗风,重视降火,或动辄恣用寒凉克伐生气。薛己指出:"世以脾虚误为肾虚,辄用知母、黄柏之类,反伤胃中生气,害人多矣。"于是援引经旨,致力著述,潜心研究,临证注重脾与肾命之辨证,用药以温补著称。

薛己为温补学派之先驱,他脾肾并重,以擅用补中益气汤、地黄丸著称后世,其后如孙一奎、赵献可、张介宾、李中梓、陈士铎等皆承其余绪,而各多发挥。迨清代,仍有高鼓峰、吕留良、吴澄等医家延续之。

二、著作提要

薛己一生著述宏富,大致可分两类。一类为自著医书,有《内科摘要》《外科发挥》《外科枢要》《外科心法》《外科经验方》《疬疡机要》《口齿类要》《女科撮要》《保婴粹要》《正体类要》等;一类为对前人医书的评注之作,如对《保婴撮要》《小儿药证直诀》《明医杂著》《外科精要》《妇人大全良方》《小儿痘疹方论》《平治荟粹》《原机启微》等书的评注,后世将其著作及评注之书汇编成《薛氏医案》。

《内科摘要》,二卷,为薛己内科杂病医案,刊行于公元 1529 年。全书列内科亏损病证、元气亏损、内伤外感、脾胃虚寒阳气脱陷、命门火衰不能化土、脾胃亏损停食泄泻等 21 种病证,收录 200 余案,每案均论述病因、病机、治法、方药、预后或误治等。辨析深刻,文字精练;虽皆为亏损之证,但治法各异;每卷末并附各证方剂,宜于临证参考。

笔记栏

《外科发挥》，八卷，刊于 1528 年。书中论述外科主要病证 31 种。每病证先纲领性论述脉、证、治则，再列临床医案，论述本病证各种治法，后附方剂。论病简明扼要，强调辨证施治，所载方药有内服的汤、丸、散、丹，亦有外治的膏、饼、箍药等剂型，并载灸法、针法。

《疠疡机要》，三卷，约刊于 1529 年。本书首论疠疡的病因、病机、病位、治则，次论疠疡各类证候治法，包括本证、变证、兼证及类证的辨证治疗，验案以及方药分别做了介绍。特别是所举医案较多，论述病候条目比较清晰。本书是中医学第一部麻风病专著。

《外科枢要》，四卷，刊于 1571 年。卷一详论疮疡各种脉证、治法、用药、用针等；卷二、卷三主要介绍 39 种外科常见病的病因、证治，每篇之后附验案，末卷列各症方剂和加减用药。全书内容翔实、选方实用。

《正体类要》，二卷，刊于 1529 年，伤科专著。上卷分为总论和各论两大部分，总论概述 18 个病症与其相应的方药及处理方法，各论收录骨伤科内伤医案 84 则。下卷为方药。此书十分重视脏腑气血辨证论治，对后世影响较大，清代《医宗金鉴·正骨心法要诀》即以此为蓝本。

《口齿类要》，一卷，刊于 1528 年。论述口腔科疾患 8 种，其他如诸虫入耳等 4 种，并附方 69 首，是现存最早的口腔及五官科专著。

《保婴撮要》，二十卷，刊于 1556 年。薛铠撰，薛己增补。论述儿科疾病诊断方法、五脏主病及小儿内科杂病证治等。

《女科撮要》及《校注妇人良方》，前书二卷，刊于 1548 年，为薛己的妇产科专著，论述妇科常见病证，并列举临床病案。后书二十四卷，为薛己对宋代陈自明《妇人大全良方》的校注本，补入大量的薛己注文和医案。

第二节　学术思想与临证经验

薛己以"治病必求其本"的观点立论，遥承王冰、钱乙等的肾命水火学说，同时又继承了张元素、李东垣的脾胃理论，形成了脾胃与肾命并重的学术特点，临证时脾胃和肾命皆重，以达求本滋源的目的。

一、治病求本

薛己根据《内经》"治病必求其本"的指导思想，不仅重视脾胃，而且重视肾命，强调脾肾在人的生理、病理方面的重要性，故治病在于务求本源。沈启源在《疠疡机要·序》中赞赏曰："故其视病不问大小，必以治本为第一义。"薛己治病重视求本，主要在于以下两个方面：一是以辨证施治为原则，薛己认为临床辨证必须抓住疾病的本质，他指出："凡医者不理脾胃及养血安神，治标不治本，是不明正理也。"因此，无论对外感、内伤之证，都必须掌握疾病的本源。如他对前医"痛无补法"之说，认为并非尽然，不能胶柱鼓瑟，对于腹痛而见面色黄中带青，左关弦长，右关弦紧之症，辨为土衰木旺之证，用益气汤加半夏、木香而愈。二是指调治脾肾为治病之关键，他说"经云：治病必求其本。本于四时五脏之根也"。薛己重视脾胃的作用，认为脾胃为五脏之根蒂，人身之本源，脾胃一虚则诸症蜂起，因此，薛己治病尤其强调"以胃气为本"，其后黄履素在《折肱漫录》中曾谓："治病必以脾胃为本，东垣、立斋之书，养生家当奉为蓍蔡也。至于脾土补之不应，则求端于其母而补命门之真火以生之。"《四库全书》也高度评价薛己这一治疗特点，指出"薛己治病在于务求本源"。

滋化源，是薛己治病求本观的法则之一。化源，即生化之源，人体后天生化之源，当属脾胃。土为万物之母，非土不能生物，唯土旺则万物昌盛，人体诸脏才能得到滋养，生气才能益然勃发。因此,薛己强调滋其化源,实为补脾土。如他论治脾肺亏损咳嗽、痰喘等症时指出:"当补脾土,滋化源,使金水自能相生。"黄履素在解释薛己滋化源时曾说:"化源者何?盖补脾土以滋肺金,使金能生水,水足木自平而心火自降。"(《折肱漫录·医药篇一》)可见,薛己认为脾胃为其他四脏之化源,指出凡病属虚损之证皆可用滋化源之法,他说:"症属形气病气俱不足,脾胃虚弱,津血枯涸而大便难耳,法当滋补化源。"然而,薛己对滋化源之治并不局限于脾胃,而是将其范围扩大到肾与命门,把六味、八味丸作为滋化源之治。可见滋化源是薛己论治虚证的又一特点,也反映了其治病务求本源的思想。

薛己在临证治疗中,常运用五行生克之理,采取虚则补其母的治法,达到滋化源的目的。他对张元素脏腑辨证十分推崇,指出:"洁古张先生云:五脏子母虚实鬼邪微上,若不达其旨意,不易得而入焉。"善用《难经》"虚者补其母"的治疗方法,如肾乃肝之母,用六味丸滋肾水以生肝木;肺气虚弱,补脾土为补其母,以滋化源。如不应,再补土之母,补火以生土,土旺而生金。薛己对脏腑虚损之证的论治,足资后人借鉴。

二、重视脾胃

薛己重视脾胃的思想渊源于《内经》,并深受李东垣《脾胃论》的影响。他认为"《内经》千言万语,只在说明人有胃气则生,又曰四时皆以胃气为本"。

在生理上,薛己认为人体之所以有生机和活力,全赖脾胃的滋养与健运。他认识到"人以胃气为本,纳五谷,化精液。其清者入营,浊者入卫,阴阳得此是谓橐籥,故阳则发于四肢,阴则行于五脏,土旺于四时,善载乎万物,人得土以养百骸,身失土以枯四肢"。脾胃在诸脏之中具有重要的地位,人体诸脏所以能发挥其正常生理功能,皆是因为接受了脾胃所生化之水谷精气。因此,薛己指出"胃为五脏本源,人身之根蒂","脾胃气实,则肺得其所养,肺气既盛,水自生焉,水升则火降,水火既济,而成天地交泰之令矣。脾胃一虚,则其他四脏俱无生气"。另外,薛己认为脾胃为气血之本,脾为统血行气之经,指出"血生于脾,故云脾统血,凡血病当用苦甘之剂,以助阳气而生阴血也","血虚者,多因脾气衰弱,不能生血,皆当调补脾胃之气"。脾胃为人身之本,气血之生化又以中焦脾胃为源,生血必以调补脾胃之阳气为先,这是薛己论述脾胃与气血之精髓处。

在病理上,薛己常强调脾胃之衰,他说:"人之胃气受伤,则虚证蜂起。"指出"内因之症,属脾胃虚弱"所致,甚至提到某些外感疾病也是由于脾胃虚弱,元气不足而引起的,他认为"设或六淫外侵而见诸症,亦因其气内虚而外邪凑袭""若人体脾胃充实,营血健旺,经隧流行而邪自无所容"。他的这种邪正观,不仅与《内经》的"邪之所凑,其气必虚"理论一致,同时突出了脾胃之盛衰在发病学上的重要作用。

三、阐述肾命

薛己论及命火,其观点未超越《难经》之左肾右命门之说,如他在论述气血方长而劳心亏损,或精血未满而纵情恣欲,根本不固,火不归元所致的病证时指出:"二尺各有阴阳,水火互相生化,当于二脏中各分阴阳虚实,求其所属而平之。若左尺脉虚弱而细数者,是左肾之真阴不足也,用六味丸;右尺脉迟软或沉细而数欲绝者,是命门之相火不足也,用八味丸……"可见,薛己常常以六味、八味丸调治肾命阴阳、水火。他对劳瘵、咳嗽、咯血、吐血的治疗,也有特殊见解,如:"设若肾经阴精不足,阳无所化,虚火妄动以致前证者,用六味地黄丸补之,使阴旺则阳化;若肾经阳气燥热,阴无以生,虚火内动而致前症者,宜用八味地黄丸补之,使阳旺则阴生。"薛己调治肾阴与丹溪迥然不同,力避知、柏的苦寒泻火,注重肾中阴阳的生化,用药崇尚温补。

笔记栏

病案分析

目赤不明

给事张禹功,目赤不明,服祛风散热药,反畏明、重听,脉大而虚,此因劳心过度,饮食失节,以补中益气汤加茯神、酸枣仁、山药、山茱萸、五味,顿愈。又劳役复甚,用十全大补兼以前药渐愈,却用补中益气加前药而痊。东垣云:诸经脉络皆走于面,而行空窍,其清气散于目而为精,走于耳而为听,若心烦事冗,饮食失节,脾胃亏损,心火太甚,百脉沸腾,邪害孔窍而失明矣。况脾为诸阴之首,目为血脉之宗,脾虚则五脏之精气皆失其所,若不理脾胃,不养神血,乃治标而不治本也。(《名医类案·卷七》)

分析:患者服祛风清热之剂,目赤不愈,更添羞明、重听,祛邪未能治病,反使诸证加重,说明绝非实证,加之病由劳心过度,饮食失节所致,故薛己根据东垣之说判断,证属中气不足、心火内炽,选用补中益气以益气升阳、收敛阴火,加茯神、酸枣仁、五味子以宁心,用山药、山茱萸以补肾,充分反映其脾肾并重的学术特色。

四、治虚心得

薛己秉承家学,原为疡医,后通擅各科,在内、外、妇、伤等各科均有建树。在疮疡诊疗方面,薛己十分重视四诊合参,尤其重视望诊与切诊;在治疗方法上,将多种内科治疗手段用于外科疮疡的治疗,有疏通、发散、和解、补托、峻补、温补等多种方法,将传统的外科消、托、补内治三法结合临床实际给予有益阐发。妇产科疾病中,病因上薛己强调精神因素的作用,尤其是对暴怒、忧郁及恐惧与多种妇产科疾病的发生之间的密切关系有充分的重视;同时认为正常的生活环境、和谐适度的性生活对于保持妇女健康是十分重要的。病机上,他不仅重视气血病机的特点,而且将之与脏腑病机结合起来。治疗上,他重视辨证论治的原则,重点在于肝脾肾,用药偏于温补。如补中益气汤就是经他的提倡而用于妇产科疾病,经、带、胎、产四大类病证无一例外,如属对证,均可用补中益气汤。但其一生所治之病,以内伤杂病为多,尤以内伤虚损病证为主。他指出:"大凡杂症属内因,乃形气病气俱不足,当补不当泻。"认为杂病以虚为多见,在杂病虚证方面颇具特色,为后世所宗。

薛己论治虚证,必言阴虚,此阴非指津液、精血之谓,是概括三阴肝、脾、肾之虚,认为"阴虚乃脾虚也,脾为至阴"。足三阴即足太阴脾、足少阴肾、足厥阴肝,而脾为至阴之脏,故阴虚即脾虚,他指出:"大凡足三阴虚,多因饮食劳役,以致胃不能生肝,肝不能生火,而害脾土不能滋化,但补脾土则金旺水生,木得平而自相生矣。"由此可见,凡虚损之证,薛己都十分强调脾、肝、肾的调治,三者中尤以脾土为关键。其治疗,常以调理脾胃、滋养肝血、温补肾命为主,而用药崇尚甘温。即使是养阴之法,亦以温化为要,强调阳旺阴生之理,对明代以后诸家治疗杂病虚证多用温补的方法有一定的影响。

对于血虚的治疗,既注重针对致虚的不同原因进行治疗,又擅长以温补取效,他指出:"大凡血虚之症,或气虚血弱,或阳气脱陷,或大失血以致发热、烦渴等症,必用四君、归、芪或独参甘温之剂,使阳旺则阴生,其病自愈,若用寒凉降火乃速其危也。"温补阳气,调治肝脾,是薛己对血虚证论治之重要特点。

薛己对杂病中的虚证辨证,十分精详且有独到之处。他认为虚损之证,在某些情况下,可变生他证与假象,如"若气高而喘,身热而烦,或扬手掷足,口中痰甚者,属中气虚弱而变症也,宜用补中益气汤"。指出此类身热而烦是"脾胃虚弱之假症也,设认为实热则误矣。"又如"大抵病热,作渴饮冷,便秘,此症属实,为热故也;或恶寒发热,引衣蜷卧,或四肢逆冷,大便清利,此属真寒;或躁扰狂越,欲入水中,不欲近衣,此症属虚,外假热而真寒也"。并以肚腹是否喜暖与口喜冷热为内伤虚证与外感实证之辨别要点,这在临床治疗上有很大的指导意义。

病案分析

阴虚咳嗽

司厅陈国华,素阴虚,患咳嗽。以自知医,用发表化痰之剂,不应;用清热化痰等药,其证愈甚。余曰:"此脾肺虚也。"不信,用牛黄清心丸,更加胸腹作胀,饮食少思,足三阴虚证悉见,朝用六君、桔梗、升麻、麦冬、五味,补脾土以生肺金;夕用八味丸,补命门火以生脾土,诸症渐愈。经云:"不能治其虚,安问其余?"此脾土虚不能生肺金而金病,复用前药而反泻其火,吾不得而知也。(《内科摘要·脾肺亏损咳嗽痰喘等症》)

分析:阴素虚而用发表,则益伤其阴;阴虚之热,亦非苦寒所能清解,使其脾肺更虚而不思食。立斋独具手眼,双管齐下,朝用六君子加味,培土以生金;夕用八味丸,补火以生土,则阴精之化源得滋,阳有所养而热自退,脾能健运而痰可自绝,肺能肃降而咳嗽消矣。

薛己温养补虚之法概括起来可分为以下三种:

(一)朝夕互补法

根据人体一天之中阳气消长进退,以及自然界昼夜晨昏阳气的变化规律,来决定补法的应用。他认为:"若朝宽暮急,属阴虚;暮宽朝急,属阳虚;朝暮皆急,阴阳俱虚也。"朝暮阴阳偏虚的病理情况不同,因而其阴阳虚证的治疗,亦当采用不同的朝夕用药配合,以期达到阴阳协调的目的。阳虚者,朝用六君子汤,夕用加减肾气丸;阴虚者,朝用四物汤加参、术,夕用加减肾气丸;真阴虚者,朝用八味地黄丸,夕用补中益气汤。气阴两虚者,朝用补中益气汤和十全大补汤以培补脾胃元气,夕用六味丸或八味丸以调补肾命水火。气血俱虚者,朝用补中益气汤,夕用六君子汤加当归以气血双补。由此可见,其朝夕互补法,虽有不同的方剂配合及使用方法,但其目的多是调补脾肾。

病案分析

发 热

阁老李序庵,有门生馈坎离丸,喜而服之。余曰:前丸乃黄柏、知母,恐非所宜服者。《内经》有云:壮火食气,少火生气。今公之肝、肾二脉数而无力,宜滋其化源,不宜泻火伤气也。不信,服将两月,脾气渐弱,发热愈甚,小便涩滞,两拗肿痛,公以为疮毒。余曰:此肝、肾二经亏损,虚火所致耳!当滋补二经为善。遂朝用补中益气汤,夕用六味地黄丸,诸症悉愈。余见脾胃素弱,肝肾阴虚而发热者,悉服十味固本丸与黄柏、知母类,反泄真阳,令人无子,可不慎哉!(薛注《明医杂著·医论·内伤发热》按)

分析:肝肾两虚之火,即龙雷之火而不潜也。龙雷之火为阴火,非苦寒之品所能折,唯补中益气汤能升举清阳,消阴翳,则阴火自除;复以六味丸养其肝肾,则龙雷不再升腾矣。

笔记栏

（二）急证骤补法

治疗危急虚证，必须以作用力强、起效快的方药进行急救。薛己急补的常用方有八味丸、独参汤及参附汤。八味丸用于肾元不固之危证，若因无根虚火上炎而见发热夜重，热从脚起，口干舌燥，小便频数，淋沥作痛，用八味丸引火归原，固其根本；或因火衰寒盛而见胸腹虚痞，小便不利，脘腹膨胀，手足逆冷，急用八味丸以回阳救逆；或因火不生土而五更泄泻，急用八味丸以补肾纳气。独参汤用于气血津液脱失之危重证：如疮疡病久，气虚不摄，汗出不止，急用之以补气止汗；如失血过多，不论其脉证如何，均可急用独参汤以补气固脱。参附汤用于阳虚气脱之危重证，如疮疡病过用寒凉之剂，或犯房事，或因吐泻，损伤阳气，出现发热头痛，恶寒憎寒，扬手掷足，汗出如水，腰背反张，郑声不绝等虚阳外越之假热证，须急以参附汤温阳救脱；又如见到畏寒头痛，耳聩目蒙，玉茎短缩，冷汗时出，或厥冷身痛，或咬舌啮齿，舌根强硬等阳气虚脱之真寒证，则不论其脉其症，均当急以参附汤回阳救逆。

（三）偏虚纯补法

临床上出现比较单纯的阴虚、阳虚、气虚或血虚时，薛己主张区别论治，根据所虚不同，纯补阴、阳、气、血。如发热昼夜俱重之重阳无阴证，用四物汤或六味丸纯补其阴；如见疮疡微肿，色黯不痛，脉大无力之纯阴无阳证，用回阳汤纯补阳气；如发热面赤而脉大虚弱之阴血不足证，用当归补血汤纯补其血；如疮疡脓多而清，或瘀肉不腐，溃而不敛，脉大无力气血两虚证，用八珍汤双补气血。

（张建伟）

复习思考题

1. 试述薛己滋化源、脾肾理论的主要内容。
2. 薛己治疗虚损证的特点是什么？
3. 简述薛己温补学说的主要学术内容。

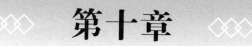

第十章

李时珍

PPT 课件

学习目标

1. 掌握李时珍对七方十剂、四时用药及药性理论等药物学方面的认识特点；
2. 熟悉其代表作及对命门学说、奇经八脉的贡献；
3. 了解其生平及学术成就对后世的影响。

第一节　生 平 著 作

一、生平简介

李时珍，字东璧，晚号濒湖山人。明代蕲州（今湖北省蕲春县）人，生活于正德十三年（1518 年）至万历二十一年（1593 年）。祖父为铃医，父亲李言闻，字子都，号月池，为当地名医。李时珍幼年时身体羸弱，少年阅读医籍，并随父诊病抄方，同时习举子业，曾拜顾日岩为师，14 岁中秀才，23 岁弃科举从医，汲百家之长，医德高尚，声名鹊起，被楚王府聘为奉祠正，掌管良医所事务，后被举荐任太医院院判，一年后便托病辞归。他在学习和行医过程中发现前人的“本草”错误很多，于是“奋编摩之志”，发扬“神农尝百草”的精神，重修本草，率领夙爱弟子庞宪、二子建元蹑跷担簦，跋山涉水到山东、江西、安徽、江苏、河南、河北、湖南、广东各地，深入进行考察，历时 27 载完成了《本草纲目》这部科学巨著，对我国药物学的发展做出了重要贡献。

二、著作提要

《本草纲目》，五十二卷，撰于嘉靖三十一年（1552 年）至万历六年（1578 年），初刊于 1593 年。卷一、卷二为序例，主要介绍历代诸家本草及中药基本理论等内容。卷三、卷四为百病主治，大致沿袭宋以前本草“诸病通用药”旧例，以诸风等 113 种病证为纲，分列主治药物，或于病证下再分若干证，类列药物用法，便于临证参考。卷五至卷五十二为药物各论，在药物分类上彻底颠覆了《神农本草经》以来上、中、下三品分类法，采用“析族区类，振纲分目”的科学分类法，把所有药物分别按照水、火、土、金石、草、谷、菜、果、木、服器、虫、鳞、介、禽、兽、人分为 16 部，各部再细分共为 60 类。如草部分为山草、芳草、毒草、蔓草、水草、石草、苔草等 11 类。各药分列释名、集解、辨题或正误、修治、气味、主治、发明、附方等项，分别介绍药物之产地、品种、形态、采收、炮制方法、性味及有毒无毒、主治功效，发明药性理论及李时珍学术见解，并附以该药为主治疗各科病证的效方、验方等。全面总结了 16 世纪以前的药学理论,极大地丰富了本草学理论和内容,是我国药学史上的重要里程碑。其按照从无机到有机、简单到复杂、低级到高级的自然演化体系的药物分类法,尤其对植物的科学分类比瑞典分类学家林奈早二百多年。书成以后,很快流传朝鲜、日本等国,并先后翻译成多国文字,受到各国医学、科学界人士的赞誉和重视。

《濒湖脉学》,一卷,撰于 1564 年,脉学专著。书中分述二十七脉的脉象、鉴别和主病,均编成七言歌诀,比较全面地论述了有关脉学理论和临床诊断意义,论述简明扼要,易学易用,流传甚广。

《奇经八脉考》,一卷,撰于 1572 年,刊于 1578 年。李时珍对前人有关奇经八脉的论述进行考证,对每条奇经的循行和主病等予以总结和说明,并提出自己的见解,订正奇经八脉所载穴位为 158 穴。

第二节 学术思想与临证经验

一、阐述药学理论

《本草纲目》在宋代唐慎微《经史证类备急本草》的基础上,广泛地参考引用历代诸家本草,上自《神农本草经》,中及《新修本草》,下至《本草会编》等,凡汉、魏、六朝、唐、宋、金、元以及当代的名著计 41 种,并参考了上至《黄帝内经》,下及薛己、李言闻等历代医家的医论、医方,共 276 家。上述医家著作中蕴涵着非常丰富的药学理论,李时珍通过研究、整理,将其中最为精要的部分进行了总结,并进行了大量的纠谬正讹。李时珍在方药基本理论、药物采集修治、药物功能主治、临床辨证用药等方面提出了自己的见解,还对历代民间治疗经验进行搜采并加以提高,对药物的性味功用,通过临床实践加以验证,创立新说。

(一)方药基本理论

《本草纲目》总结了历代医家有关方药的基本理论,如“神农本经名例”“名医别录合药分剂法则”“七方”“十剂”“升降浮沉”“四时用药例”“引经报使”以及“相须、相使、相畏、相恶诸药”等内容。采撷了历代前贤的精辟论述,对于七方十剂、四时用药、药物七情以及升降浮沉等问题,李时珍研究尤深,其所阐发,多有独到之处。

1. 七方十剂 《素问·至真要大论》首先提出大、小、缓、急、奇、偶、复的方药理论,历代医家中,王冰、刘完素、张从正、王好古等对此均有论述。《本草纲目》对其内涵及组方机理,具有深刻阐发。如引刘完素之言“方有七:大、小、缓、急、奇、偶、复。制方之体用,本于药物之气味,寒、热、温、凉”。阐释七方之构成和组方与药物之气味相关,并指出随脏腑之病证,而施以药物之品味,乃分为七方之制。关于大方与小方,一是从用药多少分类方之大小,如君一臣二佐九,为制之大;而君一臣三佐五,乃为制之中;君一臣二,则为制之小。二是从剂量大小与药味多少论述方之大小,如大剂量则用药味数少,小剂量则用药味数多。其他关于缓方与急方,以及奇方、偶方与复方之论,亦是根据《内经》以及前贤的理论,结合临床观察与研究进行了发挥。

关于十剂,乃是用药之法则。《本草纲目》记载,徐之才曾提出“药有宣、通、补、泄、轻、重、涩、滑、燥、湿十种,是药之大体”,并列举了诸药之所属。李时珍在其论述基础上进行了新的阐发,如论宣剂认为“郁塞之病不升不降,传化失常,或郁久生病,或病久生郁,必药以宣布敷散之,如承流宣化之意,不独涌越为宣也”。因而,气郁有余则用香附、抚芎之属以开之,不足则用补中益气以运之;火郁微则用山栀、青黛以散之,甚则以升阳解肌以发之;湿郁微则用苍术、白芷之属以燥之,甚则用风药以胜之;痰郁微则用南星、橘皮之属以化之,甚则用瓜蒂、藜芦之属以涌之;血郁微则用桃仁、红花以行之,甚则或吐或利以逐之;食郁微则用山楂、神曲以消之,甚则上涌下利以去之。凡此等等,皆属于宣剂的范畴。其论说将朱丹溪治疗六郁、李东垣之益气升阳及风以胜湿,张从正吐、下之法,与徐之才所说的宣剂灵活结合,不仅扩大了"宣剂"的用药范畴,并对诸多临床郁证的治疗提出了具体的用药方法。

刘完素以"通剂"治疗水病、痰澼,张从正则治疗痹痛经隧不利,李时珍却提出了用"通剂"治疗"气中之滞"和"血分之邪"的理论,指出"湿热之邪留于气分而为痛痹、癃闭者,宜淡味之药上助肺气下降,通其小便而泄气中之滞,木通、猪苓之类是也;湿热之邪留于血分而为痹痛肿注、二便不通者,宜苦寒之药下引,通其前后,而泄血中之滞,防己之类是也",将木通、防己的运用做了血分、气分的严格区分,为临床应用提供了一定的思路。

病案分析

溏 泄

一老妇年六十余,病溏泄已五年,肉食、油物、生冷犯之即作痛。服调脾、升提、止涩诸药,入腹则泄反甚。延余诊之,脉沉而滑,此脾胃久伤,冷积凝滞所致。王太仆所谓大寒凝内久利溏泄,愈而复发,绵历岁年者。法当以热下之,则寒去利止。遂用蜡匮巴豆丸药五十丸与服,二日大便不通亦不利,其泄遂愈。自是每用治泄痢积滞诸病,皆不泻而病愈者近百人。(《本草纲目·巴豆》)

分析:本例泄泻日久,饮食不当即作,以温补、升提、收涩等法治疗无效,李时珍认为乃脾胃不足,冷积内停之证,而大寒凝滞为关键,遂采用通因通用的从治法温下,数年之疾,竟得痊愈。李时珍认为巴豆峻用有勘乱劫病之功,微用亦有抚缓调中之妙,体现了其推陈致新以恢复生生之机的治疗思想。

2. 四时用药 《素问·五常政大论》提出"必先岁气,毋伐天和"的用药原则,李时珍深究经旨,结合临床实践,对春、夏、秋、冬四季的用药方法颇有心得,在"四时用药例"中介绍了具体用药经验,认为春月宜辛温之药,如薄荷、荆芥之类,以顺春升之气;夏月宜加辛热之药,如香薷、生姜之类,以顺夏浮之气;长夏宜加甘苦辛温之药,如人参、白术、苍术、黄柏之类,以顺化成之气;秋月宜加酸温之药,如芍药、乌梅之类,以顺秋降之气;冬月宜加苦寒之药,如黄芩、知母之类,以顺冬沉之气。他认为,如果春用辛凉以伐木,夏用咸寒以抑火,秋用苦温以泄金,冬用辛热以涸水,乃是昧于医理者"舍本从标"的错误方法。探究李时珍的四时用药法,关键在于药物的升、降、浮、沉应该顺应四时之气,而寒、热、温、凉药之四气则应逆而用之。同时,四时用药不仅仅针对时令外邪,在杂病的治疗方面也从"天人相应"的角度标本兼治。当然,李时珍的四时用药例并非一成不变,正如他所说:"虽然月有四时,日有四时,或春得秋病,夏得冬病,神而明之,机而行之,变通权宜,又不可泥一也。"

3. 药物七情 徐之才《药对》记载了药物的相须、相使、相畏、相恶之情,李时珍根据诸家本草特别提出了"相反诸药",包括甘草、大戟、乌头、藜芦、河豚、蜜、柿、犬肉及其他相反药36种。李时珍对药物七情颇有见解,他在《本草纲目·神农本经名例》篇中汇注了陶弘景、韩保昇、寇宗奭等医家的有关论述,并言简意赅地说明:"药有七情,独行者,单方不用辅也;相须者,同类不可离也,如人参、甘草、黄柏、知母之类;相使者,我之佐使也;相恶者,夺我之能也;相畏者,受彼之制也;相反者,两不相合也;相杀者,制彼之毒也。"他还发现古代医家用药往往一变常规,用相恶、相反之药获得奇效。他认为相须、相使同用为"帝道",相畏、相杀同用为"王道",而相恶、相反同用则为"霸道",在《本草纲目》中对这些用法极为重视。在临床上,如人参与甘草同用、黄柏与知母同用,皆为相须,又认为古方治疗经闭用四物汤加人参、五灵脂,是"畏而不畏";李东垣理脾胃泻阴火,治疗怠惰嗜卧,四肢不收,沉困懒倦的交泰丸中人参与皂荚同用是"恶而不恶";又治虚人痰阻胸膈,以人参、藜芦同用取其涌越,是"激其怒性"。这种超越常规的用药方法精微奥妙,全凭用药者灵活权变并能当机立断,故李时珍称之为医之"霸道"。

4. 升降浮沉 历代医药学家对药物的升、降、浮、沉之性有不少论述,李时珍也有深入研究,他在前人基础上将药物的"四气五味"与升、降、浮、沉更加具体地联系起来,总结为味薄者升,包括甘平、辛平、辛微温、微苦平之药;气薄者降,包括甘寒、甘凉、甘淡、寒凉、酸温、酸平、咸平之药;气厚者浮,包括甘热、辛热之药;味厚者沉,包括苦寒、咸寒之药;气味平者兼四气、四味,包括甘平、甘温、甘凉、甘辛平、甘微苦平之药。这些执简驭繁的论述,使学者能够据此辨别药物气味,掌握药物升降浮沉之性。

李时珍还认为药物的炮制和配伍可以改变原来的升降之性,一般而言,酸咸无升、甘辛无降、寒无浮、热无沉,为其通性,然而如"升者引之以咸寒,则沉而直达下焦;沉者引之以酒,则浮而上至巅顶"。又如,许多药物有"根升梢降"或"生升熟降"的情况。由此可见,李时珍不为一般药物的升降浮沉之性所囿,而能联系临床,提出独到见解。

(二)药物采集修治

药物的产地、采集时间及修治方法,是影响药性、关系药效的重要因素,李时珍采择了华佗、陶弘景、孙思邈、马志、寇宗奭等医家的重要论述,并在此基础上阐述了自己的学术经验。他提出:"动植形生,因方舛性;春秋节变,感气殊功。离其本土,则质同而效异;乖于采摘,乃物是而时非。名实既爽,寒温多谬。"强调了道地药材的适时采收。他还强调,药物修治方法的不规范,不仅影响药效,反而有害。然而市售物往往"失制作伪",比如地黄以锅煮熟,大黄用火焙干,松花和入蒲黄,樟脑杂以龙脑等。这些弊病自古而然,愈演愈烈。加之药材资源的缺乏,以及药农、商人急于获利等原因,既少道地药材,又不依时采集,"失制作伪"的情况比比皆是。李时珍的论述至今也具有十分重要的现实意义。

作为一位卓越的医药学理论家和临床医学家,李时珍对药物修治、煎服方法以及敷贴膏药的制作方法等均有详细论述。

首先讲究修治及煎制器具,指出"草木药及滋补药并忌铁器……惟宜铜刀、竹刀修治乃佳,亦有忌铜器者,并宜如法","凡煎药并忌铜、铁器,宜用银器、瓦罐、洗净封固","丸散须用青石碾、石磨、石臼,其砂石者不良"。论煎药的水量、水质,认为"如剂多水少则药味不出,剂少水多又煎耗药力也……其水须新汲味甘者,流水、井水、沸汤等各依方"。论煎药火候及煎服方法为"须识火候,不可太过不及。火用木炭、芦苇为佳……若发汗药必用紧火、热服;攻下药亦用紧火煎热,下硝黄再煎,温服;补中药宜慢火,温服;阴寒急症亦宜紧火急煎服之。又有阴寒烦躁及暑月伏阴在内者,宜水中沉冷服"。因为芦苇火烈,宜于煎发汗药、阴寒急症药;木炭火持久,宜煎补益药。热服利于发汗,温服适于补中,热药冷服以防格拒。识得火候,掌握服法,对提高疗效也是至关重要的。

在外用药方面,李时珍详细地记载了敷贴膏的制法:"凡熬贴痈疽、风湿诸病膏者,先以药浸油中三日,乃煎之。煎至药枯,以绢滤净,煎热,下黄丹,或胡粉,或密陀僧,三上三下,煎至滴水成珠不散,倾入器中,以水浸三日,去火毒。若用松脂者,煎至成丝,倾入水中,拔扯数百遍乃止。俱宜谨守火候,勿令太过不及也。其有朱砂、雄黄、龙脑、麝香、血竭、乳香、没药等料者,并待膏成时投之;黄丹、胡粉、密陀僧并须水飞、瓦炒过,松脂须炼数遍乃良"。

以上种种论载,既详细又实用,是李时珍制药经验的记录,至今,对提高药物质量、治疗效果仍具有至关重要的意义。

（三）药物功能主治

《本草纲目》的药物"主治"部分辑录了历代医家的要论,还总结了前人对有关药物的功能、主治和方药的运用经验。

如论香附主治,时珍曰:"散时气、寒疫;利三焦、解六郁;消饮食积聚、痰饮痞满、胕肿、腹胀、脚气;止心腹、肢体、头目、齿耳诸痛;痈疽疮疡、吐血、下血、尿血;妇人崩漏带下、月候不调、胎前产后百病。"以上主治内容,是李时珍参阅了唐、宋、元、明医著约 20 种方书中关于香附的方药作用记载,并吸取了王好古、朱丹溪、戴思恭等诸家用药经验而得出的,同时在《濒湖集简方》中补充了用香附治疗癫疝胀痛及小肠气的效方。他还进一步论述了香附的气味功用和临床应用方法,指出:"香附之气平而不寒、香而能窜;其味多辛能散、微苦能降、微甘能和,乃足厥阴、手少阳三焦气分主药,而兼通十二经气分。"

香附的炮制方法多种,作用也各异。如:生用,上引胸膈,外达皮肤;熟用,下走肝肾,外彻腰足;炒黑,止血;童便浸炒,入血分而补虚;盐水浸炒,入血分而润燥;青盐炒,补肾气;酒浸炒,行经络;醋浸炒,消积聚;姜汁炒,化痰饮。这九种炮制方法,是针对不同病证而设,可发挥不同的疗效。

对于香附的配伍,李时珍又总结了种种方法,如:配参、术,补气;配归、芍,补血;得木香,疏滞和中;配檀香,理气醒脾;配沉香,升降诸气;配川芎、苍术,总解诸郁;配栀子、黄连,能降火热;配茯神,交济心肾;配茴香、补骨脂,引气归元;配厚朴、半夏,决壅消胀;配紫苏、葱白,解散邪气;配三棱、莪术,消磨积块;配艾叶,活血气,暖子宫。最后,还指出香附乃"气病之总司,妇科之主帅"。

论郁金的"主治",除记载诸家本草所论之外,还补充了"治血气心腹痛,产后败血冲心欲死,失心癫狂、蛊毒"等内容,是根据《袖珍方》《经验方》及其他医家的临床经验所作的总结。李时珍还说:"郁金入心及包络,治血病。《经验方》治失心癫狂……此惊忧痰血络聚心窍所致,郁金入心去恶血。"后世医家有郁金治疗瘀血心痛,以及用"白金丸"（郁金、明矾）治疗癫狂,其依据大多是《本草纲目》的总结性记载。

论旋覆花的"主治":"旋覆乃手太阴肺、手阳明大肠药也,所治诸病,其旨在行水、下气、通血脉尔"。把诸多主治、功能归结为"行水、下气、通血脉",起执简驭繁的作用,使后世医者更易掌握运用。

（四）辨证用药法

《本草纲目》载有"百病主治药",将 70 种病证的治疗用药简要地集合在一起。百病主治不仅对各种病证有精要的分析,而且包括各种具体的用药方法和辨证论治内容。

如论诸风,有中脏、中腑、中经、中气、痰厥、痛风、破伤风、麻痹之分,其治疗有吹鼻、熏鼻、擦牙、吐痰等法,下面分载诸药,另还详述"各经主治"药物。同时又分列风寒、风湿、风热、湿热、痰气、血滞风虚等项的治疗用药。就诸风一门而言,所用药物就有 300 种之多,为后世医家的辨证用药提供了很大的方便。

又如在"口舌"门中分析,舌苦是胆热,甘是脾热,酸是湿热,涩是风热,辛是燥热,咸是脾湿,淡是胃虚,麻是血虚,生苔是脾热闭,出血是心火郁,肿胀是心脾火毒,疮裂是上焦热,木强是风痰湿热,短缩是风热,舌出数寸有伤寒、产后中毒、大惊数种,口糜是膀胱移热于小肠,口臭是胃火食郁,喉腥是肺火痰滞。其中仅患者味觉异常的用药,就有以下详细的区分,如:舌苦,选择柴胡、黄芩、苦参、黄连、龙胆等清泻胆火,或用麦冬清心火;舌甘,用生地黄、芍药、黄连;舌酸,以黄连、龙胆泻肝火,或用神曲、萝卜消食郁;舌辛,用黄芩、栀子泻肺热,或用芍药泻脾，以麦冬清心；舌淡，以白术燥脾，半夏、生姜行水，茯苓渗湿；舌咸，用知母泻肾，以乌贼骨淡胃；舌涩，用黄芩泻火，葛根生津，或以防风、薄荷去风热，半夏、茯苓去痰热。患者的味觉异常是临床常见的症状，以上用药法为辨证施治提供了重要依据，仅上所举，说明李时珍在"百病主治药"篇中下了很大的功夫，提纲挈领，予后世医者以极大的裨益，有助于临床疗效的提高。

《本草纲目》在引用许多医家宝贵经验和真知灼见的同时，也对于秘、验单方极其重视，并加搜采论述，从而大大丰富了本草的内容，也为后人保存了丰富的医学财富。对于药物的性味功用，李时珍则通过临床实践加以验证，并创为新说。此外《本草纲目》引据经史百家书目440种，其中不少医话内容，记载治病用药经验。据此，李时珍将其做了整理总结，而成为后世医者临床用药的指针。

李时珍在编著《本草纲目》的过程中，还进行了大量的纠谬正讹工作，自《神农本草经》以下，凡本草诸家书所载有错误失实之处，皆为之一一检出，或查考文献，循名责实；或根据实物，明其形态，述其功能。同时，对于一些荒诞不经之说，亦揭示其谬。

二、阐发命门学说

李时珍在对前贤医话的研究中，阐发了某些基础理论，其中最为突出的是提出了新的命门学说。认为"三焦者元气之别使，命门者三焦之本原，盖一原一委也。命门指所居之府而名，为藏精系胞之物；三焦指分治之部，而名为出纳腐熟之司；盖一以体名，一以用名。其体非脂非肉，白膜裹之，在七节之旁，两肾之间。二系著脊，下通二肾，上通心肺，贯属于脑，为生命之原，相火之主，精气之府，人物皆有之，生人生物，皆由此出"。李时珍的命门学说将命门、三焦与脑三者结成一体，不同于《难经》"左肾右命"和三焦"有名无状"的观点，以为其不知原委、体用之分。其"下通二肾，上通心肺，贯属于脑"以及肾、命门藏精血，"肾命不燥，精气内充"的论述，显然与明代诸家的命门学说有所不同。

命门的病理变化主要有命门火旺和命门火衰之证，对于前者，李时珍主张"法宜壮水以制火"，多用黄柏、知母、地骨皮、生地黄、牡丹皮、玄参等；对于后者则主张用"助阳退阴"之法，多用附子、乌头、肉桂、胡桃、仙茅、淫羊藿、补骨脂、硫黄等。

三、充实奇经八脉学说

作为精通医学和修道者的李时珍，还很重视"奇经八脉"之秘要。他说："医不知此，罔探病机，仙不知此，难安炉鼎。""医而知乎八脉，则十二经十五络之大旨得矣；仙而知乎八脉，则虎龙升降，玄牝幽微窍妙得矣。"自《内经》《难经》以来，历代医家对奇经八脉研究颇多，李时珍因感"八脉散在群书者，略而不悉"，故对此详加考证，著成《奇经八脉考》一书，并遵经典之旨，采百家之长，参临证实践，对八脉的循行路线及腧穴，均做了详尽考证、整理和补充。如冲脉的循行路线，《内经》记载至少有5条之多，李时珍却认为"其浮而外者"有交会穴的上行经脉1条，即起于胞中，从少腹内部浅出"气冲"，"并足阳明少阴二经之间，循腹上行至横骨"，还说明了冲脉与足少阴、足阳明、任脉联系密切的生理特点。又如带脉循行路线及所分布穴位，《内经》言而未明，《难经》仅曰"起于季胁，回身一周"，李时珍则确定为"起于季胁足厥阴之章门穴，同足少阳循带脉穴，围身一周，如束带然；又与足少阳会于五枢、维道"，左右各4，凡8穴。此外，李时珍还分别补充部分奇经的分布路线，如阴维脉补出"上至顶前而终"，阳维脉"上至本神而止"，任脉"循面系两目下之中央，至承泣而终"等。

李时珍在整理奇经八脉循行路线的同时，对以往所载腧穴也作详细考证，既订正或删除重复，又增补不少新穴。书中还将奇经八脉按阴维、阳维、阴跷、阳跷、冲、任、督、带的顺序排列,足见其对阴、阳二维的重视。

　　总之,《奇经八脉考》充实了中医理论的奇经八脉学说,这是他对中医学的又一贡献。

（张俐敏）

笔记栏

复习思考题

1. 李时珍在发明药学理论方面有哪些主要成就?

2.《本草纲目》对临床辨治有哪些启发?

3. 李时珍是怎样认识命门的?

◆◆◆ **第十一章** ◆◆◆

杨继洲

> **学习目标**
>
> 1. 掌握杨继洲的经络理论及针刺手法体系；
> 2. 熟悉其代表作、针灸药物并重的治疗特色；
> 3. 了解其生平及学术贡献对后世针灸学的影响。

第一节　生平著作

一、生平简介

杨继洲约生活于明嘉靖元年（1522年）至万历四十八年（1620年），字济时，浙江三衢（今浙江省衢州市）人。出生于中医世家，祖父曾任太医，且有著作传于后世。杨继洲天资聪颖，幼习举子，博学善文。后因仕途不顺，秉承家学，专心研医，行医50多年，足迹遍及江苏、福建、山东、河南、河北等地，并曾任职太医院，学验俱丰，临床疗效显著，医名甚高。

杨继洲对针灸学术源流十分重视，认为《素问》《难经》为针灸之源，须得重视学习研究。他在《针灸大成·卷三·策》中明确指出："不溯其源，则无以得古人立法之意；不穷其流，则何以知后世变法之弊。""溯而言之，则惟《素》《难》为最要。"为学一定要知晓源和流的关系，若不追溯学术源头，就不会懂得古人立法的本意，若不了解学术发展的全貌，就不知道后人是否真正发展了学术。因此，他主张"由《素》《难》以溯其源，又由诸家以穷其流"。他从《素问》《难经》开始，汇集整理了针灸诸家的理论和经验，并参合自己的心得，撰著《针灸大成》，为针灸学的发展做出了重要贡献。

二、著作提要

《针灸大成》，十卷，于明万历二十九年（1601年）刊行。卷一首载仰、伏人周身总穴图，针道源流，次载针灸直指；卷二为周身经穴赋、百症赋、标幽赋等针灸歌赋；卷三为五运、六气歌，百穴法歌等歌赋及针灸问答；卷四主要为针刺补泻法、针灸禁忌等；卷五为井荥俞经合穴、子午流注针法、灵龟八法等；卷六、七为十四经穴、经外奇穴的部位，针灸方法及治疗病症等；卷八载《神应经》穴法及诸风、伤寒、痰喘咳嗽等临床各科疾病针灸取穴法；卷九选录各家针法及灸法，并附杨氏医案；卷十附《小儿按摩经》（系现存最早之小儿按摩专书，赖此书之转载而得以流传）及儿科疾病诊断。该书总结了明代以前中国针灸的主要学术经验，尤其是收载了众多的针灸歌赋，重新考定了穴位的名称和位置，并附以全身图和局部图，阐述了历代针灸的操作手法等。

第二节 学术思想与临证经验

一、临证辨治重视经络

人体的生理、病理以及疾病的诊断和治疗都与经络密切相关。正如《灵枢·经别》所说："夫十二经脉者，人之所以生，病之所以成，人之所以治，病之所以起。"杨继洲在临床诊治过程中，十分重视经络理论的运用，并倡导以此作为衡量医术高低的标准。他说："其他病以人殊，治以疾异，所以得之心而应之手者，罔不昭然，有经络在焉。而得之则为良医，失之则为粗工，凡以辨诸此也。"

（一）辨证之要在经络

经络是人体气血运行的通道，它联系和沟通人体脏腑表里、上下、内外，使人体无论在结构上还是功能上都是一个密切联系的整体。杨继洲在书中深刻表达了这一认识，他说，经络"内而五脏六腑，外而四体百形，表里相应，脉络相通。其所以生息不穷，而肖形于天地者，宁无所网维统纪于其间耶"。因此，杨继洲将辨经络作为临床诊病辨证的主要方法之一。他说："欲知脏腑之虚实，必先诊其脉之盛衰，既知脉之盛衰，又必辨其经脉之上下。"具体方法是"先诊人迎气口，以知阴阳有余不足，以审上下经络，循其部分之寒热，切其九候之变易，按其经络之所动，视其血脉之色状"。由此可见，临床辨证中审经络是非常重要的。

（二）治疗之要在经络

杨继洲认为，不仅辨证之要在经络，而且治疗之要也在经络。他指出："总而会之，则人身之气有阴阳，而阴阳之运有经络，循其经而按之，则气有连属，而穴无不正，疾无不除"，临床疾病"变症虽多，但依经用法，件件皆除也。"因此，在针灸治疗上，杨继洲特别重视经络的主导作用，并强调依经络取穴。他说："灸穴须按经取穴，其气易连而其病易除。""执事发策，而以求穴在乎按经。""人而知乎此焉，则执简可以御繁，观会可以得要，而按经治疾之余，尚何疾之有不愈而不足以仁寿斯民也哉！"

病案分析

湿痰流注

壬申夏，户部尚书王疏翁，患痰火炽盛，手臂难伸，予见形体强壮，多是湿痰流注经络之中，针肩髃，疏通手太阴经与手阳明经之湿痰，复灸肺俞穴，以理其本，则痰气可清，而手臂能举矣。至吏部尚书，形体益壮。（《针灸大成·卷九·医案》）

分析：此例在于把握了中医经络理论，紧扣病机进行治疗。先疏通手太阴肺经、手阳明大肠经的湿痰瘀堵，清解郁火。然后艾灸肺俞穴，扶助阳气，散寒除湿。此案针灸并用，疗效卓著。

痰 结

壬申岁，四川陈相公长孙，患胸前突起，此异疾也。人皆曰：此非药力所能愈。钱诚翁堂尊，推予治之，予曰：此乃痰结肺经，而不能疏散，久而愈高，必早针俞府、膻中，后择日针，行六阴之数，更灸五壮，令贴膏，痰出而平。乃翁编修公甚悦之。（《针灸大成·卷九·医案》）

分析：此病以痰为主，治疗着眼于痰，祛痰为要。痰为阴邪，故先用针开散痰结，复加灸法以发散阴邪，复用贴膏拔邪外出而愈。

笔记栏

二、总结创新针刺手法

杨继洲十分注重针刺手法。他说："夫用针之法，要在识其通变，捷而能明，自然于迎随之间，而得施为之妙也。"否则"针力不到，补泻不明，气血错乱，或去针速，故不效也"。他收集并整理了历代医家的针刺手法，结合自己的临床实践经验，构建了比较规范和实用的针刺手法体系。这些手法大多为后世医家所采用。

（一）归纳十二字分次第手法

杨继洲在窦汉卿《针经指南》动、退、搓、进、盘、摇、弹、捻、循、扪、摄、按、爪、切等下针十四法的基础上，将针刺手法归纳为爪切、指持、口温、进针、指循、爪摄、针退、指搓、指捻、留指、针摇、指拔十二种，详尽说明其操作的要领和作用。为了便于学习运用，他把这十二种手法编成了简明易记的口诀："针法玄机口诀多，手法虽多亦不过，切穴持针温口内，进针循摄退针搓，指捻泻气针留豆，摇令穴大拔如梭，医师穴法叮咛说，记此便为十二歌。"

（二）精简针刺下手八法

杨继洲在上述十二法的基础上，将针刺手法精简为揣、爪、搓、弹、摇、扪、循、捻下手八法，并详细说明其作用、操作方法和注意事项。比如，八法中的"揣"，杨继洲解释为"揣而寻之。凡点穴，以手揣摸其处。在阳部筋骨之侧，陷者为真。在阴部郄腘之间，动脉相应。其肉厚薄，或伸或屈，或平或直，以法取之，按而正之，以大指爪切掐其穴，于中庶得进退，方有准也"。

（三）阐发针刺复式二十四法

杨继洲在《针灸大全》《针灸聚英》《针灸问对》等医籍记载的针刺手法基础上，重点归纳阐述了烧山火、透天凉、阳中隐阴、阴中隐阳、留气法、运气法、提气法、中气法、苍龙摆尾、赤凤摇头、龙虎交战、龙虎升降、五脏交经、通关交经、隔角交经、关节交经、子午捣臼、子午倾针、进火补、进水泻等二十四种针刺复式手法，详细说明其操作方法、治疗作用和注意事项。这二十四种针刺手法中，有些手法是杨继洲对其他医家的补充和完善，比如烧山火法出自《金针赋》，杨继洲补充阐述了"三进一退""先浅后深""慢提紧按"等操作内容；有些手法是杨继洲独创的，如运气法、中气法、五脏交经、通关交经、隔角交经、关节交经、子午倾针、进火补、进水泻等。

（四）阐明针刺补泻手法

杨继洲从天才、地才、人才三方面来论述针刺的补泻之法，并提出呼吸补泻法。他将针刺补法记述为"左手重切十字缝纹，右手持针于穴上，次令病人咳嗽一声，随咳进针；长呼气一口，刺入皮三分；针手经络者，效春夏，停二十四息；针足经络者，效秋冬，停三十六息；催气针沉，行九阳之数，捻九撅九，号曰天才。少停呼气二口，徐徐刺入肉三分，如前息数足，又觉针沉紧，以生数行之，号曰人才。少停呼气三口，徐徐又插至筋骨之间三分，又如前息数足，复觉针下沉涩，再以生数行之，号曰地才。"关于针刺泻法，他描述道："左手重切十字纵纹三次，右手持针于穴上，次令病人咳嗽一声，随咳进针，插入三分，刺入天部少停，直入地部，提退一豆，得气沉紧，搓捻不动，如前息数尽，行六阴之数，捻六撅六，吸气三口回针，提出于人部，号曰地才。又待气至针沉，如前息数足，以成数行之，吸气二口回针，提出至天部，号曰人才。又待气至针沉，如前息数足，以成数行之，吸气回针，提出至皮间，号曰天才。"

杨继洲提出迎随补泻之说。关于针刺补法，他说："再推进一豆，谓之按，为截、为随也。此为极处，静以久留，却须退针至人部；又待气沉紧时，转针头向病所；自觉针下热，虚羸痒麻，病势各散，针下微沉后，转针头向上，插进针一豆许，动而停之，吸之乃去，徐入徐出，其穴急扪之。"关于针刺泻法，他说："退针一豆，谓之提，为担、为迎也。此为极处，静以久留，仍推进人部，待针沉紧气至，转针头向病所，自觉针下冷，寒热痛痒，病势各退，针下微松，提针一豆许，摇而停之，呼之乃去，疾入徐出，其穴不闭也。"

杨继洲首次提出"刺有大小",并根据刺之大小将补泻手法分为大补大泻和平补平泻两类。他说:"有平补平泻,谓其阴阳不平而后平也。阳下之曰补,阴上之曰泻,但得内外之气调则已。有大补大泻,惟其阴阳俱有盛衰,纳针于天地部内,俱补俱泻,必使经气内外相通,上下相接,盛气乃衰。"由此可见,杨继洲所谓平补平泻,实指手法较轻、刺激量较小的补泻手法;所谓大补大泻,则是手法较重、刺激量较大的补泻手法。

（五）重视针刺得气手法

杨继洲十分重视针刺得气,主张"宁失其时,勿失其气",他强调针刺"只以得气为度,如此而终不至者,不可治也"。杨继洲的得气手法按其操作顺序可分为候气、取气和行气3种,他对这些手法进行了详细论述。首先为候气,他说:"用针之法,候气为先。须用左指,闭其穴门,心无内慕,如待贵人,伏如横弩,起若发机。若气不至,或虽至如慢,然后转针取之。转针之法,令患人吸气,先左转针,不至,左右一提也。"其次为取气,他说:"呼尽内针,静以久留,以气至为故者,即是取气于卫;吸则纳针,以得气为故者,即是置气于荣也。"其三是行气,他说,即让气至病所,如"弹而努之者,是用指甲弹针,令脉气膩满,而得疾行至于病所也","又有病道远者,必先使气直到病所"等。

病案分析

心　痫

　　戊辰岁,户部王缙庵公乃弟,患心痫疾数载矣。徐堂翁召予视之,须行八法开阖方可,公如其言。而刺照海、列缺,灸心俞等穴,其针待气至,乃行生成之数而愈。(《针灸大成·卷九·医案》)

　　分析:此案中以八脉交会替八法,照海和列缺均为八脉交会穴,针刺八脉以开阖,灸心俞定心气而痫止。

三、倡导针灸药物并重

古代的名医大都擅长采用针灸治疗,并且临证常常将针灸和药物联合应用,以取得良好效果。正如孙思邈所说:"若针而不灸,灸而不针,皆非良医也。针灸不药,药不针灸,尤非良医也。但恨下里间知针者鲜耳,所以学者深须解用针,燔针、白针皆须妙解,知针、知药固是良医。"(《备急千金要方·卷三十·针灸下》)但是,明代医家们大多热衷于方药,轻视针灸,导致一些针灸技法面临失传的危险。杨继洲对此十分忧虑,分析其成因和危害,阐述针灸的特色和优势,极力倡导针灸药物并重。

（一）针砭时弊,推崇针灸

1. 重药物轻针灸的危害　杨继洲针对时弊严肃指出,临证重药物轻针灸的危害严重,一是可能导致针灸技术失传;二是影响防治疾病的效果。他在《针灸大成·卷二·标幽赋》中说:"近世此科几于绝传,良为可叹！"在《针灸大成·卷三·策》中尖锐指出:"夫何诸家之术惟以药,而于针灸则并而弃之,斯何以保其元气,以收圣人寿民之仁心哉？"

2. 重药物轻针灸的原因　关于为何出现重药物轻针灸的时弊,杨继洲认真分析了原因,他认为古人今人病有不同,古人患病以外感为主,针灸可已;今人之病,多从内生,外邪易中,非汤药不能济。杨继洲进一步论述道:"非古用针灸之多,今用针灸之少,亦非汤液之宜于今,而不宜于古耶。"药物和针灸各有其使用的条件和优劣长短,要辨证采用。但是,有的医家因为对针灸缺乏认识,授之不真,学之不精,以致针灸之术不彰。

3. 引经据典,推崇针灸　杨继洲以《素问》诸书及古代名医为例,说明针灸妙用完全可以治病救人,实为良医必精之医术。他在《针灸大成·卷二·标幽赋》中说:"劫病之功,莫捷于针灸。故《素问》诸书,为之首载。缓、和、扁、华,俱以此称神医。盖一针中穴,病者应手而起,诚医家之所先也。"而且"又语云:一针、二灸、三服药。则针灸为妙用可知。业医者,奈之何不呕讲乎?"

(二) 针灸药物,不可缺一

1. 唯精于针,方可救急　鉴于当时医家重药物轻针灸的时弊,杨继洲反复论述针灸治病救急的优势。他说:"夫治病之法,有针灸,有药饵,然药饵或出于幽远之方,有时缺少,而又有新陈之不等,真伪之不同,其何以奏肤功、起沉疴也? 惟精于针,可以随身带用,以备缓急。"

2. 针灸药物,各有所长　杨继洲认为,针可行气,灸可散郁,药可治内。由于病邪之至,或伤于内,或侵于外,病变的部位各不相同。只有选择适当的治疗方法,用其所长,才能取得较好的效果。他说:"夫何喜怒哀乐、心思嗜欲之汩于中,寒暑风雨、温凉燥湿之侵于外。于是有疾在腠理者焉,有疾在血脉者焉,有疾在肠胃者焉。然而疾在肠胃,非药饵不能以济;在血脉,非针刺不能以及;在腠理,非熨焫不能以达。是针灸药者,医家之不可缺一者也。"

3. 因人因证,灵活变通　杨继洲认为,医生一定要考虑病情的复杂多变,临床辨治要因人因证,灵活选用有效的治疗方法和手段,或针或灸或药,或针药并举,或针灸药同进,切不可拘泥于成方成法或一方一法。这也是符合中医辨证论治精神的。他在书中指出:"人身之气,不能以恒平,而必待于调摄之技。故其致病也,既有不同,而其治之亦不容一律,故药与针灸不可缺一者也。"对于医生来讲,临床要根据治疗需要灵活选用一法或数法,他说:"故善业医者,苟能旁通其数法之原,冥会其奇正之奥,时可以针而针,时可以灸而灸,时可以补而补,时可以泻而泻。或针灸可并举,则并举之,或补泻可并行,则并行之。治法因乎人,不因乎数;变通随乎症,不随乎法;定穴主乎心,不主乎奇正之陈迹。譬如老将用兵,运筹攻守,坐作进退,皆运一心之神以为之。"

病案分析

痰　　阻

乙卯岁,至建宁,滕柯山母患手臂不举,背恶寒而体倦困,虽盛暑喜穿棉袄,诸医俱作虚冷治之。予诊其脉沉滑,此痰在经络也。予针肺俞、曲池、三里穴,是日即觉身轻手举,寒亦不畏,棉袄不复着矣。后投除湿化痰之剂,至今康健,诸疾不发。若作虚寒,愈补而痰愈结,可不慎欤! (《针灸大成·卷九·医案》)

分析:此案中,由于痰聚皮里膜外,则阳气不伸,故畏寒。针刺肺俞、曲池以宣肺祛痰,痰去则皮毛开阖有度,畏寒自除。

(杨云松)

复习思考题

1. 杨继洲如何论述经络理论在临床诊治中的重要性?

2. 杨继洲在前人基础上总结创新了哪些针刺手法?

3. 杨继洲针灸药物并重的治疗思想是什么?

第十二章

缪希雍

笔记栏

PPT 课件

> **学习目标**
>
> 1. 掌握缪希雍对外感热病的认识特点、脾阴学说、内虚暗风说；
> 2. 熟悉其代表作、论治气血病证的特色以及对本草学的贡献；
> 3. 了解其生平及学术成就对后世的影响。

第一节 生 平 著 作

一、生平简介

缪希雍，字仲淳，号慕台。明代海虞(今江苏省常熟虞山)人，约生活于嘉靖二十五年(1546年)至天启七年(1627年)。缪希雍家境清贫，其父早殁，幼年孤苦，体弱多病，17岁患疟疾，久治不效，遂检读医书，取《外台秘要》一方，服后果愈，遂有志于医。初拜无锡司马铭鞠为师，又遍读常熟赵玄度收藏的医书，学识大进。壮年后游历四方，寻师访友，切磋学问，与王肯堂、汤显祖等交游甚密，临证体验既丰，搜集秘方亦富，声名著于当时。缪希雍与东林党人来往密切，有"神医安道全"之称，后东林党遭阉党迫害，缪希雍受牵连而避居金坛，以业医度过余生。

其治学主张搜求医方，研究药道，博涉各种医书，尤精本草之学，认为"神农本经，譬之六经；名医增补别录，譬之注疏。本经为经，别录为纬"。于是钻研其理，著《本草经疏》《本草单方》等书。缪希雍医德高尚，医术精湛，行医以"生死人，攘臂自决，不索谢"。

继承缪希雍之学者，有松陵顾澄先、延陵庄继光、云间康元宏以及司马铭鞠的亲炙门人李枝(字季虬)，另传武林刘默等人。

二、著作提要

《先醒斋医学广笔记》(简称《广笔记》，原名《先醒斋笔记》)，四卷。为门人丁元荐搜集缪希雍常用方及部分治验而成的笔记类著作。后经缪希雍补充，增益群方，兼采众药，并补入伤寒、温病、时疫、治法要旨等内容而易名。卷一至卷三记载缪希雍临证心得、验案及效方。卷四论述炮炙大法、用药凡例，针对时医忽视药物炮炙而作。

《神农本草经疏》(又名《本草经疏》)，三十卷。记载缪希雍研究和临床应用药物30余年之心得，所谓详疏其义，阐释其功效之所以然者，收载药物1 400余种，经缪希雍诠释493种。

《本草单方》，十九卷。为《本草经疏》等著作摘录而成。全书涉及临床各科近200种病证，收单方4 000余首，引用医著400余种，为我国清代之前的单方验方大全。

笔记栏

第二节 学术思想与临证经验

一、外感热病的研究

(一) 伤寒时地议

自张仲景《伤寒论》问世后,历代医家无不宗之。缪希雍认为外感热病是"关乎死生之大病",故亦十分重视。但他认为自汉末至今时已千年有余,不仅时气变异,方土有殊,而且古今人禀赋亦各不同。缪希雍在《本草经疏》中提出了"伤寒古今时地不同,因之六经治法宜异"的观点,对于仲景之学"其意可师也,其法不可改也",而"其药则有时而可改"。这在《广笔记》中称"伤寒时地议并六经治法",大意即在于说明古今风气不同,南北水土有异,今时南方多热病,医者当师《伤寒论》意而变通之,从时、从地、从人灵活运用。充分体现了缪希雍灵活变通的辨证施治思想。这一指导思想,使他在论治外感热病方面能根据实际发病情况而有创见。

例如:外感伤寒太阳病,缪希雍记载其脉"浮洪",而不是《伤寒论》所言之"浮紧",颇合东南一带的临床实际情况。治疗之法宜发汗解表,但不用麻黄汤,而用自制羌活汤,方用羌活、葛根、杏仁、前胡、甘草、生姜、大枣等。

(二) 伤寒易于热化

缪希雍在临床实践中已认识到温热致病的广泛性,并对伤寒、温热的病因病机与传变规律有了一定的了解,这些都体现在其"伤寒易于热化"的观点之中。

1. 江南温热,直中者少 缪希雍认为江南气候温暖,无刚劲之风,多温热之病。临证所见直中者少,传经者多。直中属寒,传经属热。外感伤寒六经中,以热证为多,不但三阳多为热证,而且由三阳传入三阴者"虽云阴分,病属于热",三阴之属虚寒者甚为罕见。

2. 邪入口鼻,阳明证多 对于外感病邪侵入人体途径,历代医家多遵循《灵枢·五变》之"百疾之始期也,必生于风雨寒暑,循毫毛而入腠理"的训律。缪希雍则另辟蹊径,提出"伤寒、温疫……凡邪气之入必从口鼻"的论断,这一观点早于吴又可《温疫论》,其对外感发病学的贡献是不可忽视的。

缪希雍以藏象学说为依据,从苗窍、经络及脏腑关系,探讨伤寒、温疫病机特点,认为"伤寒、温疫,三阳证中往往多带阳明者,以手阳明经属大肠,与肺为表里,同开窍于鼻;足阳明经属胃,与脾为表里,同开窍于口。凡邪气之入,必从口鼻,故兼阳明证者独多"。此外,他曾有"阳明多气多血,津液所聚而荫养百脉,故阳明以津液为本"的论述,强调治热病以固护津液为要。

(三) 伤寒温病辨治特点

1. 强调速逐热邪 缪希雍根据伤寒易于热化的特点,强调速逐热邪,这也是他治疗伤寒病的特点之一。缪希雍之所以要速逐热邪,其一,热邪传变迅速,易犯营血,"胃烂发斑"即为阳明热极,气血沸腾之象;其二,温为阳邪,易耗竭阴液,故应速逐之,以阻止病邪深入营血及劫夺阴液。

2. 重视阳明,善用清法 缪希雍认为,外感热病以阳明或兼阳明证者独多,故应注重阳明辨治。而阳明又有经、腑之别,缪希雍则尤重阳明经证,善用辛凉、甘寒清气之法,临床用药每以白虎汤、竹叶石膏汤加减,尤其擅用石膏。他对石膏的应用,大胆而娴熟,视为治温热的要药。认为石膏辛能解肌,甘能缓热,大寒而兼辛甘,则能除大热;还认为石膏为"发斑、发疹之要品,起死回生,功同金液。若用鲜少,则难奏其功"(《神农本草经疏·石膏》),故临床上多大剂量使用。由于石膏能清肺胃之火,两具清里解表之功,缪希雍常用作君药。其用石膏,多以生用打碎入煎,剂量一般在一两二钱以上,重者一次量有达四两者,甚至有一日夜进十五两五钱者。因而,后人誉称其为"缪石膏"。

缪希雍在擅用石膏的同时还多佐以麦冬、竹叶、知母等甘寒之品,助石膏以清热,兼取生津润燥除烦之效,再合粳米、甘草、人参等顾护胃气,为清阳明热邪的重要方剂。

在太阳、少阳证热重而兼口渴、脉实等证时,缪希雍亦必参合清法。在缪希雍之前,石膏一般多用于表证消失之后,而缪希雍则认为石膏兼有解表的作用,虽表证未解也在所不忌,同时还应用于其他多种病证。缪希雍的经验为后世医家应用石膏开了又一法门。

3. 固护津液,慎于汗下　缪希雍主张热病以固护津液为要。尤其对于阳明病的治疗,在清热的同时,尤为重视保津,故他虽运用竹叶石膏汤,却不用其中温燥劫阴的半夏。而对于苦寒之品,则既恐其苦燥伤阴,又虑其易损伤胃气,使津液亏耗而难复,亦往往慎用。同时,缪希雍还慎用汗、下二法,指出了妄用汗、下之法的危害,恐汗则津泄,下则津脱。对于下法,缪希雍则更为审慎,即使是阳明腑实可下之证,缪希雍亦采取前人的试探之法,先用小承气汤试之,若不行,则换大承气汤,并强调应注意勿大其剂。

对于热病之后,津液未复,大便不通的患者,缪希雍则处以甘蔗汁、梨汁,兼多饮麦冬汤等,以生津通便,这对后世医家所设的增水行舟之法,不无启示。

总之,缪希雍治疗伤寒病善用清法、固护津液、速逐热邪的见解,在外感热病论治的发展过程中,具有承前启后的作用,对启迪后世温病学理论与实践的发展有重要影响。

病案分析

瘟　疫

史鹤亭太史,丁亥春患瘟疫,头痛身热,口渴,吐白沫,昼夜不休。医师误谓太史初罢官归,妄投解郁行气药,不效,又投以四物汤,益甚。诸医谢去,谓公必死。遣使迎仲淳至,已二十余日矣。家人具以前方告,仲淳曰:误也,瘟疫者,非时不正伤寒之谓,发于春,故曰瘟疫,不解表,又不下,使热邪弥留肠胃间,幸元气未尽,故不死。亟索淡豆豉约二合许,炒香,麦门冬两许,知母数钱,石膏两许。一剂,大汗而解。时大便尚未通,太史问故,仲淳曰:昨汗如雨,邪尽矣,第久病津液未回,故大便不通,此肠胃燥,非有邪也。令日食甘蔗二三株,兼多饮麦门冬汤。不三日,去燥粪六十余块而愈。(《先醒斋医学广笔记·春温夏热病大法》)

分析:病者所患瘟疫,头痛身热,口渴吐白沫,昼夜不休,是邪热在胃,阳明气分热盛之象。医师妄投解郁行气养血诸药,导致病情加重。邪已入里,必促其透达于外。患者无汗,邪无以出,何能已病?缪希雍以石膏、知母辛寒清解气热,麦冬甘寒生津,配伍淡豆豉,取其透热达表,故药后大汗而解。温为阳邪,易伤津液,故汗后大便未通,为津乏肠燥,予甘蔗兼多饮麦门冬汤甘寒养胃生津救阴。

二、调护脾胃,倡脾阴之说

缪希雍十分重视脾胃对人体的作用,把脾胃比做国家的饷道,提出"论治阴阳诸虚病皆当以保护胃气为急"。无论阴虚、阳虚、中风、中暑、泻痢、胎前产后、疔肿痈疽,凡是病体涉虚,"靡不以保护胃气,补养脾气为先务"。

其论治脾胃,上承东垣、丹溪、王纶之说,主张区别阴阳,对脾阴不足的论治大有发展,成为倡导脾阴说的主要医家。

《本草经疏》论脾虚十二证,将"脾气虚""脾阴虚""阴血虚"做了区别,明言"脾阴不足之候"有脾虚中满,饮食不进,食不能消,夜剧昼静,劳倦伤脾发热,健忘,肢痿,产后失眠、腿痛等,指出:"世人徒知香燥温补为治脾虚之法,而不知甘寒滋润益阴之有益于脾也。"他曾治一产后腿疼,不能行立,饮食不进之妇人,认为是"脾阴不足之候,脾主四肢,阴不足故病下体"。缪希雍认为脾胃本脏虚弱,命门火衰,土虚木乘,不能助脾腐熟运化,致脾失所养,久则脾阴亏虚。他还指出,饮食不节、劳倦、寒温所伤也可伤脾阴。

缪希雍治疗脾胃虚证,提出"益阴宜忌苦寒,益阳宜防泄气,祛风勿过燥散,消暑毋轻下通"。胃虚宜益气,以甘平、甘淡、甘酸之味治之,如人参、扁豆、山药、莲肉、茯苓、石斛、白芍等;脾阴虚之证,以甘凉滋润,酸甘化阴为治疗大法,佐以辛香、酸平,药如人参、白术、大枣、黄芪、砂仁、蔻仁、酸枣仁、藿香、木瓜等。缪希雍创制的名方资生丸,方用山药、莲肉、芡实、薏苡仁、泽泻、扁豆悦脾滋阴,人参、白术、茯苓、甘草健脾益气,桔梗升清助运,山楂、麦芽消食导滞,蔻仁、陈皮、藿香理气和脾,黄连清脾和胃。全方滋润中寓通运,补而不滞,养阴兼益气,气旺则津生,阳生则阴长。罗美谓该方"既无参苓白术散之滞,又无香砂枳术丸之燥,能补能运,臻于至和。于以固胎,永无滑堕,丈夫服之,调中养胃。名之资生,信不虚矣"(《古今名医方论》)。资生丸、肥儿丸,甘平芳化,体现了缪希雍脾阴之治的用药特色,沿用至今,功效显著。

缪希雍对脾肾关系较为重视,指出:"夫脾胃受纳水谷,必藉肾间真阳之气熏蒸鼓动,然后能腐熟而消化之。肾脏一虚,阳火不应,此火乃先天之真气,丹溪所谓人非此火不能有生者也。治宜益火之源,当以四神丸加人参、沉香,甚者加熟附、茴香、川椒。"他制脾肾双补丸,健脾益肾,较四神丸更进一步,常为后人所宗。

病案分析

阴 虚

王善长夫人产后腿疼,不能行立,久之饮食不进,因惫之极。仲淳诊之曰:"此脾阴不足之候,脾主四肢,阴不足故病下体,向所饮药虽多,皆苦燥之剂,不能益阴。"用石斛、木瓜、牛膝、白芍、酸枣仁为主,生地黄、甘杞子、白茯苓、黄柏为臣,甘草、车前为使,投之一剂辄效,四剂而起。昔人治病必求其本,非虚语也。(《先醒斋医学广笔记·妇人》)

分析:五脏六腑皆有阴阳,拘于脾为阴土,喜燥恶湿之论者,每习用香燥苦温之品,缪希雍此案却以甘寒滋润之品以益阴,诚有补东垣之未备,而为清代叶天士主养胃阴之说开了先河。

三、内虚暗风论治

缪希雍在前人认识的基础上,提出了"内虚暗风"之说。认为西北土地高寒,风气刚猛,多病真中;大江南北多湿热之气,人体较为柔脆,多热多痰,病多类中。类中风非外来之风,故曰内风。内风以阴虚为本,即所谓"内虚暗风"。他说:"内虚暗风,确系阴阳两虚,而阴虚者为多,与外来风邪迥别。""真阴既亏,内热弥甚,煎熬津液,凝结为痰,壅塞气道,不得通利,热极生风。"可见,内虚即阴虚,暗风即内风。这是中风病机认识的又一发展。

缪希雍治疗内风,提出清热、顺气、开痰以救其标,养阴补阳以治其本的原则,阴虚益血,阳虚益气,气血两虚则气血兼补,久以持之。他指出:"治痰先清火,清火先养阴,最忌燥剂。""设若误用治真中风药……则由轻变重,重则必死。"在用药方面,缪希雍主张:清热不用苦寒之品而多用天冬、麦冬、甘菊、白芍、天花粉、童便;顺气多用苏子、枇杷叶、橘红、郁金、白蒺藜;开痰多用贝母、白芥子、竹沥、荆沥、瓜蒌仁;益阴多用首乌、石斛、菟丝子、天冬、甘菊、生地黄、白芍、枸杞子、薯蓣、梨汁、霞天膏、麦冬、五味子、牛膝、人乳、阿胶;补阳多用人参、黄芪、巴戟天、鹿茸、大枣。综观上述用药,多甘润清灵或酸甘柔润,益阴清火,平息内风。补阳也避附桂辛热,其云:"忌汗、吐、下,大忌破气、温热、苦寒,及一切治风湿辛燥发散……行血诸药,慎勿犯之。"如麝香、苏合香、檀香、龙脑香、安息香等辛散之品,应慎用。缪希雍治法已脱出唐人温散外风及明人温补培元的窠臼。清人姜天叙在《风痨臌膈四大证治》中曾说:"缪仲淳取用白蒺藜、菊花、首乌等一派甘寒之品,虽无近效,而阴虚内热之人,诚可恃也,不可因平淡而忽之。"

缪希雍在《本草单方·卷一》还记载了近四十个治疗中风的单方、验方,包括多种手法的运用,简便有效。如暗风卒倒,不省人事,可把细辛研末吹入鼻中;若中风痰厥,僵仆、牙关禁闭者,可取白梅肉揩擦牙龈,涎出即开;中风口歪,可以苇筒长五寸,一头刺入耳内,四面以面团密封使不透风,一头以艾灸之七壮,患右灸左,患左灸右。

为了切实提高疗效,缪希雍临证时还从细节做起,总结了许多经验。治疗中风除用汤剂外,还配合丸剂共服,使药力均匀持久,可大大提高疗效。在服药方法上,缪希雍主张"饥时服""空心饥时各一服",意在增加对药物的吸收。缪希雍亦十分重视药物的加工炮制,有利于保证疗效,减少毒副作用。总之,缪希雍宗前贤之说,辅以自己的经验,对中风的见解独特,用药独树一帜,多有可法之处。

四、气血病证论治特色

缪希雍在《神农本草经疏·论治血三法药各不同》中论治气血病证,各立三法,执简驭繁,颇利于后学。

(一)立治气病三法,注重降调气机

关于气病的治疗,缪希雍归纳有"治气三法":补气、破气和降气。其中以降气之法最为精彩。徐之才论药,有宣、通、补、泄、轻、重、滑、涩、燥、湿10种,陈藏器《本草拾遗》称为"十剂",后成无己和李时珍等亦具此说。缪希雍认为陶弘景曾在十剂之外续入寒、热二剂,他继而又增加了升剂和降剂。缪希雍认为升降是治法之大机,他所增的升剂,即李杲的升阳益气之剂,而所增的降剂,却为其所独创。他说:"火空则发,降气则火自下矣,火下是阳交于阴,此法所宜降者也。"阐述了"降剂"所治病证的病机,主要是阴虚火升,即"上盛下虚"。患者周身之气上并于阳,导致咳嗽生痰,吐血衄血,烦躁,头疼,失眠,胸前骨痛,口干舌苦等,甚则五心烦热,潮热骨蒸,遗精,骨乏无力,或丹田不暖,饮食不化,泄泻,中风卒仆等。治疗之法,"当亟降气,当益阴精",降气以治其标,滋水填精以救其本,气降则阳交于阴,其火自然亦降;精血生则肾阴复,水自上升。水升火降,为"既济之象""坎离相交",人身阴阳之气可得平复。

《本草经疏》备列补气、破气和降气调气诸药。气虚宜补之,药如人参、黄芪、羊肉、小麦、糯米之属。气实宜破之,药如青皮、枳实、枳壳、槟榔、厚朴、牵牛子等。气机失和宜调之,调气药如木香、沉香、白豆蔻、缩砂、香附、乌药之属;降气药如苏子、橘红、麦门冬、枇杷叶、芦根汁、降香、郁金、槟榔、沉香、乌药、白芍、五味子等。三法之中,缪希雍最重"降气",论述亦最为精妙。其降气之轻者,药用紫苏子、橘皮、麦门冬、枇杷叶、芦根、甘蔗;降气之重者,如降香、郁金、槟榔之类。擅用苏子、枇杷叶、郁金三药,认为苏子辛温散结而兼润下之力,郁金为调逆气、行瘀血之要药,枇杷叶性凉善下气。缪希雍降气之法,常与甘凉濡润药配伍、与养阴之法并进,从而避免了降气药戕伐胃气、耗伤津液之弊。

(二)血证论治特点

1. 立治血三法　对于血病的治疗,缪希雍亦立"治血三法",即"血虚宜补之""血热宜清之凉之""血瘀宜通之"。血虚宜补之,治疗宜用甘寒、甘平、酸寒、酸温之品以益荣血;血

笔记栏

热宜清之、凉之，治疗宜用酸寒、苦寒、咸寒、辛凉之品，以除实热；血瘀宜通之，治疗宜选辛温、辛热、辛平、辛寒、甘温之品，入血通行，佐咸寒以软坚。

缪希雍对瘀血病证的诊断与用药颇有经验。如以"有形可见，有色可察，有证可审"为血瘀之诊断大法，而发热、发黄、作肿作痛、结块痞积等则是最常见症状；所谓"血瘀宜通之"，即其行血祛瘀治法，如《本草经疏》有"病从血分，则治其血……热者清热，瘀者行之"诸法。活血行瘀药很多，性味作用则同中有异，但无论辛热、辛温、辛平、辛寒，都"必应兼辛，使非兼辛，胡得主五脏瘀血"？缪希雍认为，"破血"与"活血"在程度上大有出入，应明确区分，对吐血、咯血、鼻衄、齿衄、耳衄、伏梁等病症，提出宜降气清热、凉血益阴，忌用升提发散、补气闭气及破血。所忌的破血药为三棱、姜黄、水蛭、桃仁、红花等；所宜的活血药为郁金、五灵脂、乳香、没药、当归、延胡索、赤芍等。

2. 治吐血三要法　吐血是虚损主证之一，又多见于阴虚内热之人。在明代，治疗吐血有两种偏向：一为专用寒凉，药如黄芩、黄连、山栀、黄柏、知母之类，往往伤脾作泄，以致不救；一则滥用人参温补，使热更伤肺，阴火愈炽，咳嗽更甚。缪希雍认为，吐血病证，绝大多数属于阴虚火旺，在《广笔记·吐血》独创"吐血三要法"，即"宜行血，不宜止血"，"宜补肝，不宜伐肝"，"宜降气，不宜降火"。

(1) 宜行血不宜止血："血不行经络者，气逆上壅也。行血则血循经络，不止自止。止之则血凝，血凝则发热恶食，病日痼矣"。失血皆源于血不循经，是由于"气逆上壅"，壅者宜行，逆者宜降，行血降气实为治本之法。若用苦寒之药见血止血，虽可暂时收效，然而易致瘀滞，血凝则发热，可出现恶食及胸胁痛，反复吐血，病日痼矣。瘀血不去，新血不生，血液不得归经而常复出，此时行血实为大禹疏浚治水之意，有因势利导，不止自止之妙。缪希雍常用的行血药物是生地、当归、郁金、茅根、丹皮、小蓟、棕炭、藕节、蒲黄、童便等。缪希雍行血法的实质，一是用和血行血法以防络脉瘀阻；二是告诫医家不能见血凉血，滥用苦寒，以防损伤脾胃而变生他证。

(2) 宜补肝不宜伐肝："《经》曰：五脏者，藏精气而不泻者也。肝为将军之官，主藏血。吐血者，肝失其职也，养肝则肝气平而血有所归，伐之则肝虚不能藏血，血愈不止矣"。肝为将军之官，主藏血。吐血者，肝脏失职而不能藏血。养肝则肝气平而血有所归。伐肝，指过用香燥辛热之品劫夺肝阴，使肝经气火更旺，血愈不止。故当顺其性而治之，常以芍药、甘草、枣仁、枸杞子、牛膝、地黄、酸枣仁、炙甘草等酸甘化阴，以柔克刚。

(3) 宜降气不宜降火："气有余，即是火。气降则火降，火降则气不上升，血随气行，无溢出上窍之患矣。降火必用寒凉之剂，反伤胃气。胃气伤则脾不能统血，血愈不能归经矣"。缪希雍在《本草经疏》言："降气即降火，气降则火自降，降则阳交于阴而火自潜。"血随气行，火降则血不上升，无溢出之患。反之，如用苦寒降火，最易伤中，脾气伤则统血无权，血不归经，不利止血。血之失常，每缘于气火之乱，此法一则治气以降火，使气调火平，血得循经；二则可免致脾胃损伤。血赖脾气统摄，脾气不伤则血证自有可瘥之机，这不仅体现了其重视脾胃的治疗思想，更有防患于未然之意。

治疗吐血三法，虽为虚劳吐血而设，有一定的适用范围，却具有普遍的临床指导意义。

五、对本草学的贡献

缪希雍对本草学的阐发、纠误创新，主要贡献体现在以下几方面：

(一) 阐发药性，详尽朴实

在《神农本草经疏·原本药性气味生成指归》中，他论述了药性气味及其关系。如药性气味之生成，缪希雍认为"物之生也，必禀乎天；其成也，必资乎地。天布令，主发生，寒热温凉，四时之气行焉，阳也；地凝质，主成物，酸苦辛咸甘淡，五行之味滋焉，阴也"，明确指出药物的气味药性间客观存在着禀受天地阴阳之气的区别与联系。药性差别,关键在于其有气味厚薄、单用互兼之异。如同为苦寒药,"黄芩则燥,天冬则润;芦荟能消,黄柏能补;黄连止泻,大黄下通;柴胡苦寒而升,龙胆苦寒而降",足见缪希雍对药性论述详尽朴实,要言不烦。

缪希雍著《炮炙大法》,附丽于《先醒斋医学广笔记》,是继《雷公炮炙论》之后的又一部炮制专著。《炮炙大法》,选录药物 433 种,按《雷公炮炙论》加以增删,阐述各种药物的出处、采集、优劣鉴别、炮制方法、贮藏保管和畏、恶、宜、忌等,而用药凡例,则对丸、散、汤、膏的制法和适应证,以及煎药及服药法等一一加以论述。

（二）创本草文献体例之新

《本草经疏》的创新之处,在于专列疏注、主治参互和简误三项,内容相当详细。

1. 疏注药物,实用易稽　缪希雍对《神农本草经》《名医别录》所载药物的主治内容,详加注疏。每疏注一药,均先引录诸书对该药性味功效的论述,然后根据经文所载予以发挥,解说字斟句酌,朴实详尽。如遇意犹未尽者,更能引申而阐明之。以黄芩为例,通过注疏,缪希雍将黄芩的功用做了详细阐述,并执简驭繁地归纳为苦寒清热、燥湿胜热、凉血除热,使学者对《神农本草经》之旨有清晰的认识,从而更好地应用于临床。

2. 主治参互,以尽其长　缪希雍认为,临床治病,用药如用兵。病情的复杂,决定了用药尤需精当。为此《本草经疏》中创设"主治参互"项,列出药物主治交互参证,以分辨药物功用之所在,既博采众方,择善而从,又阐述用药经验,内容涉及内、外、妇、儿、伤、眼等各科用药的配伍方法及其处方常规。

主治参互实际是单味药物与方剂组成的有机联系。举菊花为例以说明:菊花为祛风要药,缪希雍用于治目痛、外翳、头痛、眩晕、疔疮等病症,其配伍为,与熟地黄、黄柏、枸杞子、白蒺藜、五味子、山萸肉、当归、羚羊角、羊肝等同用,治肝肾俱虚目痛;与黄连、玄参、生地黄、川芎、羌活、荆芥、柴胡、连翘、桔梗、决明子、甘草等同用可治风热目痛等。这项内容较之以前本草方书中的"附方"有了较大改进,不仅有助于后人参阅对照,而且对药物的各种配伍及运用参较异同,有助于启发临证思维。

3. 简误防失,趋利避害　所谓"简误"即查检错误的意思。"简误"是《本草经疏》中的重要内容,不仅在每一药物下作专项论述,而且在对《神农本草经》《名医别录》的疏义中也有相关内容,大致可分为对《神农本草经》之论的"简误"及对临床用药的"简误"两方面。

其一,纠《神农本草经》之误。《神农本草经》是古代医疗实践经验的珍贵记录,但由于历史的原因,其中掺杂了一些不实之辞、偏妄之言。缪希雍不仅对《神农本草经》《名医别录》之中的误人之说直抒己见,而且还能发李时珍所未发,补《本草纲目》所未备。其二,防临床之失。缪希雍在《本草经疏》的"简误"中,对许多药物的临床使用提出了禁忌细则,虽以历代本草学说为基础,但更是其临床实践经验的结晶。如详论人参的各种适应证和禁忌证;对附子的"简误",列举了内、外、妇、儿共七十余证,指出这些"病属阴虚及诸火热,无关阳弱,亦非阴寒,法所均忌"。诸多议论,在临床上颇有参考价值。

（胡方林）

复习思考题

1. 缪希雍论治脾胃病的特点及用药经验有哪些?
2. 缪希雍如何论治中风?
3. 分析缪希雍治疗吐血的特点。
4. 缪希雍辨治伤寒病的成就有哪些?
5. 缪希雍对本草学有何贡献?

◆◆◆ 第十三章 ◆◆◆

陈实功

> **学习目标**
>
> 1. 掌握陈实功对疮疡及乳痈的认识和论治特色;
> 2. 熟悉其代表作、外科病的预防经验以及对乳岩的初步认识;
> 3. 了解其生平及学术成就对后世的影响。

第一节　生　平　著　作

一、生平简介

陈实功,字毓仁,号若虚,明代崇川(今江苏省南通市)人。生于明嘉靖三十四年(1555年),卒于明崇祯九年(1636年)。

陈实功少年颖悟,习儒,崇尚医学,遇异人传授刀针之术,不久名震大江南北。临证治疗外科疾病主张内外结合,口服与外敷药物兼顾,灸法与针刀器械并举,疗效卓著,正如其在《外科正宗·自序》所言"历四十余年,心习方,目习症,或常或异,辄应手而愈"。因而成为外科领域中正宗学派的代表人物,对后世祁坤、吴谦影响较大。

陈实功治学,主张医生首先要有坚实的文化基础,再经过孜孜不倦地专业学习,并吸取前代医家的良好经验,以提高自己的知识和技术水平,在临证时才不致出差错。正如他在《外科正宗·医家十要》中告诫后学者:"一要先知儒理,然后方知医业,或内或外,勤读先古明医确论之书,须旦夕手不释卷,一一参明,融化机变,印之在心,慧之于目,凡临证时自无差谬矣。"对待同道,陈实功认为应抱"谦和谨慎"的态度,"年尊者恭敬之,有学者师事之,骄傲者逊让之,不及者荐拔之"。对待病家,陈实功认为应一视同仁,对贫苦患者,除应给其治病送药外,甚至还要量力微赠,以解决其生活困难。陈实功还很重视行医规范,提出制定医家"五戒"与"十要",作为临证行医指南,尤其是医者应坚守工作岗位,诊治妇女需有第三者在场等,至今仍有指导意义。

二、著作提要

《外科正宗》,四卷,157 论。该书为陈实功搜集明代以前有效方药,并结合自己 40 余年的临床经验编写而成。书中对 100 余种外科疾病,从病因、症状、治法及具体方药、手术、预后等诸方面加以论述,详细介绍了铍针的形状、大小、加工方法与要求。卷一总论痈疽病源、诊断和治疗;卷二至卷四分论 135 种病症,其中有痈疽病症约 70 种,皮肤病症约 40 种,五官科病症 5 种,口腔科病症 10 种及其他急救等。每一病症首论病理,次叙症候,再论治法及遣方用药,并附有治疗成功与失败之验案、炼取诸药法等,既重视内治,也强调外治,既主张早期手术,又反对滥施针刀,条理清晰,临证治法得当,反映了明朝以前我国外科学的主要成就。徐大椿曾逐条评述并赞扬说:"此书所载诸方,大要已具,又能细载病名,各附治法,条理清晰,所以凡有外科问余当读何书,则要令其先读此书,以为入门之地。"《四库全书总目提要》赞扬其"列证最详,论治最精"。

第二节　学术思想与临证经验

一、疮疡论治经验

(一)病因病机

1. 病因　陈实功认为外科病病因和内科病一样也具有三因,"三因者,内因、外因、不内外因"。

(1)内因:痈疽的内因包括七情郁结、饮食厚味、房室劳伤,"内因者,皆起于七情蕴结于内,又兼厚味膏粱熏蒸脏腑,房欲劳伤亏损元气,乃五脏受之,其病由此内发者,但发之多在富贵人及肥胖者十有八九"。其疮多坚硬,根蒂深固,外软内坚,平陷无脓,二便不调,饮食少进。

(2)外因:痈疽的外因多是源于外感六淫,"外因者,皆起于六淫,体虚之人,夏秋露卧,当风取凉,坐眠湿地,以致风寒湿气袭于经络;又有房事后得之,其寒毒乘虚深入骨髓,与气血相凝者尤重;或外感风邪,发散未尽,遂成肿痛,此肌肉血脉筋骨受之,其病由此外来者,发之多在不善调摄,澡薄劳碌人,十有八九"。见症多寒热交作,筋骨疼痛,步履艰辛,湿痰流毒等。

(3)不内外因:"又有不内外因……病得之于饥饱劳役,喜怒不常,饮食者冷热不调,动作者勤劳不惜,以致脏腑不和,荣卫不顺,脾胃受伤,经络凝滞"。其病多生于膜外肉里肌肤之间,如瘰疬、痰注、气瘭、瘿瘤之属。

2. 病机　外科病的病机多为脏腑不和,脾胃内伤,气血凝滞。陈实功把七情、六淫、膏粱厚味、劳伤房欲作为外证的起因,以五脏六腑乖变为外证病机,谓"凡发痈疽者,未有不先伤五脏而后发之""五脏不和则六腑不通,六腑不通则九窍疲癃,九窍疲癃则留结为痈"。认为脏腑不和,脾胃内伤,气血凝滞,经络阻塞,郁而化热,热盛则肉腐,肉腐则化脓。

(二)辨治经验

陈实功根据患者疮疡发病部位、疮形、病程、年龄、脉象,病变涉及脏腑、局部与整体关系、精神状态、气血盛衰、标本缓急,辨别属于阴证或阳证,并将疮疡局部变化分为"初生""将溃""溃后"三个不同阶段,结合全身情况,确定治疗大法。他重内治,认为"痈疽虽属外科,用药即同内伤""内之证或不及于其外,外之证则必根于其内""盖疮全赖脾土",主张内外并举,保护元气,顾护脾胃。

1. 内治方法　陈实功对疮疡的内治方法主要采用消、托、补三法,重视脾胃,补益气血,注意调护。初期以消法(包括汗、下、温、清、行气、和营)为主;肿疡后期及溃疡早期,以托法(包括扶正托毒、透脓托毒、排脓托毒)为主;溃疡后期以补法(包括补气血、调脾胃、益肝肾等)为主。

(1)消法:消法是针对肿疡初起,毒气已聚,未成脓腐,邪盛正实的"消除邪毒"治疗方法。如痈疽初起,或七日之内,或已灸之而未用他药,宜用蟾酥丸或万灵丹发散毒邪,从汗而解;如内热甚,肿疡焮痛势甚,烦躁饮冷,舌干口燥,为火在上,宜用黄连解毒汤或神授卫生汤清之;如肿硬痛深,口干便秘,身热脉实,为邪在里,应宣通脏腑、流利气血,宜用内疏黄连汤下之;若为风寒湿毒入骨之证,如附骨疽、鹤膝风等汗后肿疽仍不消减,此阴寒深伏,宜以大防风汤温暖经络,渗湿补虚。

(2)托法:托法是针对疮疡脓成而不消,邪实正虚的治法。疮溃脓后,五脏亏损,气血大虚,可根据具体情况选用十全大补汤、黄芪人参汤、托里清中汤、人参养荣汤、圣愈汤、托里温中汤、香砂六君子汤、补中益气汤、加减八味丸等。"盖托里则气血壮而脾胃盛,使脓秽自排,毒气自解,死肉自溃,新肉自生,饮食自进,疮口自敛。若不务补托,而误用寒凉,谓之真气虚而益虚,邪气实而益实,多至疮毒内陷,脓多臭秽"。

(3)补法:补法是针对疮疡脓溃后邪正俱虚的治法。多用于疮疡中后期,软慢不化脓,或不腐溃,伴有身凉自汗,手足并冷,六脉虚细,便泄,应温阳健脾;脓清或多,疮口散大,肌肉不生,宜峻补;溃后食少,心烦不寐,发热口渴,宜补中益气;疮口腐肉虽脱,新肉生迟,如冻色者,当大温气血;脓水清稀,疮色淡白,面黄肌瘦,当香燥助脾;出血或脓多,五心烦热,燥甚不眠,应急补。

上述三法,是一般的辨证论治大法。陈实功在临证中尤为强调一个"活"字,认为"药难执方,治在活法,贵在审详,不可偏执用其方"。又谓"为医善用方,其要在知人之强弱,识病之内外,究病之浅深,察时之顺逆,然后可汗、可攻,或吐、或下,或宜和解,或宜补益;又知某汤善汗,某散善攻,某丸善和,某丹善补,因其病而用其方,如矢发机,投之必中,中之必胜,胜之则病无不愈之理。此为医得方用方之大法也"。

2. 外治方法　外科疮疡具有"易肿、易脓、易腐"的特点,非单纯内治可以解决,陈实功在内外并重的前提下,重视外治,在疾病的初、中期常采用灸、外洗、切开排脓、手术扩创、清除腐肉,外用药物涂抹等方法,尤其推崇灸法,并善用铍针排脓泄毒。

痈疽初起,或七日之内未见脓者,宜先用灸法,并煎葱艾汤外洗,疏通气血,促进痈疽溃散。因为"元气未弱,不论阴阳、表里、寒热、虚实,俱先当灸,轻者使毒气随火而散;重者拔引郁毒,通彻内外"。脓溃或用药筒提拔之后,用浸有猪蹄汤的软绢插入脓管或疮内部,清洗疮面,用玉红膏搽涂,外用太乙膏盖之。痈疽十日疮坚不溃脓,或有脓,或脓少不易出者用铍针刺破,或配合药筒外吸,以开户逐贼;若半月后仍不化脓腐溃,急用铍针刺成品字形,配合预先煮热药筒外吸,观其拔出物之颜色可判断预后。疮疡成脓排出不畅,则"以针钩向正面钩起顽肉,用刀剪当原顶剪开寸余,使脓管得通流,庶疮头无闭塞"。若瘀肉涂塞疮口,脓管不通,"须用针钩钩起疮顶顽肉,以铍针、利剪随便取去寸余顽硬之肉……剪出脓管处,内有聚脓,自然涌出"。

3. 重视调理脾胃　陈实功治疗疮疡,始终重视脾胃的调理。他认为治疗疮疡虽多用消肿排脓之法及刀针之术,但脾胃盛衰与其关系极为密切。脾胃为气血生化之源,正气旺盛,元气充沛,正能抗邪,生肌长肉,有利于创口愈合。所以陈实功说,"盖疮全赖脾土,调理必要端详"。因为"脾胃者,脾为仓廪之官,胃为水谷之海。胃主司纳,脾主消导,一表一里,一纳一消,运行不息,生化无穷;至于周身气血,遍体脉络,四肢百骸,五脏六腑,皆借此以生养。又谓得土者昌,失土者亡。盖脾胃盛者,则多食而易饥,其人多肥,气血亦壮;脾胃弱者,则少食而难化,其人多瘦,气血亦衰。所以命赖以活,病赖以安,况外科尤关紧要……此则不损其脾胃也。如不然,则精神气血由此而日亏,脏腑、脉络由此而日损,肌肉形体由此而日削,所谓调理一失,百病生焉。故知脾胃不可不端详矣。"

陈实功重视脾胃的理论根据,其一在于不损气血,如"药难执方,全在活法,大抵关节首尾,俱不可损伤元气、脾胃为要"。其二在于壮实气血,如"盖托里则气血壮而脾胃盛,使脓秽自排,毒气自解,死肉自溃,新肉自生,饮食自进,疮口自敛"。陈实功尤重调理脾胃,实是既从人体内环境调整功能,以增强抗御外伤能力,又从外环境积极采取防治措施,以达到迅速修复疮口、防止复发的目的,其科学性认识在当时实属可贵。

（三）预后和预防

1. 根据气血盛衰判断预后　疮疡初起顶高根活,色赤发热,焮肿疼痛,日渐高肿,皮薄光亮;或溃后脓厚稠黄,色鲜不臭,腐肉自脱,焮肿易消,新肉易生,疮口易敛;精神好,饮食可,二便调和,说明气血旺盛,属于阳证,预后较好。痈疽初起顶平根散,色暗微肿,不热不疼,身体倦怠;或痈疽肿坚色紫,不作脓,不腐溃,口干烦躁;或已溃皮烂,肉坚不腐,肿仍不消,痛仍不减,心烦;或溃后脓水清稀,腐肉虽脱,新肉不生,色败臭秽,身体倦怠,乃气血亏虚,正气不能抗邪,属于阴证,预后不良。陈实功认为"气血者,人之所原禀,老者尚或有余,少者亦有不足,人之命脉,全赖于此。况百病生焉,失此岂能无变?独疮科尤关系不浅。但肿疡时若无正气冲托,则疮顶不能高肿,亦不能焮痛;溃脓时无真阴相滋,则疮根不能收束,色亦不能红活收敛。凡视疮之顶高根活,不论老少,定知气血有余,故知老幼俱可无妨"。

2. 根据形色判断预后　阴病见阳色,腮颧红献;阳病见阴色,指甲呈青;面如涂脂,色若土黄,油腻黑气涂抹;身热脉细,口唇青,目珠直视;形容憔悴,精神萎靡;喘粗气短,语言谵妄,或神昏,循衣摸床,遗尿失禁;汗出如珠;肉绽烂斑,麻木不知痛痒等症,预后皆不良。

3. 预防措施　少食膏粱醇酒厚味,节制情欲,房事有度;顺应四时气候变化,如夏热坐卧不可当风,忌置水于榻前床下,冬寒须避起居,常要温和。陈实功说:"善养生者,节饮食,调寒暑,戒喜怒,省劳役,此则不损其脾胃也。如不然,则精神气血由此而日亏,脏腑脉络由此而日损,肌肉形体由此而日削,所谓调理一失,百病生焉。"

（四）注意事项

1. 饮食禁忌　陈实功主张不食牛肉、犬肉,生干瓜果、梨、柿、菱、枣、鸡、鹅、羊肉、蚌、蛤、虾、蟹、赤小豆、荞面,以及油腻、煎、炒、烹、炙、咸、酸厚味等,防止损伤脾胃,影响痈疽康复。对于溃后气血两虚、脾胃并弱者,禁食生冷硬物,用八仙糕(人参、山药、茯苓、芡实、莲子、糯米、粳米、白糖、蜂蜜)、参术膏(人参、白术、地黄)健脾益气,培助根本;脾胃俱虚,精神短少,自汗劳倦,食少乏味,胸膈不宽,用白术膏、人参膏。

2. 环境卫生　疮疡患者所住房间要洒扫洁净,冬必温帏,夏宜凉帐,以防苍蝇、蜈蚣之属侵之。

3. 愈后禁忌　疮疡愈后不宜劳役太早、入房太早。大疮须忌半年,小疮当禁百日。

病案分析

发　背

一乡官年逾七旬余,发疮右背,已经八日。外视之疮虽微肿,色淡不红;势若龟形,根漫不耸,此老年气血衰弱之故也。诊其脉带微数而有力,此根本尚有蒂也,虽老可治,随用排脓内托散加皂刺以溃脓、托里为要。服至十三日后,疮渐肿高,色亦渐赤,便不能腐溃为脓,此食少脾弱,不能培养之故也。又用十全大补汤数服,脓亦渐出,不能快利;凡脓涩滞者,内膜中隔不通故也,不可惜其老而误其大事,随用铍针当头取开寸许,捺通脓管,果脓随出,以猪蹄汤洗净膏盖后,用照药每日一次,外肉渐腐为脓。患者形色枯槁不泽,更用人参养荣汤倍加参托里,腐肉将脱者取之,新肉欲生者培之,但老年气血不能速效,又加服参术膏,早、晚二次,以后新肉方生,饮食顿倍,调理七十五日

而安。(《外科正宗·卷之一·痈疽门·杂忌须知第十四》)

分析:此证初因年老气血衰微,虽经八天,不能腐溃化脓外达,所以肿形散漫不耸,色淡不红,经用补托,虽已化脓溃破,但脓出不畅,必待针法开通脓管,然后脓毒才得排泄。可见,针法手术在外科治疗中具有重要意义。又患者食少脾弱,形色枯槁,脾胃虚弱不能滋生气血,故以调补脾胃收功。

二、辨治乳痈特色

(一)病因病机

哺乳妇女,调摄不慎,致使乳汁瘀滞,乳络不畅,日久败乳蓄积,酿而成脓;或忧郁伤肝,肝气滞而乳房结肿;或厚味饮食,暴怒肝火妄动,乳房结肿。

(二)临床表现

乳房肿胀疼痛,或红赤肿痛,或不热不红,或坚硬如石,身微寒热,或一囊结肿,溃烂流脓,四周作痒。

(三)辨治经验

乳痈初起发热恶寒,头眩体倦,六脉浮数,邪在表,宜散之,用牛蒡子汤主之,亦可用治乳便用方(蒲公英、葱、酒),并将药渣敷肿胀部位;发热恶寒,恶心呕吐,口干作渴,胸膈不利者,宜清之,暴怒肝火妄动结肿者,宜橘叶散散之;忧郁伤肝,思虑伤脾,结肿坚硬微痛者,宜疏肝行气,用清肝解郁汤;已成肿发热,疼痛有时,已欲作脓者,宜托里消毒,脓已成而胀痛者,宜急开之;又脾胃虚弱,更兼补托,用托里消毒散;溃而不敛,脓水清稀,肿痛不消,疼痛不止,大补气血,用益气养荣汤。

另外,孕妇因胎气旺而上冲,致阳明乳房作肿,宜石膏散清之,亦可消散;迟则迁延日久,将产出脓,乳汁亦从乳窍流出,其口难完,有此者,纯用补托生肌,其口亦易完矣。对于产妇无儿吃乳,致乳房肿胀,坚硬疼痛难忍者,用回乳四物汤(川芎、当归、白芍、熟地、麦芽)。

(四)乳痈预后

对于乳痈的预后,陈实功认为"初起红赤肿痛,身微寒热,无头眩,无口干,微痛者顺。已成焮肿发热,疼痛有时,一囊结肿,不侵别囊者轻。已溃脓黄而稠,肿消疼痛渐止,四边作痒,生肌者顺。溃后脓水自止,肿痛自消,新肉易生,脓口易合者顺"。以上情况预后较好。

而"初起一乳通肿,不痛不红,寒热心烦,呕吐不食者"预后不良。还有当出现乳房部恶性病变时,如"已成不热不红,坚硬如石,口干不眠,胸痞食少者逆。已溃无脓,正头腐烂,肿势愈高,痛势愈盛,流血者死。溃后肉色紫黑,痛苦连心,气日深,形体日削者死",以上情况预后不良。

病案分析

乳 痈

一妇人因怒左乳肿痛,寒热交作。以人参败毒散一剂,表症已退;又以牛蒡子汤,二服肿消,渐渐而安。(《外科正宗·卷之三·下部痈毒门·乳痈论第二十六》)

分析:患妇因暴怒肝失条达,致气滞血凝,壅结成痈。但属乳痈初期,"其在表者,汗而发之",继之用牛蒡子汤清肝经邪热,邪毒消散而愈。

另外,陈实功对乳岩做了形象而详尽的描述,对乳岩的辨治具有独到的经验,提出了"忧郁伤肝,思虑伤脾,积想在心,所愿不得志者,致经络痞塞,聚结成核"这一病因学说,并且针对忧郁伤肝之病因,提出早期疏肝解郁为主,佐以益气养营的治法,用清肝解郁汤或益气养荣汤。他在内服药调理脏腑的同时,还积极采用艾灸、插药等外治方法,如"惟初生核时,急用艾灸核顶,待次日起泡挑破,用披针针入四分,用冰蛳散条插入核内,糊纸封盖;至十三日,其核自落,用玉红膏生肌敛口,再当保养不发"。对乳岩的预后指出:"凡犯此者,百人百必死。如此症知觉若早,只可清肝解郁汤或益气养荣汤,患者再加清心静养、无挂无碍,服药调理只可苟延岁月。"

(尹德辉)

复习思考题

1. 试述陈实功对疮疡病因病机的认识。
2. 简述陈实功对疮疡的内治特色。
3. 简述陈实功对疮疡的外治特色。
4. 简述陈实功对疮疡预后的认识。
5. 简述陈实功对乳痈病因病机的认识。
6. 简述陈实功对乳痈的主要治疗方药。

第十四章

张介宾

学习目标

1. 掌握张介宾关于阴阳关系、五行关系的论述要点,治疗虚损性疾病的特色;
2. 熟悉其代表作、对命门学说的贡献;
3. 了解其生平及学术成就对后世的影响。

第一节 生平著作

一、生平简介

张介宾,字会卿,号景岳,别号通一子。明山阴会稽(今浙江省绍兴市)人。生于嘉靖四十二年(1563 年),卒于崇祯十三年(1640 年)。

张介宾祖籍四川绵竹,其先世因军功世袭"绍兴卫指挥",遂移居浙江。景岳自幼聪颖,于经史百家无不博览,易理、天文、兵法皆通,尤精于医学。早年即学习《内经》,14 岁随父至京,因而遍交术士,曾从名医金英学医数载,尽得其传。壮年投笔从戎,游历北方,由于壮志难酬,家贫亲老,遂翻然归里,致力于医学。其传统文化底蕴深厚,涉猎领域广泛,从戎期间积累了大量的临床经验,加之精研中医经典,尤其是《黄帝内经》,因而临床经验丰富,理论造诣深厚,"以医术著称于明万历、天启间"。其对中医学术发展做出了很大贡献,成为明代医学大家。

二、著作提要

《类经》,三十二卷,初刊于明天启四年(1624 年)。张介宾研究《内经》数十年,以《灵枢》启《素问》之微,《素问》发《灵枢》之秘,根据中医学理论体系,将二书内容分为 12 类,即摄生、阴阳、藏象、脉色、经络、标本、气味、论治、疾病、针刺、运气、会通等。全书对《内经》的类分和注释,是历代研究《内经》中最为系统、考据诠释最为详尽者,成为后世学习和研究《内经》的重要参考书。

《类经图翼》,十五卷(含《类经附翼》四卷),初刊于明天启四年(1624 年)。张介宾在编著《类经》时,对其中意义艰深,言不尽意者,认为"不拾以图,其精莫聚……不翼以说,其奥难窥",因作《类经图翼》和《类经附翼》。《类经图翼》包括运气、经络、针灸等内容。《类经附翼》包括医易、律原、求正录、针灸赋等内容,阐述了张介宾"医易相通,理无二致"的学术思想,其中有《三焦包络命门辨》《大宝论》《真阴论》等名篇,是体现景岳学说的重要代表作。

《景岳全书》，六十四卷，约成书于明崇祯九年（1636年）。首为《传忠录》三卷，统论阴阳、六气及前人得失；次为《脉神章》三卷，载述诊家要语；再次为《伤寒典》《杂证谟》《妇人规》《小儿则》《痘疹诠》《外科钤》，论述伤寒及临床各科病证。《本草正》论述药味约300种。又列《新方八阵》《古方八阵》，别论补、和、攻、散、寒、热、固、因等"八略"，并辑妇人、小儿、痘疹、外科方四卷。书中发明"道产阴阳，原同一气""阴阳者一分为二""水火互根，精气互生"，以及命门学说、"二纲六变"之辨证施治纲领等重要理论，并介绍其各科证治经验、方药理论等，是一部综合性著作，也是体现张介宾学术建树和临床实践的代表之作。

《质疑录》，一卷。载张介宾医论45篇，对前人得失加以评议，并修正和补充了自己以前的某些学术见解，反映了张介宾学术思想及其实事求是的治学态度。

第二节　学术思想与临证经验

张介宾在中医基础理论及临床方面创新颇多，尤其是阴阳五行学说、命门学说及治疗虚损性疾病方面。

FR-5-14-1

现代临床应用进展

一、深化阴阳五行学说

张介宾对《内经》和《易经》均深有研究，认为"医易同源"，因之将《易经》之哲理引入医学，"摭易理精义用资医学变通"。认为"虽阴阳已备于《内经》，而变化莫大于《周易》"，基于此对中医学的阴阳学说进行了深入探索和详尽阐发。

（一）阐发阴阳互根

首先，张介宾明确提出了"阴阳者一分为二"的著名论点，认为这是自然界的普遍规律。最为关键的是，他在《内经》"阴在内，阳之守也；阳在外，阴之使也"，"阴平阳秘，精神乃治，阴阳离决，精气乃绝"和王冰"阳气根于阴，阴气根于阳"等理论基础上，深入阐发了"阴阳互根"的原理，指出"阴阳之理，原自互根，彼此相须，缺一不可。无阳则阴无以生，无阴则阳无以化"，并认为《内经》"气归精……精化为气"的论述，正是说明了"精气互根"的妙理。因为气为阳，阳必生于阴；精为阴，阴必生于阳，所以无论先天或后天，"精之与气，本自互生"，既然精气的关系如此之密切，因而提出："以精气分阴阳，则阴阳不可离。"

张介宾认为，人体的阴阳、精气本处于不足状态，如果摄生不慎，每可造成虚损，导致阴阳互根、精气互生的生理机制遭到破坏，就会产生病变，或由阳损及阴，或由阴损及阳，最后导致阴阳俱损；或因气伤及精，或因精伤及气，最终造成精气两伤。在上述阴阳互根思想的指导下，针对阴阳虚损的治疗，张介宾提出"善补阳者，必于阴中求阳，则阳得阴助而生化无穷；善补阴者，必于阳中求阴，则阴得阳升而泉源不竭""善治精者，能使精中生气；善治气者，能使气中生精"。他把上述治疗原则称为"阴阳相济"，对后世论治阴阳虚损诸病有深远影响。

（二）论述阴阳常变

张介宾认为阴阳之理有常有变，常者易知，变者难识，因此，要求医者应知常达变。"阴平阳秘"乃是阴阳之常。张介宾说："阴阳二气，最不宜偏。不偏则气和而生物，偏则气乖而杀物。"在阴阳消长过程中，由于一方偏衰或偏盛，破坏了正常的平秘而致病，这就是阴阳的从常到变。张介宾说，"属阴属阳者，禀受之常也；或寒或热者，病生之变也""火水得其正则为精与气；水火失其和则为热与寒"。正是说明了阴阳之常为生理状态，其变则为病理现象。既然阴阳从常到变为病理过程，那么，由变达常则为恢复的过程。因此采取"扶阳抑阴"和"补阴抑阳"即是促使阴阳由变向常转化的措施。

在阴阳之变的病理状态中也存在常与变。张介宾认为阳盛则热和阴盛则寒,这是病变之常。但由于阳动阴静的过极,出现"阳中有阴,阴中有阳"的复杂病变,在临床上表现为"似阳非阳"的"真寒假热"和"似阴非阴"的"真热假寒"之证,这又是阴阳病变中之变。同样,在治疗上也有常变之别。如以寒治热或以热治寒为人所熟知的常法,而"热因热用"和"寒因寒用"则是治疗中的变法。医者若知常而不知变,则势必误认虚火为实火,而恣用寒凉攻伐,这是当时医者的主要弊端之一,恰是张介宾所特别重视的问题。

　　(三)倡阳非有余阴亦不足

　　自刘完素阐发火热病机,力主寒凉清热以后,朱震亨提出了"阳常有余,阴常不足"及"气有余便是火"的重要论点,并以大补阴丸,四物汤加知、柏作为降火滋阴之剂。嗣后,医林习用寒凉。刘、朱之说本为纠正《局方》辛热时弊,治疗实热及湿热相火为病而设,故必然有其侧重与局限。张介宾则认为"时医受病之源,实河间创之,而丹溪成之",并说"欲清其流,必澄其源"。于是展开了对刘、朱之说的批评以补偏救弊,其"阳非有余,阴亦不足"和"气不足便是寒"的认识遂由此而提出。

　　1. 阳非有余　张介宾所说的阳主要是指人体的真阳(元阳)。在其《类经附翼·求正录·大宝论》中,重点论述了真阳的重要,阐发了"阳非有余"的论点。首先,从阴阳的生理状况分析,认为《内经》所说的女子二七、男子二八而天癸至,以及"人年四十而阴气自半",说明了"人生全盛之数,惟二八之后,以至四旬之内,前后止二十余年,而形体渐衰矣",形体之衰虽然是阴气亏虚的表现,但张介宾认为"阴以阳为主",阴气的生成和衰败都以阳气功能作用为主导。"殊不知天癸之未至,本由乎气,而阴气之自半,亦由乎气",为此,张介宾从"形气之辨""寒热之辨"和"水火之辨"三个方面论证阳非有余。

　　"形气之辨"认为,由于阳化气,阴成形,故凡人之所以通体能温,生命之所以有活力,五官、五脏之所以有正常的功能活动,都是阳气的作用。相反,当人一死,便身冷如冰,灵觉尽灭,形存而气去,这种"阳脱在前而阴留在后"的情况,正是阳非有余的缘故。

　　"寒热之辨"认为,春夏阳热而万物繁茂,秋冬阴冷而一派肃杀,说明"热无伤而寒可畏",以之说明阳气的重要性。

　　"水火之辨"认为,水属阴而火属阳,凡水之所以产生、所以生物、所以化气,均有赖于阳气的作用,故说"生化之权,皆由阳气",可见阳气之重要。

　　在人体生命过程中,"难得而易失者惟此阳气,既失而难复者亦惟此阳气",所以阳非有余,而应"日虑其亏"。阳气之于人体既然如此可贵,故张介宾说:"天之大宝只此一丸红日;人之大宝只此一息真阳。"这是对《素问·生气通天论》关于"阳气者,若天与日,失其所,则折寿而不彰"的深刻阐发,从而极力强调了阳气在生命活动中的主导作用和温补阳气的重要意义。

　　2. 阴亦不足　张介宾此处所说的阴乃指人体的真阴(元阴、元精),又叫真精,存于肾命之中,是人体生命最基本的物质。张介宾并非重视阳气而忽视阴精,他在"阴阳互根"思想指导下,认为"阴以阳为主,阳以阴为根"。人身阳气既非有余,阴精也虑不足。其在《真阴论》中反复阐发这一论点。真阴与元阳是互为其根、不可分割的。张介宾说:"不知此一阴字,正阳气之根也。盖阴不可以无阳,非气无以生形也;阳不可以无阴,非形无以载气也。故物之生也生于阳,物之成也成于阴,此所谓元阴元阳,亦曰真精真气也。"为此,他从真阴之象、脏、用、病、治等五个方面对真阴做了阐发。

　　真阴之象,即指真阴表现于外的征象。张介宾根据《内经》的理论,指出形质的好坏,是真阴充盛与否的外在表象。《灵枢·本神》篇云:"五脏主藏精者也,不可伤,伤则失守而阴虚,阴虚则无气,无气则死矣。"《素问·三部九候论》也说:"形肉已脱,九候虽调犹死。"张介宾则说:"观形质之坏与不坏,即真阴之伤与不伤,此真阴之象,不可不察也。"

真阴之脏,即是人体真阴之所在的命门。张介宾说:"五液皆归乎精,而五精皆统乎肾,肾有精室,是曰命门,为天一所居,即真阴之府,精藏于此,精即阴中之水也;气化于此,气即阴中之火也。"张介宾认为命门为人身之太极。所谓太极,是指阴阳未分之前混元一体。人身之太极,即是人身阴阳化生之本源。命门既为人身之太极,故为天一所居,先天之精气均藏于此,故为真阴之脏。由于阴精是阳气之根,因此,命门藏有真阴,既是阴精化生之所,又是阳气化生之宅,而内具水火,是人体性命之本。

真阴之用,是指真阴在人体中的作用。张介宾对此阐发说:"所谓真阴之用者,凡水火之功,缺一不可。命门之火,谓之元气;命门之水,谓之元精。五液充,则形体赖而强壮;五气治,则营卫赖以和调。此命门之水火,即十二脏之化源。故心赖之,则君主以明;肺赖之,则治节以行;脾胃赖之,济仓廪之富;肝胆赖之,资谋虑之本;膀胱赖之,则三焦气化;大小肠赖之,则传导自分。此虽云肾脏之伎巧,而实皆真阴之用,不可不察也。"说明命门中之元精、元气,是滋养形体、和调营卫、维持脏腑生理功能的动力和源泉,而十二脏的功能活动都是真阴之用的体现。如以命门与脾胃的关系为例,虽然脾胃为灌注之本,得后天之气,但命门为生化之源,得先天之气,其间有本末先后之分,故命门元气为脾胃之母。

真阴之病,指真阴失常所形成的病变。"所谓真阴之病者,凡阴气本无有余,阴病惟皆不足。即如阴盛于下者,原非阴盛,以命门之火衰也;阳盛于标者,原非阳盛,以命门之水亏也。水亏其源,则阴虚之病迭出;火衰其本,则阳虚之证迭生"。命门之水亏证"如戴阳者,面赤如朱;格阳者,外热如火;或口渴咽焦,每引水以自救;或躁扰狂越,每欲卧于泥中;或五心烦热,而消瘅骨蒸;或二便秘结,而溺浆如汁;或为吐血衄血,或为咳嗽遗精;或斑黄无汗者,由津液之枯涸;或中风瘛疭者,以精血之败伤"。命门之火衰证"或为神气之昏沉,或为动履之困倦。其有头目眩运而七窍偏废者,有咽喉哽咽而呕恶气短者,皆上焦之阳虚也。有饮食不化而吞酸反胃者,有痞满隔塞而水泛为痰者,皆中焦之阳虚也。有清浊不分而肠鸣滑泄者,有阳痿精寒而脐腹多痛者,皆下焦之阳虚也"。此外,还有五脏之阳虚证等,都属命门之火衰证。

真阴之治,即真阴病变的治疗。张介宾说:"所谓真阴之治者,凡乱有所由起,病有所由生,故治病必当求本。盖五脏之本,本在命门;神气之本,本在元精,此即真阴之谓也。王太仆曰:'壮水之主,以制阳光;益火之源,以消阴翳',正此谓也。"又说:"故治水治火,皆从肾气,此正重在命门。"这是真阴之治的关键。张介宾指出,时医不识真阴面目,不辨火之虚实,多以苦寒为补阴,则"非惟不能补阴,亦且善败真火,若屡用之,多令人精寒无子,且未有不暗损寿元者"。认为王冰说的"壮水之主,以制阳光;益火之源,以消阴翳",是真阴之治的根本方法,薛己常用仲景八味丸、钱乙六味丸益火、壮水,虽每有奇效,但对于真阴既虚之人,用茯苓、泽泻渗泄太过,仍有碍真阴恢复,尤其是对于精气大损之人,更为不妥。张介宾自制左归丸、右归丸,用甘温益火之品补阳以配阴,用纯甘壮水之剂补阴以配阳,作为治疗真阴肾水不足和元阳虚衰的主方。

需要指出的是,从张介宾的论述看,其所指的真阴具有双重含义,既指元阴(元精),同时他又将整个命门称为真阴之脏,其内所藏的元阴(元精)元阳(元气)均属"真阴",因此其所言的真阴之用、真阴之病、真阴之治等都包含了命门所藏的元阴元阳的功用、病变和治疗,对此应有正确的理解。

可见,"阳非有余"和"阴亦不足"的情况是并存而不悖的,既然阳非有余,则当慎用寒凉攻伐;既然真阴不足,则应侧重滋补精血。这样,张介宾通过对人身阴阳状况的认识,从理论上阐述了真阴真阳的重要性,及其互生互根的关系,对临床有重要指导价值。与丹溪学说相比,朱震亨的"阳常有余,阴常不足"论,主要在阴阳相对关系上论述相火妄动、阴精耗损的问题;而张介宾的"阳非有余,阴本不足"论,则是在阴阳互根的关系上,论述阳气亏乏与真阴不足的互为因果问题。张介宾之说与丹溪之说的内涵不同。

（四）深化五行学说

1. 提出五行互藏　张介宾研究阴阳还与五行联系起来,认为二者有不可分割的关系,强调"五行即阴阳之质,阴阳即五行之气,气非质不立,质非气不行,行也者,所以行阴阳之气也",由于阴阳二气的不断运行,使五行之间产生了密切的联系,因而提出"五行互藏"和"五行之中,复有五行"之说。在生理上,"五脏五气,无不相涉,故五脏中皆有神气,皆有肺气,皆有脾气,皆有肝气,皆有肾气";在病理方面,也存在着"五脏相移,精气相错"的联系,因此某一脏腑病变,必然不同程度影响其他脏腑。

2. 关联阴阳水火　在五行中,张介宾对水、火最为重视,认为水火"为造化之初……若以物理论之亦必水火为先",其理由是"水为造化之源,万物之生,其初皆水","火为阳生之本……凡属气化之物,非火不足以生",说明了五行之中,水火有关乎万物的生化。张介宾认为人身的水火,即元阴元阳和精气。他说:"水火之气……其在人身是即元阴、元阳。"又说:"精为阴,人之水也;气为阳,人之火也。"从而把人体的阴阳、精气与水火有机联系起来。张介宾在重视水火的同时,在"五行互藏"问题上又特别重视"水中之火",他认为"油能生火,雨大生雷"等现象,是自然界的"水中之火"。就人体而言,生理方面,"水中之火乃先天真一之气,藏于坎中",即生于阴精的阳气;病理方面,则表现为真阴亏损、虚阳上越的假阳证,即所谓"龙雷之火"。总之,五行"变虽无穷,总不出乎阴阳,阴阳之用总不离乎水火"。因之,如论五脏不足,必然涉及阴阳的亏损,而阴阳的亏损,则主要表现为水亏或火衰。

二、阐发命门学说

"命门"一词,首见于《灵枢·根结》:"命门者,目也。"《难经》对命门发挥较多,如《三十六难》云:"肾两者,非皆肾也,其左者为肾,右者为命门。命门者,诸精神之所舍,原气之所系也,故男子以藏精,女子以系胞。"论述了命门与人身的精、气、神及生殖功能的关系。《三十九难》提出"命门者……其气与肾通"。后世医家论述命门多宗《难经》之说。至明代,命门学说有很大发展,如虞抟称两肾总号命门,其说不同于《难经》的左肾右命。而孙一奎、李时珍、赵献可等医家,均将命门与肾分开,认为命门在两肾之间,他们对命门的生理、病理及其证治各抒己见。张介宾也将命门与肾分开,其论述命门的特点是把太极、阴阳、精气与命门有机地结合起来。

张介宾把《内经》"太虚寥廓,肇基化元"的论述和宋代理学家周敦颐的《太极图说》相结合,认为所谓"太虚"即《易》之"太极",并根据《太极图说》"太极动而生阳,静而生阴"之说,阐述"道产阴阳,原同一气"。自从太极分两仪后,就产生了阴阳"体象",首先由"太极一气"化生"先天无形之阴阳",继而再化生为"后天有形之阴阳",即所谓"因'虚'以化气,因气以造形"。阴阳相对地存在于宇宙之间,张介宾把命门比作人身的"太极",认为命门的元阴、元阳是先天无形的阴阳。元阳即无形之火,有"生"和"化"的作用,代表生命的功能;元阴即无形之水,有"长"和"立"的作用。由先天元阴、元阳所化生的"后天有形之阴阳",则包括气血、津液、脏腑等内容。张介宾以周敦颐的《太极图说》为理论框架,将阴阳、精气与命门理论紧密有机地联系起来,命门所藏的元精为"阴中之水",元精所化的元气为"阴中之火",正由于命门藏精化气,兼具水火,故张介宾称"命门者,为水火之府,为阴阳之宅,为精气之海,为死生之窦",又称为"精血之海""元气之根",赋予命门学说更丰富的内涵。

张介宾认为命门位置"居两肾之中而不偏于右"。元阴、元阳藏于命门,即为真阴。真阴为人体生命最基础的物质,故命门为"真阴之脏"。关于命门的功能,张介宾在《难经》基础上做了进一步发挥。一是命门在新生命体发生上的作用,提出命门为"先后天立命之门户"，"为受生之初，为性命之本"。先天元阴、元阳禀受于父母，然后有生命。二是命门精气对人体发育的直接影响和对五脏六腑起的滋养作用，认为"五脏之阴气非此不能滋，五脏之阳气非此不能发"，"命门之水火，即十二脏之化源""人之盛衰安危皆系乎此。以其为生气之源，而气强则强，气衰则病"。三是命门对五脏六腑的功能都起着推动和激发作用，"心赖之，则君主以明；肺赖之，则治节以行……"四是命门是五脏六腑之本，张介宾认为肾精乃元阴所化，肾气为元气所生。"盖五脏之本，本在命门；神气之本，本在元精"。正因为命门为性命之本，故张介宾指出"欲治真阴而舍命门，非其治也"。

另一方面，命门元精元气虽来自先天，又必须赖后天滋养以壮盛，这是由于五脏六腑之精归之于肾，而肾又藏精于命门所致。因此，张介宾又指出"命门与肾本同一气"，"命门总主乎两肾，而两肾皆属于命门"，两者一以统两，两以包一，有不可分割的关系。

三、治疗虚损经验

张介宾的阴阳和命门理论有效地指导着临床。对于虚损性疾病，张介宾多从命门水火角度进行辨证治疗，对于夹虚伤寒及其他杂病，也常注意到阴阳精气之不足，而遵《内经》"从阴引阳，从阳引阴"的法则，把"求汗于血""生气于精""引火归原""纳气于肾"等法娴熟地应用于临床。

1. 阴中求阳，阳中求阴　基于阴阳一体、阴阳互根的原理，张介宾对阴阳虚损的治疗提出了"阴阳互济"的法则，指出："善补阳者，必于阴中求阳，则阳得阴助而生化无穷；善补阴者，必于阳中求阴，则阴得阳升而泉源不竭。"又说："阳失阴而离者，不补阴何以收散亡之气？水失火而败者，不补火何以苏垂寂之阴？此又阴阳相济之妙用也。"张介宾基于阴阳互根理论，创制了许多著名方剂。例如：左归丸以滋阴补肾为主，方中有熟地、山药、山萸肉、枸杞、牛膝以滋阴益精，又有鹿角胶、菟丝子以补阳，是"阳中求阴，阴得阳升而泉源不绝"之义；右归丸以温补肾阳为主，方中有肉桂、附子、菟丝子、杜仲、鹿角胶以温补肾阳，又有熟地、山萸肉、枸杞、当归以滋阴，即"阴中求阳，阳得阴助而生化无穷"之义。其他如左、右归饮，温散与补益营血兼用的大温中饮，附子、人参与熟地、当归同用的六味回阳饮，以及归、地与二陈同用的金水六君煎等著名方剂，都是阴阳相济观点的体现。

张介宾常将熟地与人参配伍使用。他说："故凡诸经之阳气虚者，非人参不可；诸经之阴血虚者，非熟地不可。人参有健运之功，熟地禀静顺之德，此熟地之与人参，一阴一阳，相为表里，一形一气，互主生成，性味中正，无逾于此，诚有不可假借而更代者矣。"将两药喻为"治世之良相"。在其新方补阵中，人参、熟地同用者有大补元煎、五福饮、三阴煎、五阴煎、补阴益气煎、两仪膏等方，张介宾所以重视二药之合用，正寓阴阳互求之义，堪称治疗阴阳虚损病证的典范。

2. 养阴治形，填补精血　张介宾认为，精血、形质可反映真阴的盛衰，故在临证时十分注意精血受损的程度，他认为"观形质之坏与不坏，即真阴之伤与不伤"。治病的方法重在"治形"，治形又必以精血为先务。他说："凡欲治病者，必以形体为主；欲治形者，必以精血为先。此实医家之大门路也。"在这一指导思想下，对于阴精不足或阳气虚耗的患者，他都以填补真阴、滋养精血、治疗形体为主，这在其立方施治中均有所反映。

对于外感、内伤各种疾病，凡有虚证，重于补阴，这是张介宾治病的特点。他曾反复说明："夫病变非一，何独重阴？有弗达者必哂为谬。姑再陈之，以见其略。如寒邪中之，本为表证，而汗液之化，必由乎阴也；中风为病，身多偏枯，而筋脉之败，必由乎阴也；虚劳之火，非壮水何以救其燎原？泻痢亡阴，非补肾何以固其门户？臌胀由乎水邪，主水者，须求水脏；关格本乎阴虚，欲强阴，舍阴不可。此数者，乃疾病中最大纲领，明者觉之，可因斯而三反矣。"张介宾治伤寒，凡阴虚水亏不能作汗者，用补阴益气煎。阳虚邪恋者，用大温中饮，两方均有补养阴血之品,通过养阴作汗而达邪外解。治肺、脾、肾三脏气虚的水肿,推崇加减肾气汤,使气生于精而水饮得解。治真阴大亏,虚阳浮越的戴阳证,制理阴煎、右归饮等,填补真阴,引归虚火。治肾不纳气,呼吸喘促,虚里跳动等证,制贞元饮补阴以配阳。治泻痢亡阴,用胃关煎,方中亦有养阴之品。治中风,"专宜培补真阴,以救其本,使阴气复则风燥自除矣"。如有痰气阻塞,可暂升之;如厥逆之证,先以大剂参、附峻补元气,随用熟地、当归、枸杞子之类填补真阴,以培其本。凡此等等,都是张介宾"治形"思想的体现。

张介宾常用的补益精血药中,用得最多的莫如熟地,曾谓:"形体之本在精血。熟地以至静之性,以至甘至厚之味,实精血形质中第一品纯厚之药……且其得升、柴则能发散;得桂、附则能回阳;得参、芪则入气分;得归、芍则入血分。"他对该药的运用范围极其广泛。另外,张介宾还常用当归、枸杞、山茱萸、山药等作为补益精血之品,鹿角胶、菟丝子、肉苁蓉、杜仲等虽性甘温而具柔润益精之功,张介宾也常用作养阴治形之品。

病案分析

真阴虚伤寒

余在燕都,尝治一王生,患阴虚伤寒,年出三旬,而舌黑之甚,其芒刺干裂,焦黑如炭,身热便结,大渴喜饮,而脉无力,神则昏沉。群医谓阳证阴脉,必死无疑。余察之形气未脱,遂以甘温壮水等药,大剂进之,以救其本,仍间用凉水以滋其标。盖水为天一之精,凉能清热,甘可助阴,非若苦寒伤气者之比,故于津液干燥,阴虚便结,而热渴火盛之人,亦所不忌。由是水药并进,前后凡用人参、熟地辈各一二斤,附子肉桂各数两,冷水亦一二斗,然后诸证渐退,饮食渐进,神气俱复矣。(《景岳全书·伤寒典》)

分析:患者为伤寒,病在阳明,波及少阴,病情深重且危急,张介宾察其虽一派热象,而脉则无力,断其为真阴虚伤寒,重用人参、熟地佐以附子、肉桂等,峻补真阴,大胆使用温补之法以治其本,以凉水治其标。守方守法而渐收佳效。印证了张介宾所提出的伤寒亦可用补法的观点。

3. 虽倡温补,审证施用 在补泻治法和温凉药物的运用方面,张介宾总是谨守病机,审证而行。虽然张介宾每多主张兼温、兼补,但他又明确提出用补的前提是"无实证可据",用温的前提是"无热证可据"。若病因气机壅滞,火热炽盛,张介宾也是反对"误认虚寒,轻用温补"的。他虽曾有"补必兼温,泻必兼凉"之说,亦仅为一般而论,绝不偏执。其《新方·补略》说:"凡阳虚多寒者,宜补以甘温,而清润之品非所宜;阴虚多热者,宜补以甘凉,而辛燥之类不可用。"此外,在新方攻阵中,也不乏巴豆、附子温下之剂,可见其补亦用凉,泻亦用温。张介宾在临床实践中又体会到,对于一些慢性虚损疾患,虽当用甘凉之剂,但必须积渐邀功,然而多服又必损脾胃,故"不得已则易以甘平,其庶几耳。倘甘平未效,则惟有甘温一法,斯堪实济,尚可望其成功"。则知其对于同一病者,用甘平、甘凉、甘温等补剂,也是根据病机变化灵活掌握的。

病案分析

阳 明 呕 吐

金宅少妇,宦门女也。素任性,每多胸胁痛及呕吐等证,随调随愈。后于秋冬时,前证复作,而呕吐更甚。病及两日,甚至厥脱不醒,如垂绝者再。后延予至,见数医环视,金云汤饮诸药皆不能受,入口即吐,无策可施。一医云:惟可独参汤,庶几可望其生耳。余因诊之,见其脉乱数甚,而且烦热躁扰,莫堪名状。意非阳明之火何以急剧如此?乃问其饮冷水否,彼即点头。遂与半盏,惟此不吐,且犹有不足之状。乃复与一盏,稍觉安静。余因以太清饮投之。而犹有谓:此非伤寒,又值秋尽,能堪此乎?余不与辩。乃药下咽,即酣睡半日,不复呕矣。然后以滋阴轻清等剂调理而愈。大都呕吐多属胃寒,而复有火证若此者。《经》曰:诸逆冲上,皆属于火,即此是也。自后,凡见呕吐,其声势涌猛,脉见洪数,证多烦热者,皆以此法愈之,是又不可不知也。(《景岳全书·杂证谟》)

分析:患者剧烈呕吐,乃至厥脱不省,显示虚寒之象。景岳仔细诊察,断为"阳明之火",先以凉水试服,继投以太清饮清阳明之热,后用轻清之剂,清余热而养胃阴,终获佳效。此证若用独参,必然有害。可见张介宾虽善温补,但依然据证施治而不废寒凉。

在临床施治方面,张介宾主张"治病用药,本贵精专,尤宜勇敢",如"确知为寒,则竟散其寒,确知为热,则竟散其热"。对于新暴之病,虚实既明,即峻攻其本,若畏缩不进,势必导致病邪深固。他认为"凡施治之要,必须精一不杂,斯为至善……若用治不精,则补不可以治虚,攻不可以去实"。他反对用药庞杂、用"广络原野之术"制方。因此,张介宾所制新方,用药不杂,平均每方不过五六味,而疗效卓著。

病案分析

阳虚喉痹

余友王蓬雀,年出三旬……患喉痹十余日,延余诊视。见其头面浮大,喉颈粗极,气急声哑,咽肿口疮,痛楚之甚,一婢倚背,坐而不卧者累日矣。及察其脉,则细数微弱之甚。问其言,则声微似不能振者。询其所服之药,则无非芩、连、栀、柏之属。此盖以伤阴而起,而复为寒凉所逼,以致寒盛于下而格阳于上,即水饮之类俱已难入,而尤畏烦热。余曰:危哉!再迟半日,必不救矣。遂与镇阴煎,以冷水顿冷,徐徐使咽之,用毕一煎,过宿而头项肿痛尽消如失……继用五福饮之类,数剂而起。(《景岳全书·杂证谟》)

分析:患者头面浮肿,喉颈粗极,气急声哑,咽肿口疮,似若实热有余之象。张介宾察其脉,则细数微弱,乃不足之脉,加之声微,询知为凉药所误,因此断证为寒盛于下、格阳于上,故用镇阴煎治之。方中重用熟地等峻补真阴以涵阳,佐附、桂、炮姜引火归原而收效。此证乃下真寒而上假热,可见,临证之时,当须详辨。

(储全根)

复习思考题

1. 张介宾阴阳互根思想的主要内容是什么?
2. 张介宾阐发真阴的要点是什么?
3. 试比较张介宾"阳非有余,阴亦不足"与朱震亨"阳常有余,阴常不足"的异同。
4. 张介宾治虚损证的特点有哪些?

◆◆◆ 第十五章 ◆◆◆

吴有性

学习目标

1. 掌握吴有性对温疫病因病机的贡献及辨证治疗特色；
2. 熟悉其代表作、对伤寒与温疫的鉴别经验及其深入疫区、不避险阻的大医精神；
3. 了解其生平及学术成就对后世的影响。

第一节 生 平 著 作

一、生平简介

吴有性,字又可,明末姑苏洞庭(今江苏省苏州市吴中区东山镇)人,约生于明万历十年(1582 年),卒于清顺治九年(1652 年),为明末清初著名瘟疫学家。

吴有性生当明王朝行将倾覆之际,战争连绵,灾荒不断,疫病流行。崇祯辛巳年(1641 年),山东、河南、河北、浙江等地疫情猖獗,延门合户,感染者往往相率倒毙。据《吴江县志》记载:"当时连年瘟疫流行,一巷百余家,无一家仅免;一门数十口,无一口仅存者。"而当时医者以伤寒论治,难以取效。吴有性目睹惨景,深切感到"守古法不合今病,以今病简古书,原无明论,是以投剂不效。医者彷徨无措,病者日近危笃,病愈急,投药愈乱,不死于病,乃死于医,不死于医,乃死于圣经之遗亡也。吁! 千载以来,何生民不幸如此"。于是下决心深入探索,将其研究所得,著成《温疫论》一书,对中医传染病学的发展做出了重大贡献。

思政元素

据史料记载,明末清初时发生的瘟疫大流行多达三十余次,特别是崇祯十四年(1641 年)爆发了全国性大瘟疫。据乾隆《吴县志》记载,吴县在崇祯十四年、十五年连续两年大灾之后又大疫,所谓"考宋建炎金兵惨掠后,未有此奇荒",老百姓生活在水深火热之中。医者仁心,吴有性眼见百姓受瘟疫之扰,十分忧心。当时医学界面对这些来势汹汹的瘟疫,却是"守古法不合今病""以今病简古书",用治疗伤寒病的方法治疗瘟疫患者,药不对证,不仅不能治好瘟疫病患,甚至还因为用药不当,反而将人活生生医死。与不思改革、应付患者的医生不同,吴有性为了弄清瘟疫的真实面貌,冒着生命危险深入疫区,"静心穷理,格其所感之气,所入之门,所受之处,及其传变之体,平日所用历验方法",他深入研究并实践验证后,终于获得了成功,在理论上有所创新,治法

笔记栏

上有所发明,并将对瘟疫的病因病机和治疗方法的认识总结成《温疫论》二卷、补遗一卷,既挽救了大批患者,也推动了我国传染病学的发展。

二、著作提要

《温疫论》,二卷,成书于崇祯十五年(1642年)。全面阐发了温疫病的发生、发展、演变规律,及辨证论治的原则、方法。创造性地提出了病因学中"戾气"学说的新概念,揭示了疫病的传染方式、入侵部位和传变特点,创立了疏利膜原、分消表里的治则与达原饮、三消饮等方剂,同时还剖析了温疫与伤寒的相似与迥殊之处。《温疫论》是我国第一部急性传染病专著,在中国医学史上占有极其重要的地位。

第二节　学术思想与临证经验

微课视频

一、杂气论

古人在阐述温疫病因时,总不能脱离外感"六淫"之束缚。虽前贤已提出不同于"六淫"的"时行之气"或"疫疠之气""乖候之气",但均未形成病因学的新理论。吴有性根据长期的临床观察和实践经验,提出了新的病原学观点——杂气论。

（一）温疫的病因是杂气所感

在《温疫论》自叙中,吴有性第一句话就断然否定了六淫致疫的可能性,指出:"夫温疫之为病,非风、非寒、非暑、非湿,乃天地间别有一种异气所感。"强调"实不知杂气为病,更多于六气为病者百倍",若"专务六气,不言杂气,焉能包括天下之病欤"!

此外,吴有性认为,痘疹与疔疮等外科化脓感染也是杂气所引起,"疔疮发背、痈疽肿毒、气毒流注、流火丹毒,与夫发斑发疹之类,以为痛痒疮疡皆属心火,投芩、连、栀、柏,未尝一效。实非火也,亦杂气之所为耳"。吴有性突破了历代外科感染疾患"属心""属火"之旧说,对防治外科感染性疾患具有重要的理论和实践意义。

吴有性把不同于六气的异气称为杂气,他说:"知其气各异,故谓之杂气。"并谓:"夫物者气之化也,气者物之变也,气即是物,物即是气。"又如他所说"皆时行之气,即杂气为病也",从而肯定了杂气的物质性,各种时行疫气皆由杂气凝聚而成。虽然在当时历史条件下,吴有性不可能通过显微镜观察到这些病原微生物,但他肯定杂气是一种"无形所可求""无象可见""无声复无臭"的物质,"其来无时,其着无方,众人有触之者,各随其气而为诸病焉"。这一创见,是对传染病病原学发展的一个重大贡献,特别在17世纪中叶细菌学尚未出现之前,吴有性竟有这样独到的见解,实在难能可贵。

（二）杂气致病的特点

1. 传染性、流行性和散发性　"此气之来,无论老少强弱,触之者即病"。说明杂气致病具有传染性,而且可以引起大流行。"大约病偏于一方,延门合户,众人相同者,皆时行之气,即杂气为病也"。

但也存在另一种情况,即"其时村落中偶有一、二人所患者,虽不与众人等,然考其证,甚合某年某处众人所患之病,纤悉相同,治法无异"。这是对传染病散发性的逼真描述,并告诫切勿以发病人数较少,未形成大流行而误诊为非传染病。

2. 特异性、特适性和偏中性　根据发病症状种种不一的现象,吴有性提出杂气的种类不同,所引起的疾病也不同,某种杂气只能引起某种疾病,这就是杂气致病的病种特异性。即"为病种种,是知气之不一也","众人有触之者,各随其气而为诸病焉","天地之杂气,种种不一",感受一种戾气,只能形成一种疫病。所谓"杂气为病,一气自成一病","有是气则有是病"。人们感受戾气之后,由于其性质的不同,而发生各种不同的疾病。

吴有性指出:"盖当时适有某气,专入某脏腑某经络,专发为某病。"杂气侵入人体后,可以有选择地导致某一脏腑或某一经络发病,这就是杂气致病的特适性,是一种特异性定位。

吴有性对杂气种属感受性或种属免疫性也有一定的认识,他说:"偏中于动物者,如牛温、羊温、鸡温、鸭温,岂但人疫而已哉? 然牛病而羊不病,鸡病而鸭不病,人病而禽兽不病。究其所伤不同,因其气各异也。"此即杂气致病的偏中性。吴有性能够认识到杂气致病具有动物种属的特异性,是很不简单的。

3. 温疫的分类和流行规律　在温疫的分类上,他提出了常疫和疠疫的概念。所谓疠疫,就是来势凶恶、病情危重之温疫,"缓者朝发夕死,急者顷刻而亡",由此认为杂气有优劣之分,"万物各有善恶不等,是知杂气之毒有优劣也"。杂气之优者,可不致病或致病力很弱;杂气之劣者,不但可致病,且毒力很强。他把杂气中致病力强、传染性大的,又叫做"疫气""疠气"或"戾气",说明杂气的毒性有强弱的不同。

吴有性在《温疫论》中对温疫的流行规律也做了相当精辟的论述,"疫者感天地之疠气。在岁运有多寡,在方隅有厚薄,在四时有盛衰。此气之来,无论老少强弱,触之者即病"。其中"方隅有厚薄",是指某些传染病的流行有区域性;"四时有盛衰",是指温疫的流行有季节性,一年之中,不同疫病各有其盛衰的时间;"岁运有多寡",是指某些温疫的流行有周期性、起伏性,各年的流行范围和程度,并不完全相同。

二、邪伏膜原论

吴有性对邪气侵入的途径、发病的影响因素、侵犯的部位、传变和预后,都做了大胆的推测,形成创新性的"邪伏膜原"论。

1. 杂气侵入的途径　不同于伤寒的"邪从皮毛而入",吴有性认为杂气通过口鼻侵犯体内,《温疫论·原病》指出:"邪自口鼻而入。"而且"邪之所着,有天受,有传染,所感虽殊,其病则一。"所谓天受,是指通过自然界空气传播;传染则是指通过与患者接触传播。这种来自临床实践的见解,与现代医学的观点也颇为吻合。

2. 温疫发病的影响因素　吴有性认为人体感受杂气之后,是否致病则取决于杂气的量、毒性与人体的抵抗力:"其感之深者,中而即发;感之浅者,邪不胜正,未能顿发","其年气来盛厉,不论强弱,正气稍衰者,触之即病""本气充满,邪不易入。本气适逢亏欠,呼吸之间,外邪因乘之"。

3. 杂气侵犯的部位　吴有性认为入侵人体的杂气,潜伏在膜原而发病,提出"邪伏膜原"之说,这是吴有性根据温疫初起的特点,用以说明其病变部位的一种假说。他认为,温疫之邪"自口鼻而入,则其所客,内不在脏腑,外不在经络,舍于伏脊之内,去表不远,附近于胃,乃表里之分界,是为半表半里,即《针经》所谓横连膜原者也"。温疫之证,初则往往不与营卫相涉,不表现任何症状,待邪气溃散之际,或见外传于三阳之经的表现,或内伤及胃腑而见里气结滞的症状,并不遵循先表后里的传变规律。正如其云:"温疫之邪,伏于膜原,如鸟栖巢,如兽藏穴,营卫所不关,药石所不及。至其发也,邪毒渐张,内侵于腑,外淫于经,营卫受伤,诸证渐显,然后可得而治之。方其浸淫之际,邪毒尚在膜原,此时但可疏利,使伏邪易出,邪毒既离膜原,乃观其变,或出表,或入里,然后可导邪而去,邪尽方愈。"

4. 温疫的传变规律和预后　吴有性认为,由于膜原部位比较隐曲,故温疫初起往往伏而不发,不与营卫相涉而不出现任何症状。只有等邪气渐张,或外出于表,或内入于里,始与营卫相干,方有明显症状出现。其云:"时疫之邪,始则匿于膜原,根深蒂固,发时与营卫交并,客邪经由之处,营卫未有不被其所伤者,因其伤,故名曰溃,然不溃则不能传,不传邪不能出,邪不出而疾不瘳。"而邪气溃散,速离膜原,又取决于人体正气的强弱。故他又指出:"有二三日即溃而离膜原者,有半月、十数日不传者……凡元气胜者毒易传化,元气薄者邪不易化,即不易传。设遇他病久亏,适又染疫,能感不能化,安望其传? 不传则邪不去,邪不去则病不瘳,延缠日久,愈沉愈伏,多致不起。"由此可见,伏于膜原之疫邪,只有在邪张正胜,邪正交争的情况下,才能速离膜原、传化而发病,这是吴有性对温疫伏邪发病的基本认识。

吴有性提出温疫病的传变,因感邪有轻重,伏匿有深浅,禀赋有强弱,气血有虚实,故有表里先后之不同,归纳为"九传":但表不里,表而再表,但里不表,里而再里,表里分传,表里分传再分传,表胜于里、里胜于表,先表后里,先里后表。九传的规律,虽然不离表里两途,但不同于一般外感和伤寒的传变,不局限于先表后里的规律,可以先表后里,也可以先里后表。并强调"所谓九传者,病人各得其一,非谓一病而有九传也"。

吴有性还认为,出现发斑、战汗、自汗等,是邪从外解,为病情好转的表现;如果出现胸膈痞闷、腹胀、腹痛、热结旁流、谵语、唇焦,舌黑、苔刺等,是邪从内陷,为病变趋向恶化的征兆。这对临床掌握病情变化的轻重、判断预后和选择治疗方法也有一定的参考价值。

三、温疫的辨证治疗

1. 温疫的表里辨证　温疫表证主要是头痛身重、发热而复凛凛恶寒等,内无胸腹胀满等症,谷食不绝,不烦不渴,继之可见三斑四汗。里证表现为外无头痛身痛,继之亦无三斑四汗,邪传入里之上者,唯胸膈痞闷,欲吐不吐,或虽得少吐而不快;邪传入里之中下者,症见心腹胀痛,不呕不吐,或大便秘,或热结旁流,或"协热下利",或"大肠胶闭"。

2. 温疫的基本治则　吴有性对温疫的治疗提出了"客邪贵乎早逐"的基本原则,主张"急证急攻""勿拘于下不厌迟"之说,尤其重视大黄的应用。明确指出攻下法"殊不知承气本为逐邪而设,非专为结粪而设也",告诫医者"注意逐邪,勿拘结粪""凡下不以数计,有是证则投是药"。这种客邪早逐、有邪必逐、除寇务尽的观点,是符合急性传染病的治疗原则的。

3. 温疫的分期治疗

(1) 温疫初期治疗——疏利膜原:温疫初起,即邪在膜原阶段,因邪不在经,汗之徒伤卫气,热亦不减;邪不在腑,下之徒伤胃气,口渴亦甚。所以在温疫初期的治疗,只有驱使邪毒速离膜原才是正确治法。因此,吴有性创立了治疗温疫的著名方剂达原饮与三消饮等方,使邪气溃散,表里分消。

达原饮的主要功用为疏利表气,祛除伏邪,使邪气溃败,速离膜原,表气通顺,汗出而解。方由槟榔、厚朴、草果仁、知母、芍药、黄芩、甘草组成。方中槟榔能消能磨,除伏邪,为疏利之药,又除岭南瘴气;厚朴破戾气所结,草果辛烈气雄,除伏邪盘踞。三味主药协力,直达其巢穴,使邪气溃散,速离膜原,是以为达原也。热伤津液,加知母以滋阴;热伤营血,加芍药以和血;黄芩清燥热之余;甘草调和诸药。若达原饮方中再加大黄、葛根、羌活、柴胡、生姜、大枣,名三消饮。由于邪游溢于经,可出现三阳经见证,治疗也应"随经引用,以助升泄"。邪热溢于太阳经,腰背项痛,故加羌活;邪热溢于阳明经,目痛,眉棱骨痛,则加葛根;邪热溢于少阳,胁痛,耳聋,则加柴胡;若见里证,则加大黄。三消者,消内、消外、消不内不外也,一使邪气溃散,二使表里分消,故吴有性称之为"治疫之全剂"。

现代临床应
用进展

笔记栏

病案分析

温 疫 急 证

温疫发热一二日,舌上白苔如积粉,早服达原饮一剂,午前舌变黄色,随现胸膈满痛,大渴烦躁,此伏邪即溃,邪毒传胃也。前方加大黄下之,烦渴少减,热去六七。午后复加烦躁发热,通舌变黑生刺,鼻如烟煤。此邪毒最重,复瘀到胃。急投大承气汤。傍晚大下,至夜半热退,次早鼻黑、苔刺如失。此一日之间而有三变,数日之法,一日行之。因其毒甚,传变亦速,用药不得不紧。设此证不服药,或投缓剂,羁迟二三日,必死。设不死,服药亦无及矣。尝见温疫二三日即毙者,乃其类也。(《温疫论·上卷》)

分析:此案属于温疫危急重症,舌苔一日三变,病势变化凶猛,但吴有性能紧紧抓住舌苔变化而随时变化用药,舌三变而药三变,终于祛除病邪而使患者痊愈。

(2)温疫中期治疗——通里攻下:吴有性认为在温疫病的传变过程中,疫邪传胃为最常见,凡是疫病多见胃家实,疫邪传胃十常八九。既传入胃,宜承气辈引而竭之。

吴有性对下法颇有研究,他认为疫邪传胃与伤寒传于胃家,并用承气,治法无异。然其对疫证用下法的目的,另有一番独到的解释,他说:"盖疫邪每有表里分传者,因有一半向外传,则邪留于肌肉,一半向内传,则邪留于胃家。邪留于胃,故里气结滞,里气结,表气因而不通,于是肌肉之邪不能即达于肌表。下后里气一通,表气亦顺,向者郁于肌肉之邪方能尽发于肌表,或斑,或汗,然后脱然而愈。伤寒下后,无有此法。"他认为表热无汗主要是里气不通,里气一通则汗出热解,这就是"里通则表和"的机理。

关于下法的目的,一般下法限于结粪,吴有性则认为不必拘于结粪,在《注意逐邪勿拘结粪》篇说:"温疫可下者约三十余证,不必悉具。但见舌黄、心腹痞满,便于达原饮加大黄下之。设邪在膜原者,已有行动之机,欲离未离之际,得大黄促之而下,实为开门祛贼之法,即使未愈,邪亦不能久羁。"下法是为了祛邪,使邪有出路。而且在患病初起阶段,正气尚盛,应用下法不至于引起不良反应,愈后亦容易恢复。在使用承气汤时,吴有性强调"勿拘于下不厌迟"之说,他认为"承气本为逐邪而设,非专为结粪而设也。必俟其粪结,血液为热所搏,变证迭起,是犹养虎遗患,医之咎也"。

吴有性注意到温疫病中多见溏粪恶臭,至死不结的现象,故又谆谆告诫:"要知因邪热而致燥结,非燥结而致邪热也""邪为本,热为标,结粪又其标也"。应用攻下法,通大便是一种手段,而逐邪才是目的。在应用下法中,吴有性特别重视大黄的功用,认为"三承气功效俱在大黄""大黄本非破气药,以其润而最降,故能逐邪拔毒"。其运用大黄,在剂量上也是相当大的。

吴有性关于承气汤及攻下法的见解,发展了仲景的学术思想,给后世以深远的影响,所谓"温病下不嫌早,伤寒下不嫌迟"的说法,就是在这一认识的基础上产生的。

病案分析

阳 明 实 证

胡观察霖峰之夫人,年五十余,七月病疫,屡治未愈,危殆已极,邀余往诊时,送棺服已备五日,诸医俱各束手。余诊得肺胃脉隐然有力,心脉急数,问之不语,按胸腹间,似有疼痛状,大便六七日未解,午后潮热。吴又可云:"阳明实证也。"视彼药方,发表清热,杂然乱投。展转详诊,据此脉证,确系温疫误治,变成结胸,非下不可,但下焦无病,若用芒硝恐伤下焦之血,用大承气汤,去芒硝,加洗肠胃清温化毒等味,煎成令先服一盅,不见动静,又服一盅,二时许,泻下秽物三次,极臭难闻。由此神志清爽,身热渐退,饮食能进。后改柴胡养荣汤出入加减,调理两月,方获痊愈。此证若泥老人不宜下之说,岂不殆哉?(《湖岳村叟医案》)

分析:温疫误治结胸,非下不可;下后宜和解调理。此案见证的确,认脉明晰,用法有步骤,立方有变通,胆大心细。颇得吴有性"温疫宜下"之旨。

吴有性疫后调理,重视养阴清余邪。凡有阴枯血燥者,宜清燥养荣汤。吴有性强调养阴,养阴不限于疫病的后期,在整个疫病的过程中,时时注重养阴护津。如患者烦渴思饮,吴有性往往给予冰水、冷饮、梨汁、藕汁、蔗浆、西瓜等以生津护阴。后世温病医家吴鞠通在此基础上创制了增液承气汤、雪梨浆、五汁饮等。但如果患者素体多痰,及少年平时肥盛者,投养阴药恐有腻膈之弊,亦宜斟酌。

吴有性还特别强调在治疫的全过程中勿妄投寒凉、破气及补益之品。温疫初期及中期,不可草率选用黄连等清热药物,这类药物徒伤正气,并不能达到祛除邪毒,拔除病根的目的,他在《温疫论·妄投寒凉药论》中说:"若用大剂芩连栀柏,专务清热,竟不知热不能自成其热,皆由邪在胃家,阻碍正气,郁而不通,火亦留止,积火成热""智者必投承气,逐去其邪,气行火泄,而热自已。若概用寒凉,何异扬汤止沸。"温疫出现胀满之症,破气药也须慎用,他在《妄投破气药论》中说:"温疫心下胀满,邪在里也。若纯用青皮、枳实、槟榔诸香燥破气之品,冀其宽胀,此大谬也……今疫毒之气,传于胸胃,以致升降之气不利,因而胀满,实为客邪累及本气,但得客气一除,本气自然升降,胀满立消。若专用破气之剂,但能破正气,毒邪何自而泄?胀满何由而消?治法非用小承气弗愈。"剖析了温疫病之胀满不能轻易采用破气药的原因,主张唯有逐邪破结方为上计,若纯用破气之品,只会导致"津液愈耗,热结愈固,滞气无门而出,疫毒无路而泄"。另外值得一提的是吴有性强调疫后即使证为虚羸,只要仍有余邪,亦不宜用参芪等补益之品,理由是"有邪不除,淹缠日久,必致尪羸。庸医望之,辄用补剂……邪气益固,正气日郁,转郁转热,转热转瘦,转瘦转补,转补转郁,循环不已,乃至骨立而毙"。说明了滥施补剂的危害。此论与张从正妄投补剂则闭门留寇的观点也是一致的。

总之,吴有性温疫论的内容是相当全面的。根据温疫之邪的性质及病变部位、传变方式不同,另辟蹊径,主张透达膜原、分消内外、里通表和,重视下法逐邪,尤其重视大黄的应用,以及温疫后期以养阴为主,不宜温补的法则,丰富了温病学说的内容,为后来温病学说的发展和系统化奠定了基础。

四、伤寒时疫辨

温疫与伤寒同属热病范畴,但两者又有很大的不同,故必须加以鉴别。吴有性在《温疫论》中,列有《辨明伤寒时疫》专篇。

病因有别:温疫因感杂气(疫气、疠气、戾气)所致,但也可由六淫及饥饱劳累、精神因素诱发;伤寒乃感风寒等六淫邪气所致,或单衣风露,或冒雨入水,或临风脱衣,或当檐洗浴等。

感邪途径有别:温疫自口鼻而入;伤寒自毫窍而入。

发病有别:温疫感久而后发,淹缠二三日或渐加重,或淹缠五六日,忽然加重;伤寒感而即发,感发甚暴。

笔记栏

病位有别：温疫感邪多伏于膜原；伤寒感邪在六经。

传变有别：温疫传变从膜原分传表里，传里内侵于腑，传表外淫于经，经不自传；伤寒传变自表及里，以经传经。

初起症状有别：温疫初起，忽觉凛凛以后，但热而不恶寒；伤寒初起，发热恶寒并见。

传染有别：温疫能传染于人；伤寒一般不传染于人。

治疗有别：温疫初起以疏利为主，先里后表，里通表和，下不嫌早；伤寒初起以发表为先，先表后里，先汗后下，下不嫌迟。

预后有别：温疫发斑为外解；伤寒发斑为病笃。温疫虽汗不解，汗解在后；伤寒一汗而解，汗解在前。

温疫与伤寒不同点固多，但也有相同之处。如吴有性认为"其所同者，伤寒、时疫皆能传胃，至是同归于一，故用承气汤辈导邪而出。要之，伤寒时疫，始异而终同也"，这对于把握外感疾病传变和转归规律是有意义的。

（吴小明）

复习思考题

1. 吴有性温疫学说的创新点在哪里？
2. 杂气致病有哪几个特点？说说你的理解。
3. 吴有性为什么主张治温疫要透达膜原？
4. 为什么吴有性主张温疫治疗时要下不嫌早？
5. 试析吴有性对温疫与伤寒的鉴别要点。

上第16章PPT

PPT 课件

◆◆◆ 第十六章 ◆◆◆

李中梓

第一节 生平著作

一、生平简介

李中梓,字士材,号念莪,明末清初江苏华亭(今上海松江)人。生于明万历十六年(1588年),卒于清顺治十二年(1655年)。李中梓生于官宦之家,自幼博览群书,习举子业,两中副榜,后因爱子被庸医误治而亡,遂潜心医学,勤求古训,兼通众家之长,不仅深受易水、温补诸大家影响,还与当时江南名医王肯堂、施笠泽、秦昌遇等有密切交往。治病不拘于古法,《江南通志》有"习岐黄术,凡奇证遇无不立愈"之赞。

李中梓之学下传于尤乘、沈颋、马俶,马俶再传于尤怡,尤怡为清代名医,著有《伤寒贯珠集》《金匮要略心典》《医学读书记》等书,这些成就是与李中梓的学术影响分不开的。

二、著作提要

《医宗必读》,十卷,成书于1637年。卷一阐发医理,卷二论述脉法,卷三至卷四介绍本草,卷五至卷十扼要讲解33种临床常见病症的诊治、方药,并附有典型医案。病机分析简明扼要,选方用药重视实用,为学医之启蒙读本。

《内经知要》,二卷,成书于1642年。是书将《素问》《灵枢》重要经文分类编撰并加简要注释,分类简、选文精、注释明为其特点。全书分为道生、阴阳、色诊、脉诊、藏象、经络、治则、病能等类,其内容精要,注释浅显易懂,而成为《内经》学习者的门径书,又因基本上将中医学的基础理论概括无遗,也是初学中医者的入门书。1764年薛雪予以重校加按,遂得以广泛流通。

第二节 学术思想与临证经验

中医理论,从金元发展到晚明,已是诸家蜂起,众说纷纭。面对不同学说,李中梓认为,前人学说大都立足于自己的临床实践而阐《内经》之要旨,发前人之未备,以自成一家之言,因此应当全面地继承,而不可偏执于某家,犯胶辛热、滞苦寒、执升提、泥凉润之误。李中梓的这一治学主张,是值得学习和借鉴的。

李中梓重视研究医理,认为《内经》乃"三坟"之一,其"上穷天纪,下极地理,远取诸物,近取诸身,更相问难,阐发玄微,垂不朽之宏慈,开生民之寿域"(《删补颐生微论自序》),是从事医业者所必须勤求精究的,故在《医宗必读》中列《读〈内经〉论》于首卷。

一、倡论先后天根本

自宋以降,理学盛行,哲学家邵雍阐发先天、后天之理,医家也关注人体的先后天问题,脾肾二脏日益为医家重视。

李中梓集各家之说,提出了"肾为先天本,脾为后天本"的学术观点。李中梓说:"婴儿既生,一日不再食则饥,七日不食,则肠胃涸绝而死……一有此身,必资谷气。谷入于胃,洒陈于六腑而气至,和调于五脏而血生,而人资之以为生者也。故曰后天之本在脾。"又说:"肾何以为先天之本?盖婴儿未成,先结胞胎,其象中空,一茎透起,形如莲蕊。一茎即脐带,莲蕊即两肾也,而命寓焉。水生木而后肝成,木生火而后心成,火生土而后脾成,土生金而后肺成。五脏既成,六腑随之,四肢乃具,百骸乃全……未有此身,先有两肾,故肾为脏腑之本,十二脉之根,呼吸之本,三焦之源,而人资之以为始者也。故曰先天之本在肾。"李中梓从理论上高度概括了脾肾在人体生命活动中的重要作用,对中医理论的发展做出了可贵的贡献。

对于脾肾的关系,李中梓认为,脾和能益肾,脾安可致肾安,二者有"相赞之功能",治疗"补肾理脾法当兼行"。如欲以甘寒补肾,恐减食不利于脾,故在滋肾之中,佐以砂仁、沉香;欲用辛温快脾,须防愈耗肾水,扶脾之中,参以五味子、肉桂。对脾肾之病的治疗,李中梓总结道:"治先天根本,则有水火之分。水不足者,用六味丸壮水之主以制阳光;火不足者,用八味丸益火之源以消阴翳。治后天根本,则有饮食劳倦之分。饮食伤者,枳术丸主之;劳倦伤者,补中益气主之。"李中梓对脾肾的治疗,基本上继承了张元素、李杲理脾,薛己、赵献可补肾之法。但李中梓的特点是,理脾不拘于辛燥升提,治肾不泥于滋腻呆滞;既反对时医滥施苦寒,又不赞成滥用桂附。

李中梓重视脾肾,也很注意审证分辨,在证治中,贯穿着先后天根本的学术思想。如认为虚劳虽有五劳、七伤、六极、二十三蒸,症状繁多,令人眩惑,但虚者不外乎气血,而脾肾为人体阳气与精血之源,因此治疗重在脾肾。又如对于痢疾的治疗,李中梓认为,"痢之为证,多本脾肾"。对虚寒久痢,认为"在脾者病浅,在肾者病深。肾为胃关,开窍于二阴,未有久痢而肾不损者,故治痢不知补肾,非其治也"。凡口腹怕冷,脉沉细,冷痢积如胶冻或鼻涕,屡服凉药不愈,大便血色紫黯,均宜理中汤加木香、肉豆蔻等药;若里急而频见污衣,后重得解而转甚,下利久而虚滑者,宜补中益气汤加诃子、五味子、肉豆蔻等药;下利以五更及午前甚者,或病属肾阳不足,火不生土者,宜用肉桂、附子、补骨脂、山药、五味子、赤石脂、禹余粮之类。对于本病的预后,李中梓认为"先泻而然后痢者,脾传肾,为贼邪难疗;先痢而后泻者,肾传脾,为微邪易医"。

李中梓强调"善为医者,必责根本",明先天后天根本,则左右逢源,得心应手。

二、阐人体水火阴阳

李中梓认为阴阳是万物变化之根本,强调阴阳、水火的平衡与相交最为紧要。认为"天地造化之机,水火而已矣,宜平不宜偏,宜交不宜分",水升火降,是为既济,则能生物,"物将蕃滋";火上水下,是为未济,则能杀物,火热偏盛则大旱,万物不生,水湿偏盛则大涝,万物亦不得生。

"人身之水火,即阴阳也,即气血也"。与天地水火互济同理,心属火,肾属水,心火须下降于肾,以温肾水,使肾水不寒;肾水亦须上济于心,以养心火,使心火不炎,此即"心肾相交"。若肾阴不足,心火独亢,不能下交于肾,则为心肾水火未济,可见心烦、失眠、腰酸、遗精等症,治当交通心肾、既济水火。

在阴阳、水火、气血的关系上,李中梓倚重阳气生生之功。所谓"万物听命于阳,而阴特为之顺承者也","物不生于阴而生于阳","阳气生旺,则阴血赖以长养;阳气衰杀,则阴血无由和调,此阴从阳之至理","在于人者,亦惟此阳气为要"等论说,成为李中梓临床上"阴阳并需,而养阳在滋阴之上"的认识基础,并认为"气药有生血之功,血药无益气之理也"(《删补颐生微论·虚劳论》),提出"气血俱要,而补气在补血之先"的原则,常于补血药中配以益气之品。所谓"夫气药甘温,法天地春生之令而发育万物,况阳气充则脾土受培转输健运,由是食入于胃,变化精微,不特洒陈于六腑而气至,抑且和调于五脏而血生,故曰气药有生血之功也。血药凉润,法天地秋肃之令,而凋落万物,又且黏滞滋润之性,所以在上则泥膈而减食,在下则肠滑而易泄,故曰血药无益气之理也",并对时医汲汲于滋阴、兢兢于温补提出批评,强调"临床施治,多事调养,专防克伐;多事温补,痛戒寒凉",这在当时是有一定积极意义的。

三、临诊须别症知机

(一)别症

李中梓在《颐生微论》中撰写《别症论》,阐述自己的观点。别症,就是区别类似的证候,审证求因。《别症论》说:"历观名论,皆以别症为先。"李中梓提出对疑似症的认识,"脉有雷同,症有疑似,水火亢制,阴阳相类。脏之发也,混于腑;血之变也,近于气。大实有羸状,误补益疾;至虚有盛候,反泻含冤。或辨色已真,而诊候难合;或指下既察,而症状未彰"。因此,对于"大实有羸状""至虚有盛候""阴症似乎阳""阳症似乎阴"诸症,须透过表面的假象而明其本质所在。如积聚属实,但甚则可见"嘿嘿不欲语,肢体不欲动,或眩运昏花,或泄泻不实"等虚羸的假象;又如脾胃损伤属虚,甚则可见"胀满而食不得入,气不得舒,便不得利"等类似有余的症状;阴盛之极,往往格阳而见到面目红赤,口舌裂破,手扬足掷,语言错妄等类似阳证的表现;阳盛之极,往往发厥而出现"口鼻无气,手足逆冷"等有似阴证的假象。这些疑似之证,在临床上表现多端,更仆难数,医者必须探求病本,识别真假。李中梓的经验是"大抵症既不足凭,当参之脉理;脉又不足凭,当取之沉候……脉辨已真,犹未敢恃。更察禀之厚薄,症之久新,医之误否。夫然后济以汤丸,可以十全。"并告诫医者在"辗转进退,毫厘千里",疑似难辨之时,"设有未确,阙疑以待高明,慎勿轻狂尝试,以图侥幸""毋以疑惧起因循之弊,必以精详操独断之权"。

(二)知机

知机,就是审察病机,因病立法。李中梓在撰写的《知机论》中指出,要正确掌握病机,关键在于"理熟则机得,机得则言中"。若无至微至活的医理、至著至确的认识,就不能知机。李中梓以《素问》"审察病机,无失气宜"为提纲,要求掌握《素问·至真要大论》中的病机十九条和运气胜复之理以及仲景学说,考虑"运气参差、标本缓急、脏腑阴阳、贵贱贫富、虚实邪正、南北东西"等多种因素。李中梓在《本草通玄·用药机要》中说:"居养有贵贱,年齿有老少,禀赋有厚薄,受病有久新,脏腑有阴阳,性情有通滞,运气有盛衰,时令有寒暄,风气有南北。六气之外客不齐,七情之内伤匪一。不能随百病而为变通,乃欲执一药而理众病,何可得也!"反对庸医"以依稀为实据,胶柱鼓瑟,以硬套为神良"的治病方式,而认为应该掌握病机,因病用法。

四、论治杂病的贡献

(一) 治泄泻九法

李中梓学验兼优,治验以内科杂病为长。如对于泄泻的治疗,其经验颇丰,他的"治泻九法",理法兼赅,深受后世推崇。李中梓认为,风、湿、寒、热四气皆能致泄,其中以湿为主,即"无湿则不泄",并认为"脾土强者,自能胜湿"。他对泄泻强调湿为主因,脾为主脏,总结出治泄泻九法。

1. 淡渗　在下者,引而竭之。李中梓根据湿为泄泻之根本原因,将"渗利"之法列为治泄第一项。即"治湿不利小便,非其治也"之义,对于湿邪为主的泄泻,以六一散、五苓散、五皮饮等渗利小便,使湿从小便而去,以实大便。并将其比喻为"如农人治涝,导其下流,虽处卑隘,不忧巨浸"。

2. 升提　下者举之,升提法。泄泻之病,多由脾虚湿盛,中气下陷,运化失常所致,李中梓主张升提中气,以使泻止,用升麻、柴胡、羌活、葛根之类。对于湿邪偏盛者多用升阳除湿汤,中气下陷为主者多用补中益气汤以益气升阳。

病案分析

泄　泻

大宗伯董玄宰,夏初水泄,完谷不化。曾服胃苓汤及四君子汤,不效。余曰:《经》云,春伤于风,夏生飧泄,谓完谷也。用升阳除湿汤加人参二钱,三剂顿止。(《医宗必读·卷七·泄泻》)

分析:春伤于风,夏生飧泄,以致肝气实而脾气虚,脾胃腐熟运化无权,升清降浊障碍,完谷不化而腹泻。李中梓用李东垣的升阳除湿汤加减,方中风药既能升发脾阳,又能胜湿,配合渗利湿邪之品,恰对病机,故能三剂而顿止。

3. 清凉　热者清之,清凉法。膏粱之味,酒湿辛辣香燥之物,时积于中,积湿成热,湿热之邪或夏令湿伤及脾胃,传化失常而发生泄泻。症见暴注下迫,口渴溲少,脉洪数。治以清凉之剂,方用黄芩芍药汤、葛根芩连汤、薷苓汤。李中梓喻之为"溽暑伊郁之时,而商飚飒然倏动,则炎熇如失矣"。

4. 疏利　实者泻之,通因通用,疏利法。痰凝、气滞、食积、水停,损伤脾胃,运化失常,治当祛痰、行气、导滞、逐水,方用二陈汤加苍术、木香,或枳术丸、香砂枳术丸。李中梓曰:"痰凝气滞、食积水停,皆令人泻,随证祛逐,勿使稽留。经云:实者泻之。"

5. 甘缓　急者缓之,甘缓法。泄利急迫,泄泻不止或反复发作,耗伤正气,急食甘味药以缓之,李中梓曰:"甘能缓中,善禁急速,且稼穑作甘,甘为土味,所谓急者缓之是也。"方用大断下丸,浆水散。

6. 酸收　散者收之,酸收法。久泻不止或反复发作,正气耗伤,用酸收法,酸味之品,以止泄泻,方用乌梅丸、固肠丸。《医宗必读·泄泻》曰:"泻下有日,则气散而不收,无能统摄,注泄何时而已? 酸之一味,能助收肃之权。经云散者收之是也。"

7. 燥脾　虚者补之,燥脾法。此法实则补脾健脾以利湿。李氏认为"泻皆成于土湿,湿皆本于脾虚",脾喜燥而恶湿,令土德无惭,水邪自不作祟,仓廪得职,岂有水谷不分之泄,若泄泻不治以燥湿培土,则湿邪缠绵难去。故燥湿培土实为治本之法。若脾气不足者,治以四君、六君、参苓白术等;湿胜困脾则以平胃散为主;湿胜阳微则宜理中丸合平胃散。

8. 温肾 寒者温之,温肾法。泄泻日久,肾阳虚衰,不能温养脾胃,运化失常而泄,当用温肾之品,故以四神丸、八味丸等补火生土。李中梓释为"肾主二便,封藏之本,况虽属水,真阳寓焉!少火生气,火为土母,此火一衰,何以运行三焦,熟腐五谷乎?故积虚者必挟寒,脾虚者必补母。经曰:寒者温之是也"。

病案分析

泄 泻

大司寇姚岱芝,吐痰泄泻,见食则恶,面色痿黄,神情困倦。自秋及春,无剂弗投,经久不愈。比余诊之,口不能言。亟以补中益气去当归,加肉果二钱、熟附子一钱、炮姜一钱、半夏二钱、人参四钱,日进二剂,四日而泻止,但痰不减耳。余曰:肾虚水泛为痰,非八味丸不可,应与补中汤并进。凡四十日,服人参一斤,饮食大进,痰亦不吐。又半月而酬对如常矣。(《医宗必读·卷七·泄泻》)

分析:患者吐痰泄泻,神情困倦,经久不愈,当为脾虚及肾,火不暖土之证,故李中梓宗许学士之法,用补中益气汤加姜、附,并与八味丸并进,使其饮食大进,痰亦不吐,半月酬对如常。由此看来温肾一法,确为"久泻治本又一要法"。

9. 固涩 滑者涩之,固涩法。泄泻日久,肠道滑脱,治当固涩,方用赤石脂禹余粮丸等,以防正气耗散。"注泄日久,幽门道滑,虽投温补,未克奏功,须行涩剂,则变化不愆,揆度合节,所谓滑者涩之是也"。

(二)治癃闭七法

李中梓认为,癃闭实为二证,"闭与癃,二证也。新病为溺闭,盖点滴难通也;久病为溺癃,盖屡出而短少也"(《医宗必读·小便闭癃》)。癃闭之病,可由多种原因引起,但其病机与诸经均有关。李中梓治疗癃闭,总结了七种方法。

1. 清金润肺 肺主气,通调水道,为水之上源,主一身之气化。若热壅于肺则肺气不能肃降,津液输布失常,或因肺燥不能生水,两者均可导致癃闭。治疗当责之于肺,以清泄肺热,滋阴润肺,使肺气肃降,用车前子、紫菀、麦冬、茯苓、桑皮之类,小便自然通调。

病案分析

癃 闭

郡守王镜如,痰火喘嗽正甚时,忽然小便不通,自服车前、木通、茯苓、泽泻等药,小腹胀满,点滴不通。余曰:右寸数大,是金燥不能生水之故。惟用紫菀五钱、麦门冬三钱、北五味十粒、人参二钱(《里中医案》作一钱),一剂而小便涌出如泉。若淡渗之药愈多,则反致燥急之苦,不可不察也。(医宗必读·卷八·小便闭癃》)

分析:痰火喘嗽正甚,突然小便不通,当为肺失宣降,不能通调水道之证,非淡渗利湿所能治,故自服车前、茯苓等,仍点滴不通,且还会伤阴致燥。李中梓用清金润肺之法,益气养阴,使肺金得润,宣降得行,自然小便涌出如泉。

2. 燥脾健胃　水精之生化赖于脾胃,水精之升亦藉脾胃,如脾失健运,则精不归肺、肺失通调。治当责于脾胃,用苍术、白术、茯苓、半夏之类以燥脾健胃,使水谷精气上归于肺,下输膀胱,水道得以通调。

3. 滋肾涤热　对于下焦湿热壅滞,肾燥而膀胱不利者,用知母、黄柏、玄参、地黄、泽泻、茯苓、通草之类,以涤热燥湿,使水热不致互结,并兼以滋肾养阴,以防热伤肾水。李中梓称此法为治之正法。

病案分析

癃 闭

孝廉俞彦直,修府志劳神,忽如丧神守,小便不通。余诊之曰:寸微而尺鼓,是水涸而神伤也。用地黄、知母各二钱,人参、丹参各三钱,茯苓一钱五分,黄柏一钱,二剂稍减,十剂而安。(《医宗必读·卷八·小便闭癃》)

分析:患者小便不通,脉象寸微尺鼓,是属湿热壅滞下焦之证,所以李中梓用涤热滋肾之法治之,得以获效。

4. 淡渗分利　若因水液内渗大肠,甚者泄泻不止,州都因而燥竭,无液可贮,无尿可出。用茯苓、猪苓、通草、泽泻等淡渗之品。以淡渗分利、渗前实后。

5. 疏理气机　该法主要针对膀胱气化不利为主的癃闭,气滞则膀胱气化不利,常致癃闭。此当以顺气为急。用枳壳、木通、橘红之类以顺气。气机流畅,气化方行,小便自利。

病案分析

癃 闭

先兄念山,谪官浙江按察,郁怒之余,又当盛夏,小便不通,气高而喘。以自知医,服胃苓汤四帖不效。余曰:六脉见结,此气滞也。但用枳壳八钱、生姜五片,急火煎服。一剂稍通,四剂霍然矣。(《医宗必读·卷八·小便闭癃》)

分析:肝气郁结导致膀胱气化不利,而小便不通,治当顺气为宜,故李中梓重用宽中下气、苦辛微寒的枳壳为君,佐以生姜之辛通,辛开苦降,一剂稍通,四剂霍然,可谓气机流畅,气化方行,水道自然畅通。

6. 苦寒清热　实热内蕴亦可使气化受碍,以致癃闭,治疗若非纯阴之剂,则热终不得清,而阳无以化,溲亦不得利。故治此证,李中梓必投苦寒之品,并以三焦论治。上焦热者,重在清心肺,用栀子、黄芩;中焦热者,重在治脾胃,用黄连、芍药;下焦热者,又可加黄柏、知母。

7. 温补脾肾　癃闭一症,溺溲不出,水邪内侵,每易侮脾土而克命火。故非温肾扶土不可。若肾阳不足者可用金匮肾气丸或八味丸;脾弱气陷者可用补中益气汤;气虚用独参汤。

李中梓对癃闭之治,论理清晰,治法众多,除上述七法外,李中梓还用通心饮泻心经之热,治疗唇焦面赤,小便不通;用牛膝汤治血结之小便闭、茎中痛;用利气散治老人气虚,小便不通;用参芪汤治疗心虚客热之小便涩数;用清肺散治渴而小便闭涩;用滋肾化气汤治疗因服热药出现的小便不利、脐下痛;滑石散治疗男女转胞,小腹急痛,不得小便者。还有洗方、葱熨法等外治法。李中梓对于癃闭的论治,方药得体,为后世学者提供了行之有效的借鉴。

五、方剂学上的贡献

李中梓论处方,主要见于《医宗必读》《伤寒括要》和《删补颐生微论》三部著作,其中《医宗必读》载方590首,《伤寒括要》载方169首,《删补颐生微论》载99首方论。李中梓临床常用的这些方剂,大都可见于其所载的医案中。而在《伤寒括要》的列方中,则详述其方义和临床心得。在《删补颐生微论》中,李中梓则深入浅出、广征博引,对方剂做了全面的阐释。李中梓所引用的方剂,既反映了前贤之精华,又有新的创见。

(一)阐发古方

李中梓对其常用古方多所阐发。如其阐释还少丹:"脾为后天根本,肾为先天根本。二本固则老可还少,二本伤则少有老态。苁蓉、地黄、枸杞,味之厚者也,精不足者,补之以味也;茴香、巴戟、杜仲,性之温者也,阳不足者,益之以温也;远志、菖蒲,辛以润之也;山茱萸、五味子,酸入东方,是肾肝同治也;牛膝、杜仲,直达少阴;山药、茯苓,兼通脾土。此本肾药,肾足则少火熏蒸脾胃,赖母以健运矣。久服则筋骨强,机关利,精力充,颜色变,命曰还少,不亦可乎?"

(二)制定新方

李中梓"新制""新定"了拯阴理痨汤、拯阳理痨汤、利金汤、润肺饮、清宁膏、肺痈神汤、阴阳攻积丸7首方剂,其中拯阴理痨汤、拯阳理痨汤为《医宗金鉴》所选录。

1. 新定拯阴理痨汤 由牡丹皮、当归身、麦门冬、炙甘草、苡仁、白芍药、北五味、人参、莲子、橘红、生地黄组成。方以生脉饮为主,加白芍、五味子、生地黄酸甘化阴,益气养阴生津,苡仁、莲子、橘红助人参健脾化痰,血为气母,加当归养血和营,配丹皮清退虚热,治阴虚火动,皮寒骨热,食少痰多,咳嗽短气,倦怠焦烦。李中梓此方,用以治疗阴虚火炽,气阴两虚之证。由于生地黄用酒姜汁炒透,配以橘红、莲子、苡仁健脾理气,久服无败胃之虞。

2. 新定拯阳理痨汤 由黄芪、人参、肉桂、当归、白术、甘草、陈皮、北五味组成,化裁于补中益气汤,易柴胡、升麻为肉桂、五味子,改升阳为助阳益阴,阴中求阳,补肾健脾,体现拯阳治痨的意图,用以治痨伤气耗,倦怠懒言,动作喘乏,表热自汗,心烦,遍身疼痛。

3. 新制利金汤 由二陈汤化裁而成。方中去辛燥之半夏,易以贝母、桔梗润肺清热、止咳化痰,枳壳、陈皮下气宽中,茯苓健脾渗湿,以杜生痰之源,甘草益脾和中,适合于肺热气壅之痰。

4. 新制润肺饮 用贝母、花粉、桔梗、知母、麦冬、生地润肺清热、化痰止咳,橘红、茯苓,理气健脾,顾护中州,共奏润肺清热化痰之效。

5. 新定清宁膏 用麦门冬、生地黄、广橘红、桔梗、甘草、龙眼肉、苡仁、川贝母、薄荷叶等制成膏剂噙化。"润肺不伤脾,补脾不伤肺……凡痨嗽吐血,必不可缺,极有效验"。

李中梓指出:"脾肺二家之痰,尤不可混。脾为湿土,喜温燥而恶寒润,故二术、星、夏为要药;肺为燥金,喜凉润而恶温燥,故二母、二冬、地黄、桔梗为要药。二者易治,鲜不危困。每见世俗恶半夏之燥,喜贝母之润。一见有痰,便以贝母投之。若是脾痰,则土气益伤,饮食忽减矣。即使肺痰,毋过于凉润,以伤中州,稍用脾药,以生肺金,方为善治。故曰:治痰不理脾胃,非其治也。信夫!"李中梓新创制的利金汤、润肺饮、清宁膏,都体现了这一组方思想。

6. 肺痈神汤 李中梓创制了治肺痈的肺痈神汤,认为"肺痈者,劳伤气血,内有积热,外受风寒,胸中满急,隐隐痛,咽干口燥,时出浊唾腥臭,吐脓如米粥者死。脉滑数或实大"。用桔梗、金银花、薏苡仁、贝母、甜葶苈、白及、甘草节、黄芪、陈皮清肺化痰排脓。"凡患者右胁按之必痛,但服此汤,未成即消,已成即溃,已溃即愈。此余新定,屡用屡验者也"。

7. 新制阴阳攻积丸 由吴茱萸、干姜、官桂、川乌、黄连、半夏、橘红、茯苓、槟榔、厚朴、枳实、菖蒲、玄胡索、人参、沉香、琥珀、桔梗、皂角、生姜等19味组成,寒热并用,攻补兼施,"治五积、六聚、七癥、八瘕、痃癖、虫积、痰食,不问阴阳皆效"。其运用经验:"余尝制阴阳两积之剂,药品稍峻,用之有度,补中数日,然后攻伐;不问其积去多少,又与补中。待其神壮则复攻之,屡攻屡补,以平为期。此余独得之诀,百发百中者也。《经》曰:大积大聚,其可犯也,衰其大半而止。故去积及半,纯与甘温调养,使脾土健运,则破残之余积,不攻自走。必欲攻之无余,其不遗人夭殃者鲜矣。《经》曰:壮者气行即愈,怯者著而为病。洁古云:壮盛人无积,虚人则有之,故当养正则邪自除。譬如满座皆君子,一二小人自无容身之地。虽然,此为轻浅者言耳,若大积大聚,不搜而逐之,日进补汤无益也。审知何经受病,何为成疾,见之既确,发直入之兵以讨之,何患其不愈?《兵法》云:善攻者,敌不知其所守。是亦医中之良将也夫!"这说明李中梓不仅擅长温补,而且对攻补兼施之法也得心应手,运用自如。

———— (刘晓芳)

复习思考题

1. 试述李中梓先后天根本论的内容。
2. 简述李中梓治疗泄泻的学术经验。
3. 简述李中梓治疗癃闭的学术经验。

第十七章

喻 昌

学习目标

1. 掌握喻昌的秋燥论、大气论、治燥病法、逆流挽舟法的特色;
2. 熟悉其代表作、三纲鼎立学说;
3. 了解其生平及学术成就对后世的影响。

第一节 生 平 著 作

一、生平简介

喻昌,字嘉言,晚号西昌老人,明末江西新建(今江西南昌)人。生于明万历十三年(1585年),卒于清康熙三年(1664年)。喻嘉言自幼聪颖,曾治举子业,崇祯中(1630年)以副榜贡生入京,清兵入关,遂隐于禅,未几还俗,以医为业,漫游江南。晚年应友人钱谦益之邀,悬壶常熟,医名与张璐并举。临证主张先辨病证,然后施药;尤其重视医案、病例对临床的指导意义,书写中医医案规范,亲撰《寓意草》医案专著,案论结合,分析透彻,启发后学。故《四库全书总目提要》赞扬说:"皆反复推论,务阐审证用药之所以然,较名家医案但泛言某病用某药者,亦极有发明,足资开悟焉。"

二、著作提要

《尚论张仲景伤寒论重编三百九十七法》(简称《尚论篇》),八卷,成书于1648年。卷一至卷四详论六经证治,阐发"三纲鼎立"之说,重订《伤寒论》。卷五至卷八,论述春温及夏秋暑湿热病证治,并论伤寒诸方,提纲挈领,条理清楚,对后世《伤寒论》研究影响较大。

《医门法律》,六卷,约成书于1658年。全书结合临床病证,着重探讨治法与禁忌。所立之法,悉本《金匮要略》,旁及金元诸家,以六淫和杂病为纲,分门论述其证治,首论其病因、病机,次为"法",再次为"律",即治疗禁忌。其中大气论、秋燥论对后世影响很大。

《寓意草》,一卷,撰于1643年。全书收辑以内科为主的喻嘉言验案60余则。以"先议病后用药"及"与门人定议病式"等规范医案格律;所载诸案,条陈病因、病情,剖判辨证论治,层层设问,阐明验案,对临床治疗有很高的参考价值。

笔记栏

第二节 学术思想与临证经验

一、秋燥论

喻昌在刘完素"诸涩枯涸,干劲皴揭,皆属于燥"的理论基础上,深入阐发燥证的病因病机、临床表现及防治方法,其创制的清燥救肺汤对后世影响很大。

(一)正本清源,阐论秋燥

对于六淫致病与时序的关系,历代医家多有论述,但都沿袭《素问》"秋伤于湿,上逆而咳,发为痿厥","秋伤于湿,冬生咳嗽"之说,认为长夏之终即秋气之始,冬季咳嗽、痿厥是伤于湿土之气所致。喻昌明确提出"秋伤于湿"乃"秋伤于燥"之误,并为之辨正。他首先从六气的性质对两者加以区分,指出"燥之与湿,有霄壤之殊。燥者天之气也,湿者地之气也。水流湿,火就燥,各从其类,此胜彼负,两不相谋";其次,春、夏、冬三时都伤于主时之气,如春伤风,夏伤暑,冬伤寒,而唯有"秋伤于湿"与四时主气致病规律不合。因此,他认为唯有从"春伤于风,夏伤于暑,长夏伤于湿,秋伤于燥,冬伤于寒"来解释,才"觉六气配四时之旨,与五运不相背戾"。喻昌此说,符合自然界气候变化与一般流行性疾病发病规律的认识,其质疑精神令人钦佩。

但是,四时与六淫并不能机械对应,六淫邪气四时皆有,在喻嘉言所处的区域气候环境中,秋伤于燥更为多见,但秋季亦可伤风、伤湿、伤温、伤寒,这与天时、地理、各人体质的易感性有关,应以具体临床征象来判断,即所谓"因发知受",切不可死守运气,拘泥一法,以为秋季外感病必然是燥邪为患,这也违背了喻昌"议病"的精神。

(二)燥易伤津,首袭肺表

喻昌认为《素问·至真要大论》中"诸气膹郁,皆属于肺"和"诸痿喘呕,皆属于上"均为燥气伤肺。"诸气膹郁,皆属于肺",肺为娇脏,乃人身之华盖,燥邪为患,先伤上焦华盖,最易耗伤肺津,以致肺气不利,宣发之气不能上行,清肃之气不能下行,从而产生膹郁、咳喘等病证。"诸痿喘呕,皆属于上","上"即指肺,多是由于燥邪耗伤肺津,以致肺叶焦痿。早在《素问·痿论》中已有记载"五脏因肺热叶焦,发为痿躄"。肺主宣降,肺气不利,则上逆为咳为喘;不能宣发五谷之精则为呕。并对伤燥与伤湿进行区别,指出:"诸气膹郁之属于肺者,属于肺之燥,非属于肺之湿也。苟肺气不燥,则诸气禀清肃之令,而周身四达,亦胡(何)致膹郁耶?诸痿喘呕之属于上者,上亦指肺,不指心也。若统上焦心肺并言,则心病不主痿喘及呕也。惟肺燥甚,则肺叶痿而不用,肺气逆而喘鸣,食难过膈而呕出。三者皆燥证之极者也。《经》文原有'逆秋气则太阴不收,肺气焦满'之文,其可称为湿病乎?"故燥邪为病,多以伤肺为其病机特点。

《内经》曰"燥胜则干",其为病,在外则皮肤干燥皴揭;在内则津液耗竭,精血枯涸,种种变化皆燥之所伤。故燥气为病表现不一,具有广泛的致病性,值得我们深入研究。

(三)以润制燥,护胃为先

后世温病学派将燥病分为凉燥和温燥,喻昌论述的是温燥之气,"燥金虽为秋令,虽属阴经,然异于寒湿,同于火热。火热胜则金衰,火热胜则风炽,风能胜湿,热能耗液,转令阳实阴虚,故风火热之气,胜于水土而为燥也。"基于这样的认识,喻昌提出了清热润燥的治法,强调治疗燥病忌用辛香行气,以免助燥伤津;也不可用苦寒泻火之药,更伤津液,主张治燥宜用甘柔滋润之品,创制清燥救肺汤,方中经霜桑叶为君,清润肺金,石膏肃肺清热,甘草和胃益气,人参生胃之津,养肺之气,配胡麻仁、阿胶、麦冬,滋阴润燥,杏仁、枇杷叶,润肺下气。如燥郁痰多者,加贝母、瓜蒌;精伤血枯者,加生地黄。喻嘉言创制此方虽以治诸气膹郁、诸痿喘呕等燥气伤肺的病证,用药大旨却是以胃气为先,"今拟此方,命名清燥救肺汤,大约以胃气为主,胃土为肺金之母也"。故在方中,重用人参、甘草,而不用天冬、知母及其他苦寒药。他分析说:"天门冬虽能保肺,然味苦而气滞,恐反伤胃阻痰,故不用也;其知母能滋肾水、清肺金,亦以苦而不用。"由此可知,喻嘉言在组方选药上,处处注意保护胃气,培土生金,这是他治燥救肺的最大宗旨。

喻嘉言强调,治燥固然不宜使用辛温燥药,助火伤肺,但也不能仅凭症状盲目使用润剂治燥,因为"但以润治燥,不求病情,不适病所,犹未免涉于粗疏"。主张辨证论治,灵活运用,根据具体病情不同,分别用药。

二、大气论

"大气"一词首见于《内经》,然详论者鲜见。喻嘉言认为大气是搏聚胸中、包举于肺之周围的阳气,其虚衰会导致阴寒浊邪横于胸中,肺主治节的功能无法正常发挥,可用桂枝去芍药加麻黄附子汤治疗,这对后世张锡纯阐发大气论产生了重大影响。

(一) 大气的重要性

喻嘉言认为,人体生理活动必须依靠气的作用才能完成,"天积气耳,地积形耳,人气以成形耳,惟气以成形,气聚则形存,气散则形亡"。同时还指出,在人体中虽然有很多种名称的气,但是主宰人体的则是胸中大气。因为"身形之中,有营气,有卫气,有宗气,有脏腑之气,有经络之气,各为区分。其所以统摄营卫脏腑经络,而令充周无间,环流不息,通体节节皆灵者,全赖胸中大气为之主持",突出了胸中大气的统摄作用。喻嘉言对大气重要性的认识,是从《素问·五运行大论》"地为人之下,太虚之中,大气举之"这段话中悟出的。在自然界中,地的四周都有磅礴之大气升举着,因为大气的运动不息,才有风、寒、暑、湿、燥、火诸气的变化,才有生、长、化、收、藏的发展过程。而人与自然界的运动是息息相关的,人体的一切活动,以及生、长、壮、老、已的过程,都要依靠运行不息的胸中大气。"人身亦然,五脏六腑,大经小络,昼夜循环不息,必赖胸中大气斡旋其间。大气一衰,则出入废,升降息,神机化灭,气立孤危矣"。可见人体的一切生命活动,如肝之疏泄、肺之宣降、脾胃之升降、肾水之上升、心火之下降等,都必须依赖大气的统摄才能进行,大气对人体的生命活动是何等的重要。

(二) 大气的临床意义

喻嘉言认为"必如太虚中空洞㳠穆,无可名象,包举地形,永奠厥中,始为大气"。大气既不同于膻中之气,亦不同于宗气,而是胸中的阳气,它搏聚于胸中,包举于肺之周围,抵御着阴寒邪气,使胸中空旷无物,无邪气横于胸阳,肺才能正常发挥主治节的生理功能。

大气的价值在阳虚阴盛病证的治疗中得到体现,《金匮要略·水气病脉证并治》曰:"阴阳相得,其气乃行,大气一转,其气乃散。"说明胸中阳气充沛,统摄有权,布达周身,则凝聚之阴邪得散,疾病自除。同时他还对"心下坚,大如盘,边如旋杯,水饮所作"的病例加以分析,认为胸中之阳不布,痰饮、水气等阴浊之邪上干胸中,往往可损其胸阳,同样可使大气闭塞,而出现胸痹、心病、短气等症,可用桂枝去芍药加麻黄附子汤温阳化饮,阳气开通,阴凝自解。临证时常选桂、附、麻、辛等药物温通阳气,大气充沛,布达周身,则无疾患;若大气不足,阴寒之邪容易凝聚,所以要祛除病邪,必须扶助胸中阳气(大气),慎用辛香行气或苦寒泻气之品,避免损伤胸中大气。大黄、黄芩等药能"耗胸中氤氲之气",枳壳、沉香等降气之品能伤胸中之气,麝香、冰片等辛香之品能扰乱胸中之气,故治疗阳虚阴盛疾病时应慎用之。

病案分析

胸 中 不 适

文学钱尊王,胸中不舒者经年,不能自名其状,颇以为虑。昌投以薤白汤,次日云:一年之病,一剂而顿除。抑何神耶?昌不过以仲景之心法为法耳,何神之有。然较诸家之习用白豆蔻、广木香、诃子、三棱、神曲、麦芽等药,坐耗其胸中之阳者,亦相悬矣。《医门法律·中风门·附痹证诸方》

分析:喻昌认为大气一转,胸中阴邪皆消,此患者胸中不舒,虽未记录其舌脉、兼症,但从其使用薤白汤可以推测,患者舌象应淡胖,苔白腻,脉应弦紧或涩,重按无力。喻昌指出,时医多用白豆蔻、广木香、诃子、三棱、神曲、麦芽等,虽能行气而无通阳之功,未能祛邪,反有耗损胸阳之弊,故用薤白汤,使阳气通,阴邪消,顽疾顿愈。

三、阐发三纲鼎立说

(一)伤寒"三纲鼎立"说

自宋以后,医家对《伤寒论》的研究逐渐重视,研究方法也更加广泛。喻昌认为仲景《伤寒论》一书为众法之宗,群方之祖,但他不认可王叔和、林亿等对于《伤寒论》的编次,认为其条文混乱,残缺难读,且混有王叔和的私意。喻嘉言推崇方有执"错简重订"的研究方法,认为"其于太阳三篇,改叔和之旧,以风寒之伤营卫者分属,卓识超越前人"。在方有执、喻嘉言的影响下,和者竞起,如张璐、黄元御、吴仪洛、周扬俊、程应旄、章楠等,而喻昌也成为"错简重订派"的中坚。

三纲鼎立之说,即"四时外感以冬月伤寒为大纲","伤寒六经以太阳经为大纲","太阳经中以风伤卫、寒伤营、风寒两伤营卫为大纲",如此则纲举目张,错乱的条文依此重新整理,次第分明,虽未必更符合仲景原本,但更加符合临床,对后学理解、应用《伤寒论》大有裨益。

"四时外感以冬月伤寒为大纲",冬月伤寒最具代表性,且后果严重,因此仲景著书独详伤寒,略于其他邪气,且四时外感都可用伤寒来类比,"春夏秋时令虽有不同,其受外感则一,自可取治伤寒之法,错综用之耳"。

"伤寒六经以太阳经为大纲"则强调了伤寒早期及时治疗的重要性,太阳经为人身之藩篱,为寒邪初入之病所,此时治疗最易,因邪未深入,矛盾单纯,正气充沛,若在此时疏忽,邪气传变诸经,变证纷起,则治疗不易,且代价较重,因此,《伤寒论》中《太阳病篇》篇幅独长,此为提纲挈领之意。

"太阳经中以风伤卫、寒伤营、风寒两伤营卫为大纲",即将太阳经证分为三大类——桂枝汤证、麻黄汤证、大青龙汤证,此说发端于《伤寒论·辨脉法第一》"风则伤卫,寒则伤荣,荣卫俱病,骨节烦疼",及孙思邈的"夫寻方之大意,不过三种,一则桂枝,二则麻黄,三则青龙,此之三方,凡疗伤寒,不出之也"。桂枝汤主治"风伤卫",此为虚人外感,卫表空虚,因此些许风邪即能致病,治宜解肌调和;麻黄汤主治"寒伤营",此类患者体质壮实,邪气轻微则无法入侵,寒邪强盛则深入营分,治宜发汗祛邪;若体质壮实之人又有内热,或因表闭严重,气机不能外达,化为里热,即形成大青龙汤证,治宜解表清里。《尚论篇》将太阳经证分为此三大部分,并进一步细分,如风伤卫篇,有关太阳中风的典型脉证为一部分,桂枝汤的主治范围为一部分等。其他寒伤营篇和风寒两伤营卫篇的分类中,亦是如此再分成几个部分。并将合病、并病、坏病、痰病四类条文,附于三阳经末。以过经不解、瘥后劳复、阴阳易病三类条文附于三阴经末。在每一分类前面,都冠以全篇证治大意,在每一部分前后,并有小标题和小结。这样编次,纲目清楚,便于后学理解条文,全面掌握桂枝汤、麻黄汤等方的使用标准与禁忌。"伤寒六经以太阳经为大纲"强调了伤寒早期准确治疗的重要性。喻氏指出,"用之得当,风寒立时解散,不劳余力矣"。

（二）温病"三纲"说

喻昌通过研究伤寒,对温病也提出了不少独到的见解。他根据明末清初温病多次流行的实际情况,指出:"触冒寒邪之病少,感发温气之病多,寒病之伤人什之三,温病之伤人什之七。"认为仲景《伤寒论》虽详寒略温,但治温之法,实已包含其中。故其曰:"仲景书详于治伤寒,略于治温,以法度俱错出于治伤寒中耳。后人未解义例,故春温一症,漫无成法可师。"于是喻昌"特会《内经》之旨,以畅发仲景不宣之奥"。他将温病也划分为三类:以冬伤于寒,春必病温为一类;冬不藏精,春必病温为一类;既冬伤于寒,又冬不藏精,至春月同时病发者为一类。将这三种类型与伤寒三阳三阴加以对照,分析了三种温病的病理变化和不同症状。

冬伤于寒之温病,是指邪中三阳。即寒邪郁于肌肤,感春月之温气而病,是邪郁肌肤,从阳明化热,而外达太阳。太阳、阳明二经为邪所盘踞之地,若略恶寒而即发热,则重在太阳,治以桂枝汤微辛微温,解肌为主,不可过用辛温助热;若大热而全不恶寒,则重在阳明,治疗重在清热;若表未除而里已实,则用大柴胡汤两解。

冬不藏精之温病,是指邪中三阴。即由冬季作息失宜,肾脏虚亏,寒邪内侵骨髓,稽留郁而化热,至春气疏泄,风木上升,吸引肾邪内动而发。但邪入既深,不能逐出,发热全在骨髓之间,治法禁用三阳经之发汗解表剂,"始先用药,深入肾中,领邪外出"。如始发二三日间,发热脉沉,未见微数之脉,主张用麻黄附子细辛汤、麻黄附子甘草汤"温经散邪"。若邪传膀胱,手足尽热而便血,则以桂枝、大黄入四苓散"夺膀胱热"。用药多由仲景治少阴伤寒之意推演而来。

冬伤于寒又冬不藏精之温病,名为"两感温症"。因"冬伤于寒者,阳分受邪,太阳膀胱经主之;冬不藏精者,阴分受邪,少阴肾经主之"。这是太阳、少阴互为标本的病变,因此病在太阳、少阴二经,其症状也是太阳和少阴互见。治疗上可分为先里后表和先表后里两种。总之,病在阳分,邪浅而易疗;病入阴分,则邪深而难愈。所以病温之人,有发表三五次,而外症不除者;攻里三五次,而内症不除者;尚有在表又似里,在里又似表的复杂情况。尤其热证,缘真阴为热邪久耗,无以制亢阳,成为燎原不熄之热。因此,病温之人,邪退而阴气犹存一线者,方可得生,否则预后很差。

喻嘉言对温疫的病机、辨证治疗从三焦立论,对后世亦有一定影响。他认为"伤寒之邪,先行身之背,次行身之前,次行身之侧,由外廓而入;温疫之邪,则直行中道,流布三焦"。他认为引起温疫的邪气有雾露之清邪、饮食之浊邪及清浊之邪,上焦为清阳,清邪从上入,下焦为浊阴,故浊邪从下入,中焦为阴阳交界,凡清浊之邪必从此区分。认为疫病由三焦相溷,内外不通所引起。提出了"未病前,预饮芳香正气药,则邪不能入,此为上也。邪既入,急以逐秽为第一义。上焦如雾,升而逐之,兼以解毒;中焦如沤,疏而逐之,兼以解毒;下焦如渎,决而逐之,兼以解毒"。此说对后世温病学家有一定的影响;在这一理论指导下,逐步形成了芳香化湿、逐秽解毒等重要的治疗方法。

四、确定逆流挽舟法

逆流挽舟法是喻昌对痢疾的特色治法,他将下痢喻为水中舟行,行至下游,治疗之法须逆挽其下行之势。喻昌指出,痢疾常因外感引发,"外感三气之热而成下痢",在外邪传变中,若表邪不得外解,陷入阳明大肠,可形成下痢之病。《伤寒论》即记载"太阳与阳明合病者,必自下利,葛根汤主之",这是外邪内陷下利的明验。《金匮要略》亦曰:"下痢脉反弦,发热身汗者自愈。"在此启发下,喻昌创逆流挽舟之法,以人参败毒散为主方。人参败毒散为助正祛邪之方,方以人参扶助正气,引领诸多辛温药,开通肺卫门户,借由宣散升举之力,使内陷大肠之邪从肺挽出。而在内伤杂病的下利中,逆流挽舟法也有运用的空间,此是因肺脾阳气不足,气机下陷,故需用升阳和解之法。李东垣曰:"下者举之,得阳气升腾而去矣。"其自治腹泻案用风药羌活、独活、柴胡、升麻、防风、炙甘草,与人参败毒散相似,这是逆流挽舟法治疗内伤下利的明验。

喻昌指出,逆流挽舟属和法,借少阳升发之力,逆挽气机之下陷,"少阳生发之气,传入土中,因而下陷""不治少阳,但治阳明,无益也"。喻昌并非刻意使用汗法,汗出只是表里气机循环恢复的征象,并非治疗的目标。逆流挽舟法只是治疗痢疾的一种方法,适用于表郁气虚气陷者。喻嘉言指出不辨寒热虚实、唯以苦寒治痢之不足,"治痢不分标本先后,概用苦寒者,医之罪也"!若果真是火热内迫大肠,喻嘉言在其医案中也用大剂量的苦寒药。逆流挽舟法只是他补充前人所未述的痢疾证型的治疗方法,借以纠时医临床之误。

病案分析

休 息 痢

周信川年七十三岁,平素体坚,不觉其老,秋月病痢,久而不愈,至冬月成休息痢,一昼夜十余行,面目浮肿,肌肤晦黑,求治于余。诊其脉沉数有力,谓曰:此阳邪陷入于阴之症也,吾当以法治之,尚可痊愈,明日吾自袖药来面治。于是以人参败毒散本方煎好,用厚被围椅上坐定,置火其下,更以布条卷成鹅蛋状,置椅褥上,垫定肛门,使内气不得下走,然后以前药滚热与服,良久又进前药,遂觉皮间有津津微润,再溉以滚汤,教令努力忍便,不得移身。如此约二时之久,皮间津润总未干,病者心躁畏热,忍不可忍,始令连被卧于床上,是晚止下痢二次。以后改用补中益气汤,一昼夜止下三次,不旬日而全愈。盖内陷之邪,欲提之转从表出,不以逆流挽舟之法施之,其趋下之势,何所底哉!《寓意草·辨痢疾种种受证不同随证治验》

分析:患者为年老之人,痢疾久不愈,此属阳气虚弱,无力托邪,阳陷入阴,因而下痢、脉沉数。喻昌用人参败毒散,以人参扶正,以羌、独、柴、前、桔等引领阳气上行,并兼以外治之法,使汗出邪退,从表而解,下痢自愈。前用逆流挽舟之法,俟阳气已升,表闭已解,再以补中益气汤善后,标本先后不可颠倒,若先用补益之法,则邪不能祛,气无由开,终无可愈之日。

(金 钊)

复习思考题

1. 试述喻昌秋燥论的主要内容及成就。
2. 试述喻昌大气论的主要内容及成就。
3. 试述喻昌三纲鼎立学说的主要内容。
4. 试述喻昌治疗痢疾的经验。

第十八章

叶 桂

---

1. 掌握叶桂创立的胃阴学说、阳化内风说、久病入络说；

2. 熟悉其代表作、对温病学的贡献、虚损证治、奇经辨治等经验，其谦逊向贤、勇创新说的治学态度，虚怀若谷、乐善好施的医者仁心等精神；

3. 了解其生平及学术成就对后世的影响。

第一节 生 平 著 作

一、生平简介

叶桂，字天士，号香岩，别号南阳先生，晚号上津老人，江苏吴县（今江苏苏州）人。生活于清康熙六年（1667 年）至乾隆十一年（1746 年）。叶桂祖、父俱业医，少时昼则从师习儒，夜则从父学医。14 岁时父殁，乃从学于父之门人朱某，其后又从学于姑苏名医周扬俊、马元仪等。闻人有擅长医道者，即以弟子礼事之，24 岁时已先后从师 17 人，吸收众家之长，刻苦钻研，学业大进。叶桂在理论上独创新见；在临床实践方面，师古而不泥古，立方遣药，能灵活变通前人成法，自出机杼，卓然成家。诊治疾病疗效甚著，享有崇高声誉，有"天医星""国医手"之称。

叶桂传人不仅包括儿孙辈的叶奕章、叶龙章、曾孙叶万青等，仅参与《临证指南医案》编撰的嫡传弟子就有华岫云、邵新甫、邹滋九、周仲升、华玉堂、邹时乘、姚亦陶、蒋式玉、龚商年、丁圣彦、华德元、秦天一等一大批成名医家，至于吴鞠通潜心钻研叶桂学术，撰就《温病条辨》一书，更是继承并发展了叶桂的温病证治理论。

叶桂具严谨精细的治学精神，博览群书、学究天人，使医术和学术相得益彰。他认为"学问无穷，读书不可轻量也"，虽身享盛名，而手不释卷，有"固无日不读书"之说，体现了学无止境的进取精神。治病救人的仁者之心，也体现在他的待人接物方面，故后人赞其"内行修备，交友以忠信……以患难相告者，倾囊拯之，无所顾藉"。叶桂培养了不少济世救人的名医，史称"大江南北，言医者辄以桂为宗，百余年来，私淑者众"。许多反映其独到经验和深邃医理的名言，一直对后学起着启迪和借鉴的作用。他的学说在身后 200 多年的持续发展中，形成了中医史上一个重要的医学流派——"叶派"，

在近代医学史上占据着重要的位置。

叶桂在世 80 年,临终前警戒他的儿子们说:"医可为而不可为,必天资敏悟,读万卷书,而后可借术济世。不然,鲜有不杀人者,是以药饵为刀刃也。吾死,子孙慎勿轻言医。"其对自己的言行极端负责,同时也显示出他在医学乃至人生哲理的追求上所达到的极高境界。史书称其"贯彻古今医术",亦称"名满天下",为众医之冠,民间则传其为"天医星下凡"。无论是其谦逊向贤、勇创新说的治学态度,还是其虚怀若谷、乐善好施的医者仁心,都足以垂范后学,是后世习医者的楷模。

二、著作提要

《温热论》(又名《温热论治》),一卷。首刊于《吴医汇讲》。章楠《医门棒喝》载录,并改名《叶天士温病论》。王士雄将其收于《温热经纬》,更名为《叶香岩外感温热篇》。本书主要阐发温病邪入卫、气、营、血的传变规律及其证候、治疗原则等,介绍温病察舌、验齿等诊法,并就妇女胎前产后和经期温病治法等予以论述,是叶桂温病论说的奠基之作。

《临证指南医案》,十卷,成书于 1764 年。由华岫云、李翰圃、邵新甫等人取其临证治验方案,分门别类,附以论断,集为一书。所载医案范围很广,内外妇儿五官诸科疾病无所不收,且许多医案记述完整,是叶桂医案收录内容最为丰富者,充分地体现了叶桂临证精辟的学术见解,高超的辨证思维,以及清新圆通的治疗手法,是研究叶桂学术最有价值的范本。

《幼科要略》,二卷。首刻于《临证指南医案》中。徐大椿在评点叶桂医案时批笔甚多,唯独对《幼科要略》推崇备至,评价颇高:"此卷论幼科及看痘之法,和平精切,字字金玉,可法可传,得古人之真诠而融化之,不愧名家。"

《未刻本叶氏医案》,原稿系上海张耀卿收藏抄本,经程门雪先生校阅,1963 年由上海科学技术出版社印行。程先生认为该稿出于叶桂门人周仲升的临证抄录,所载俱是门诊病案,以暑、疟、利、咳嗽等病案为最多,案语简率,药味不多,但处方精细,选药至严,其加减变化耐人寻味。

第二节　学术思想与临证经验

叶桂的学术成就,突出体现在探索外感热病的辨治规律,以及发挥某些内伤杂病的机理及其治法等两大方面。外感热病方面,他继承了前贤的见解,创造性地提出了卫气营血辨治观点,并发展了察舌验齿、辨斑疹白痦等诊断方法,为温病学说的成熟起到了巨大的推动作用。内伤杂病方面,叶桂在继承东垣脾胃学说的基础上,强调脾胃分治,创立胃阴学说,使脾胃学说逐步发展成为一个完整的理论体系;重视阴亏阳亢风动理论,提出"阳化内风"说,丰富了中医学内风病机的认识,发展了中风证治理法。

一、温病辨治

叶桂在仲景《伤寒论》的基础上,继承历代医家治疗温热病的学术经验,结合临床热性病流行的特点,依据中医辨证论治的原则,精究温病的发展变化规律,形成了一套认识温病的方式。他说:"大凡看法,卫之后方言气,营之后方言血。"对其治疗大法,也明确为"在卫汗之可也,到气方可清气,入营犹可透热转气……入血就恐耗血动血,直须凉血散血"。基于这一认识,创建了温热病的卫气营血辨证论治理论体系。叶桂所指卫气营血,是代表温病四个不同发展阶段的新概念,它标志着病邪的深浅、病势的缓急、病情的轻重、传变的趋势及治疗的方向等,是识别温病、治疗温病的纲领。

（一）卫气营血辨证

叶桂首创的卫气营血辨证纲领,意味着温热学说彻底摆脱了《伤寒论》的束缚,形成了另一层次的独立体系,为后世论治温热病开辟了新的途径。

叶桂接受吴有性温邪从口鼻而入的观点,并观察到温病初期有表证阶段的存在,根据肺主卫外和皮毛的基本原理,指出温病的病理变化主要是卫气营血的病机变化,首倡卫气营血四个阶段的辨证方法,创立了卫气营血辨证论治理论体系。

1. 揭示温热病的传变规律　叶桂概括新感温病的受邪途径是"温邪上受,首先犯肺,逆传心包",其传变顺序为由肺卫顺传阳明或逆传心包,提出"卫之后方言气,营之后方言血"的传变顺序规律。他的"逆传心包"理论,是对温病传变规律认识的一大创见,亦是对《伤寒论》六经传变理论的重大突破,丰富了中医学辨证论治体系。

2. 建立温热病的治疗大法　叶桂对卫气营血辨证的不同阶段,确立了不同的治疗大法。其在临床实践过程中,总结出"在卫汗之可也""到气才可清气""入营犹可透热转气""入血直须凉血散血"的治疗原则,使温热病的治疗方法渐趋完善。

（二）察舌验齿辨斑疹白㾦

叶桂重视察舌验齿之法对温热病及其病变部位、津液存亡、病情预后转归等的诊断价值,被后人奉为温病诊断之准绳。

1. 察舌　叶桂强调温病当注意舌苔与舌质两方面的变化,将舌苔分为白苔、黄苔与黑苔三种,舌质颜色分为绛舌、紫舌与淡红舌。并根据舌苔的厚薄润燥、舌质色泽的变化,相互参照,诊察病情。若舌苔薄白,多见于外感风寒,宜辛散法;舌苔薄白而干,邪虽在卫,而肺津已伤,宜在辛凉方中加入麦冬、花露、芦根汁等轻清之品;苔白厚而干燥,属胃燥气伤,当在滋润药中加甘草,令甘守津还;白苔黏腻,吐出浊厚涎沫,口味甜,为脾瘅病,则为湿热气聚所致,当用佩兰等芳香辛散之品;白苔绛底,为湿遏热伏,当先泄湿透热;舌白如粉而滑,舌质紫绛,属湿邪入膜原,主病情凶险,须急急透解为要。黄苔不甚厚而滑者,热未伤津,仍可清热透表;苔薄黄而干者,属邪去而津液被劫,宜甘寒轻剂;苔黄而浊,脘腹痞痛者,可用小陷胸汤或泻心汤苦泄之;苔黄而光滑,为无形湿热中有虚象,但以清利,不可投苦泻;若腹胀满疼痛,苔黄如沉香色、灰黄色、老黄色,或中有断纹,皆当下之。凡苔黑而滑者,是水来克火也,为阴证,当温之。苔黑而干者,津枯火炽也,急急泻南补北。若黑燥而中心厚,属土燥水竭之象,急以咸苦下之。

2. 验齿　叶桂认为齿乃肾之余,龈乃胃之络,齿垢又是由肾热蒸胃中浊气所结。温热邪气,不燥胃津,便伤肾液,因而于齿多有表现,不得不察。如齿光燥如石,为胃热甚;齿如枯骨色,属肾水枯,难治。如上半截润,由"水不上承,心火上炎"引起,"急急清心救水"为治。齿垢如灰糕样者,为"胃气无权,津亡湿浊用事",多死;齿焦有垢,属"肾热胃劫",当用玉女煎或微下之。验齿辨证是叶桂对温病学的又一贡献。

3. 辨斑疹白㾦　温病发展过程中,在胸背两胁间常可出现斑和疹,"点大而在皮肤之上者为斑,或云头隐隐,或琐碎小粒者为疹"。虽然"斑属血者恒多,疹属气者不少",但皆是邪气外露之象,故"宜见而不宜多见"。色泽方面,"斑色红者属胃热,紫者热极,黑者胃烂,然亦必看外症所合,方可断之"。

叶桂对辨识白㾦,亦多独到体会,认为"白㾦小粒,如水晶色者",为湿热伤肺,邪虽出而气液枯,须用甘药补之。如"白如枯骨者多凶,为气液竭也"。这些宝贵经验,倍受后世医家推崇。

综上所述,叶桂对察舌验齿、辨斑疹白痦见解独到,为后世医家所称许,王士雄赞曰:"言温热诸证可验齿而辨其治也,真发从来之未发,是于舌苔之外,更添一秘诀,并可垂为后世法。"汪日桢曾道:"白痦前人未尝细论,此条之功不小。"

二、胃阴学说

叶桂在内伤杂病辨治方面深受东垣学说的影响,有"脾胃为病,莫详于东垣"之赞,"内伤必取法乎东垣"之说,强调杂病之治要重视脾胃,擅以补中益气、清暑益气等方加减,在继承东垣脾胃学说的基础上,亦指出:"东垣之法,不过详于治脾,而略于治胃耳……脾胃当分析而论",阐发脾胃分治之理,创立胃阴辨治之说。在《临证指南医案》中提出胃阴虚的具体证治,补充和完善了中医脾胃学说,全面推动了中医脾胃学说的发展。

(一)脾胃分论

叶桂认为,脾与胃虽同属中土,但其功能有别,首先从脾胃的脏腑属性上区分,如说"脏宜藏,腑宜通,脏腑之体用各殊","纳食主胃,运化主脾""脾宜升则健,胃宜降则和"。进而从脾胃生理特性上区分,"太阴湿土,得阳始运;阳明燥土,得阴自安"。总之,叶桂是从两方面分论脾胃:一是认为胃属戊土,脾属己土,戊阳己阴,脾与胃的属性不同;二是认为脾属脏宜藏,胃属腑宜通。脾主运化,胃主纳食,脾宜升则健,胃宜降则和。叶桂及其门人关于"脾喜刚燥,胃喜柔润"的思想,已成为中医学基本原理之一。

(二)胃阴虚辨证

叶桂结合温病容易耗损胃阴的特点,系统探讨了胃阴的病因病机。从叶桂医案总结胃阴虚的形成因素有以下四种:一是素体阳盛,五志化火伤阴;二是五味偏胜,过食辛辣温燥之品;三是素体阴虚,或年老阴亏,复加外感温热燥邪,劫耗胃阴;四是热病后期肺胃阴伤。胃阴虚常见于温病、咳嗽、肺痿、血证、泄泻、呕吐、虚损、不食、便秘、失音等多种病证。

(三)胃阴虚论治

在降胃和胃的治疗方面,叶桂非常重视胃阴的作用,并倡导以甘平或甘凉濡润为主的濡养胃阴之法。在具体用药上,叶桂本仲景麦门冬汤之意化裁,喜用沙参、麦冬、石斛、扁豆、山药、粳米、甘草之类。华岫云总结叶桂的经验说:"所谓胃宜降则和者,非用辛开苦降,亦非苦寒下夺以损胃气,不过甘平或甘凉濡润,以养胃阴,则津液来复,使之通降而已矣。"(《临证指南医案·脾胃》)甘平或甘凉濡润养胃阴之法,在叶桂著述中应用非常广泛。在温病、咳嗽、肺痿、血证、泄泻、呕吐、虚损、不食、便秘、失音等多种病证中均有使用此法的案例。

叶桂关于脾胃分治的认识,尤其是滋养胃阴的学术观点,弥补了东垣详于治脾,略于治胃,重在温补,不及养阴的不足,纠正了举世皆以治脾之药笼统治胃,甚则阴阳不辨的弊病,颇受后人的赞许,华岫云曾赞道:"此种议论,实超出千古。"

病案分析

脾　胃

钱,胃虚少纳,土不生金,音低气馁。当与清补。麦冬、生扁豆、玉竹、生甘草、桑叶、大沙参。(《临证指南医案·脾胃》)

王,数年病伤不复,不饥不纳,九窍不和,都属胃病。阳土喜柔,偏恶刚燥。若四君、异功等,竟是治脾之药。腑宜通即是补,甘凉濡润,胃气下行,则有效验。麦冬、火麻仁、水炙黑小甘草、生白芍。临服入青甘蔗浆一杯。(《临证指南医案·脾胃》)

潘,不饥不食,假寐惊跳,心营热入,胃汁全亏。调摄十日可愈。鲜生地、麦冬、知母、竹叶心、火麻仁、银花。(《临证指南医案·不食》)

　　郑,脉濡无力,唇赤舌干,微眩,不饥不饱。此天暖气泄,而烦劳再伤阳气。夫卫外之阳,内应乎胃,胃既逆,则不纳不饥矣。炒麦冬、木瓜、乌梅肉、川斛、大麦仁。(《临证指南医案·不食》)

　　苏,向来翻胃,原可撑持,秋季骤加惊扰,厥阳徒升莫制,遂废食不便,消渴不已,如心热,呕吐涎沫,五味中喜食酸甘。肝阴胃汁,枯槁殆尽,难任燥药通关。胃属阳土,宜凉宜润,肝为刚脏,宜柔宜和,酸甘两济其阴。乌梅肉、人参、鲜生地、阿胶、麦冬汁、生白芍。(《临证指南医案·噎膈反胃》)

　　分析:以上五案,一为土不生金,二为久病不复,三、四为不饥不食,五为翻胃呕吐,均属胃病阴伤,叶桂一再强调"胃为阳土,宜凉宜润",反对滥用温燥之品,故均选用甘寒益胃养阴之品,开后世养胃阴之先河,实补东垣脾胃学说之未备。

三、倡阳化内风

　　对于中风病的认识,金元以降,有了很大的发展。刘完素强调是"将息失宜,而心火暴甚"所致。李东垣则认为是由于元气不足,正气自虚所成。朱震亨又主张是"湿生痰,痰生热,热生风"而作。张介宾更明确提出内风非真中风,创立"非风"病名。对中风病因的认识逐渐从外风侵袭而转至内风暗动,缪希雍对内风暗动大有发明。叶桂在前人成就的基础上,提出了"阳化内风"说。

　　(一)病因病机

　　叶桂认为"阳化内风"的病机是肝风内动,为"身中阳气之变动""非外来之邪"。产生肝风的病因病机,或由于肾阴亏,水不涵木,虚风内动;或由于平昔怒劳忧思,五志气火交并于上,肝胆内风鼓动盘旋,上盛而下虚;或由于肝血肾水两枯,阳扰风旋;或由于中阳不足,阳明络脉空虚,而内风暗动等,总与厥阴肝木有关。"肝为风木之脏,因有相火内寄,体阴用阳,其性刚,主动,主升,全赖肾水以涵之,血液以濡之,肺金清肃下降之令以平之,中宫敦阜之土气以培之,则刚劲之质,得为柔和之体,遂其条达畅茂之性"。否则,肾水不涵,心血失濡,脾土失培,肺金失平,则导致肝阴不足,"血燥生热,热则风阳上升,窍络阻塞,头目不清,眩晕跌仆,甚则瘛疭痉厥",诸证横生。

　　(二)辨治经验

　　针对"阳化内风"的病机,叶桂提出了"滋液息风""镇阳息风""和阳息风""缓肝息风""养血息风""介类潜阳"等多种方法,并指出"身中阳化内风,非发散可解,非沉寒可清";至于阳明脉衰,厥阴内风暗旋不息者,又当甘温益气,而"攻病驱风,皆劫气伤阳,是为戒律"。可见,叶桂对肝风病证的治疗,重视人体之正气,认为养血、滋液、缓肝及甘温益气诸法,都在于培补人之正气,再用镇阳、和阳、潜阳之品以调和阳气之变动,从而达到息风的目的。至于全蝎、蜈蚣、地龙、钩藤等息风之品,反而少用,这正体现了叶桂治病求本的思想。

　　叶桂在方药的运用上,对于前人的名方,亦加减化裁,如仲景的复脉汤、河间的地黄饮子、丹溪的虎潜丸、景岳的镇阴煎等,使用时灵活变通,去其温燥之品,保留其润血、育阴、镇阳诸药,开拓了古方的新用,受到了后世医家的推崇。

笔记栏

病案分析

中 风

席,脉来弦动而虚,望六年岁,阳明脉衰,厥阴内风暗旋不息,遂致胃脉不主束筋骨以利机关。肝阳直上巅顶,汗从阳气泄越。春月病发,劳力病甚,此气愈伤、阳愈动矣。法当甘温益气。攻病祛风,皆劫气伤阳,是为戒律。人参、黄芪、当归、炙草、冬桑叶、麦冬、地骨皮、花粉。(《临证指南医案·肝风》)

卢,嗔怒动阳,恰值春木司升,厥阴内风乘阳明脉络之虚,上凌咽喉,环绕耳后清空之地,升腾太过,脂液无以营养四末,而指节为之麻木,是皆痱中根萌,所谓下虚上实,多致巅顶之疾。夫情志变蒸之热,阅方书无芩连苦降、羌防辛散之理。肝为刚脏,非柔润不能调和也。鲜生地、元参心、桑叶、丹皮、羚羊角、连翘心;又生地、阿胶、牡蛎、川斛、知母。(《临证指南医案·中风》)

龚,厥症,脉虚数,病在左躯。肾虚液少,肝风内动,为病偏枯,非外来之邪。制首乌、生地、杞子、茯神、明天麻、菊花、川斛。(《临证指南医案·中风》)

汪,左肢麻木,膝盖中牵纵,忽如针刺。中年后,精血内虚,虚风自动,乃阴中之阳损伤。淡苁蓉干、枸杞、归身、生虎骨、沙苑、巴戟天、明天麻、桑寄生、精羊肉胶、阿胶丸,早服四钱,交冬加减,用人参丸服。(《临证指南医案·中风》)

分析:以上四案均系叶桂治中风医案,但类型不一,席案属阳明脉衰,肝阳上越,故以甘温益气;卢案肝热动风,又当清肝息风为治;龚案属水不涵木,又宜滋液息风;汪案为精气两伤,又宜阴阳两顾。随证施治,依证立法,灵活处方,充分反映其治疗中风的丰富经验。

四、久病入络说

《难经·二十二难》有:"气留而不行者,为气先病也;血壅而不濡者,为血后病也,故先为是动,后为所生也。"叶桂发挥《黄帝内经》《难经》《伤寒杂病论》中有关思想,认为人之疾病,病程有长短,病情有轻重,是由于邪气侵及人体,有伤及经络、气血的不同。凡病程短、病情轻者,邪气仅伤及人体气分,病位在经;若疾病迁延日久,病程长,病情较重,则邪气深入,由气及血,伤及血络。

(一)病因病机

叶桂的久病入络说,是其极具特色的临床理论总结。在《临证指南医案》中,他对一些慢性疾患往往从"久病入络"去思辨,发现只要邪气久羁者,其病必然以伤及血络为转归。所谓"初病湿热在经,久则瘀热入络""其初在经在气,其久入络入血"。

疾病经历一个较长的渐变发展过程,由气钝而致血滞,由络脉痹窒、败血瘀留而结为癥积、疟母、内疝等,出现痛势沉着、形坚似梗,或癥积有形、著而不移,是为络病的显著特征。络病的另一个特征性表现便是痛势由散漫而定着、由阵作而持久,遂成络瘀之病。络病之痛有虚实之分,瘀实则痛而拒按,络虚则痛而喜按。叶桂所谓"络虚则痛","痛而重按少缓,是为络虚一则"。应当指出,所谓络虚,并非指纯虚无邪,应当理解为虚中夹瘀,虚瘀兼夹。

(二)证治经验

对于络病的治疗,叶桂认为以部位而言,"邪非在表",所以"散之不解";邪非着里,所以"攻之不驱"。"补正却邪,正邪并树无益"。说明单纯发表、攻里及扶正祛邪皆非其治。

辛润通络法是叶桂络病用药大法,强调络以辛为治,盖辛则通,使血络瘀滞得行,气机调畅,邪去正安。选药如辛润之品以当归须、桃仁、柏子仁等,具流通之性,善能入络通脉;如见阴寒之证,则佐以肉桂、桂枝、茴香等辛温通络之剂。辛香行气也是治疗络病不可或缺的,"非辛香无以入络",辛香具有将诸药引入络中的作用,药如小茴香、青陈皮、薤白汁、金铃子、延胡索等。如果络病日深,则非峻攻可效,须用虫蚁之类、辛咸之品,以搜剔络邪,"每取虫蚁迅速,飞走诸灵,俾飞者升,走者降,血无凝著,气可宣通,与攻积除坚,徒入脏腑者有间"。用药如蜣螂、蜂房、山甲、地龙、䗪虫、全蝎等,以此来搜剔络脉,松透病根,临床上每多应用,称之为虫蚁搜剔法。久病入络,当以丸剂缓攻为上,即叶桂"久病当以缓攻,不致重损"之义。

病案分析

久病入络

张,久痛在络,营中之气,结聚成瘕,始而夜发,继而昼夜俱痛,阴阳两伤。遍阅医药,未尝说及络病,便难液涸,香燥须忌。青葱管、新绛、当归须、桃仁、生鹿角、柏子仁。(《临证指南医案·瘕瘕》)

王,骑射驰骤,寒暑劳形,皆令阳气受伤。三年来,右胸胁形高微突,初病胀痛无形,久则形坚似梗。是初为气结在经,久则血伤入络。盖经络系于脏腑外廓,犹堪勉强支撑,但气钝血滞,日渐瘀痹,而延瘕瘕。怒劳努力,气血交乱,病必旋发,故寒温消克,理气逐血,总之未能讲究络病工夫。考仲景于劳伤血痹诸法,其通络方法,每取虫蚁迅速飞走诸灵,俾飞者升,走者降,血无凝著,气可宣通,与攻积除坚,徒入脏腑者有间。录法备参末议。蜣螂虫、䗪虫、当归须、桃仁、川郁金、川芎、生香附、煨木香、生牡蛎、夏枯草。用大酒曲末二两,加水稀糊丸,无灰酒送三钱。(《临证指南医案·积聚》)

沈,初起形寒寒热,渐及胁肋脘痛,进食痛加,大便燥结。久病已入血络,兼之神怯瘦损,辛香刚燥,决不可用。白旋覆花、新绛、青葱管、桃仁、归须、柏子仁。(《临证指南医案·胁痛》)

秦,久有胃痛,更加劳力,致络中血瘀,经气逆,其患总在络脉中痹窒耳。医药或攻里或攻表,置病不理,宜乎无效。形瘦消减,用缓逐其瘀一法。蜣螂虫(炙)、䗪虫(炙)、五灵脂(炒)、桃仁、川桂枝尖(生)、蜀漆(炒黑)。用老韭根白捣汁泛丸,每服二钱,滚水下。(《临证指南医案·胃脘痛》)

分析:久病入络是叶桂临证总结的理论,以上四案可以看出,不论是瘕瘕积聚,还是胁痛、胃脘痛,只要病久未愈,叶桂均认为病已由气入血,故选用活血通络之品以治。在《临证指南医案》中,还记载有其治疗发黄、痹痛、疟疾诸病的医案,可见这一理论绝非泛泛空谈。

五、奇经辨治法

有关奇经八脉的临床应用以往记述较少。叶桂在长期的临床实践中,善于应用奇经八脉的理论辨治杂病,形成独特的辨治体系,创建了奇经辨治法则。在生理上,他认为奇经有收摄精气,调节正经气血以及维续、护卫、包举形体等作用;在病理上,认为肝肾脾胃久虚不复,则延及奇经;在奇经病的诊治上,强调须分辨其脉证之虚实,行补虚、泻实之法。如奇经之虚羸者,"必辛甘温补,佐以流行脉络,务在气血调和";其结实者,"必用苦辛和芳香,以通脉络"，即所谓"奇经为病，通因一法，为古圣之定例"。

（一）通补固摄，分经论治

叶桂针对奇经八脉病证，归纳其治法与用药规律。如冲脉为病，常见月经不调、癥瘕、疝气等病证，治以调畅气血为主，常用川楝、香附、乌药、青皮、葱白、归尾、郁金、泽兰、桃仁、茺蔚诸药；冲脉隶属阳明，遂立通补阳明之法，如四君、六君等方中酌加半夏、茯苓、厚朴、陈皮、姜汁诸品，寒甚则加茴香、炮姜、桂枝等。

任脉为病，一身之阴易损，叶桂首选龟板以静摄，缘于"龟体阴，走任脉"的认识。任脉虚热，则可加黄柏、知母、生地之属。

带脉为病，下焦不固，常见带下淋浊、梦遗滑泄诸病，又宜鹿角霜、五味子、覆盆子、金樱子、芡实、山药、樗根皮、海螵蛸等以固摄，配以当归宣通润补。

督脉主一身之阳，督脉为病则一身之阳尽虚。叶桂擅用柔剂阳药以填补奇经，用药首选鹿茸、鹿角、鹿角胶、鹿角霜等。以"鹿性阳，入督脉"，"鹿茸壮督脉之阳，鹿霜通督脉之气"，所谓补阳而不伤阴者。叶桂一般不用桂、附等气味雄烈药，恐其愈劫阴精。

至于气血失和而阴精难济者，或冲任为病，或督带失约，或阴阳失其维系者，又以调冲任、补督带诸法并用：凡结实者，治之以通，药如鹿角、茴香、桂枝、川楝、郁金、元胡之属；凡虚羸者，调之以补，如用通补阳明之法，或从血肉有情之补；病若逆气里急或上冲，则配伍牡蛎、紫石英等镇摄其逆气。在临床实际运用中，通补固摄相互配合、灵活化裁。

（二）血肉有情，重在填补

叶桂认为八脉之病，与肝肾最为密切："肝肾下病，必留连及奇经八脉，不知此旨，宜乎无功。"诸病虚损，每因肝肾久损而致奇经失司或不固，叶桂调补肝肾亏损而及奇经者，用药自有特点，强调："夫精血皆有形，以草木无情之物为补益，声气必不相应。桂附刚愎，气质雄烈，精血主脏，脏体属阴，刚则愈劫脂矣。至于丹溪虎潜法，潜阳坚阴，用知柏苦寒沉着，未通奇经。余以柔剂阳药，通奇经不滞，且血肉有情，栽培身内之精血，但王道无近功，多用自有益。"所以，叶桂每以鹿茸、鹿角胶、紫河车、龟板、鳖甲、淡菜等血肉有情之品填补奇经，为其独到之经验。

后世医家对叶桂奇经用药褒贬不一。如徐大椿认为叶桂"好为立异"而大加反对。推崇者亦不少，如《临证指南医案·产后门》龚商年按语称"惟先生于奇经之法，条分缕析，尽得其精微"。

病案分析

奇经病

范，父母弱症早丧，禀质不克充旺，年二十岁未娶，见病已是损怯。此寒热遇劳而发，即《内经》阳维脉衰，不司维续、护卫、包举。下部无力，有形精血不得充涵筋骨矣。且下元之损，必累八脉，此医药徒补无用。鹿茸、杞子、归身、巴戟、沙苑、茯苓、舶茴香、羊肉胶丸。（《临证指南医案·虚劳》）

陈，脉左虚涩，右缓大，尾闾痛连脊骨，便后有血，自觉惶惶欲晕，兼之纳谷最少，明是中下交损，八脉全亏，早进青囊斑龙丸，峻补玉堂、关元，暮服归脾膏，涵养营阴，守之经年，形体自固。鹿茸（生切薄另研）、鹿角霜（另研）、鹿角胶（盐汤化）、柏子仁（去油烘干）、熟地（九蒸）、韭子（盐水浸炒）、菟丝子（另磨）、赤白茯苓（蒸）、补骨脂（胡桃肉捣烂蒸一日，揩净炒香）。上溶膏炼蜜为丸，每服五钱，淡盐汤送。

鹿茸壮督脉之阳，鹿霜通督脉之气，鹿胶补督脉之血，骨脂独入命门，以收散越阳气,柏子凉心以益肾,熟地味厚以填肾,韭子、菟丝就少阴以升气固精,重用茯苓淡渗,《本草》以言明本药能引诸药入于至阴之界耳,不用萸、味之酸,以酸能柔阴,且不能入脉耳。(《临证指南医案·便血》)

程,冲脉为病,男子内结七疝,女子带下瘕聚。故奇经之结实者,古人必用苦辛,和芳香以通脉络;其虚者,必辛甘温补,佐以流行脉络,务在气血调和,病必痊愈。今产后体虚,兼瘀而痛。法当益体攻病,日期已多,缓治为宜。生地、生姜、丹皮、琥珀末调入。此苦辛偶方,加丹皮以通外,琥珀以通内,所以取效。(《临证指南医案·产后》)

郭,产后下元阴分先伤,而奇经八脉皆丽于下,肝肾怯弱不固,八脉咸失职司,经旨谓:阳维脉病苦寒热,阴维脉病苦心痛。下损及胃,食物日减。然产伤先伤真阴,忌用桂、附之刚,温煦阴中之阳,能入奇经者宜之。人参、鹿茸、紫石英、当归、补骨脂、茯苓。(《临证指南医案·产后》)

分析:龚商年按《临证指南医案》产后门曾说:"先生于奇经之法,条分缕析,尽得其精微。如冲脉为病,用紫石英以为镇逆;任脉为病,用龟板以为镇摄;督脉为病,用鹿角以为温煦;带脉为病,用当归以为宣补。凡用奇经之药,无不如芥投针。"以上四案,均属八脉亏虚之证,故叶桂多选奇经之药以补摄,为虚损病证治疗独开门径,其辨证处方,值得深入体会。

六、虚损证治

扶正培本,是中医治病的一大法则,在叶桂以前,有赵献可、张介宾培补先天肾命的学说,又有李东垣温补后天脾胃的理论。薛己、李中梓调治虚证,注重脾肾兼顾。叶桂博采众长,融会贯通,不仅广泛借鉴他人的方药,而且形成了甘药培中、血肉填下、中下兼顾以治虚损病的独特方法,较之前人又有所发展。

(一)甘药培中

久病虚损患者,无论上损及下,或下损及上,均以护养脾胃为关键。因人身之精气本资于水谷,所以叶桂对中损的治疗,其目的在于恢复胃气,使"饮食增而津血旺,以致充血生精而复其真元之不足"。相反,"胃口消惫,生气日夺",而预后不良。可见,他把"胃气"的盛衰视作治疗虚损转归的一个重要依据。

中损病证,他推崇《内经》甘药理虚的治疗法则,指出甘药能"培生生初阳,是劳损主治法则","凡元气有伤,当予甘药"。选方则宗仲景,认为"理阳气,当推建中;顾阴液,须投复脉"。伤阳病证,往往有"劳力"的病史,以内伤发热、便泄、脉空大等症为特征,治以补中益气、建中、四君、异功等诸甘温之方。伤阴病证,常有久病耗液或热病伤阴的病史,有口燥、咽痛、纳减、便秘、舌红、脉数诸症,主以甘寒,方从麦门冬汤、复脉汤等出入。其中,他又接受了缪仲淳的用药精髓,形成了自己独特的柔润滋养的用药风格。从甘温和甘寒两个方面,比较全面地把握了对中损的治疗。

在甘药理虚之外,他重视食养,提出"食物自适者,即胃喜为补"的观点,借以辅助药力,恢复胃气。

(二)血肉填精

《素问·上古天真论》所谓"肾者主水,受五脏六腑之精而藏之",张介宾说:"五脏之伤,穷必及肾。"(《景岳全书·杂证谟》)叶桂治疗虚损用药,时常顾及肾藏之精血,采用"温养有情,栽培生气"之法,因"以草木无情之物为补益,声气必不相应",故而主张酌取质重味厚、填补滋养的血肉有情之品治疗下损,强调"血肉有情,皆充养身中形质,即治病法程矣"。

具体用药：益精滋肾用鳖甲胶、龟板胶、淡菜、海参等；温通任督用鹿茸、鹿角胶、羊肾等；培元益胃用人乳、霞天胶等；固本纳肾用河车、坎炁等；壮骨填髓用牛、羊骨髓、猪脊髓、虎胫骨；滋阴潜阳用龟板、鳖甲、牡蛎；温养扶赢用羊肉等。

叶桂治疗虚损病证避免用刚烈的桂、附及苦寒的知、柏，是他理虚大法中的一个特点。在重用辛热有情之品的基础上，往往配以苁蓉、枸杞子、菟丝子、当归、巴戟天等，共同组成"柔剂阳药"，是其血肉填精法遣药组方的显著特点。

（三）安谷精生

治中损贵在"安谷"，理下损重在"精生"。脾旺安谷之后，自能虚复精生，肾精内充则有利于健脾安谷，所以安谷之中寓有精生的意义。"精生"的过程常有"安谷"的内容。叶桂对损证中出现既有精亏，又不能安谷的病证，即取中、下兼顾的治法。以下损为主的，每填精药中加入山药、茯苓等，提出"必胃强加谷者，阴药可以效灵"，故虽下损之病，亦须注意胃气。以中损为主的，往往在补中药里酌加熟地等。他如以人参、山药、熟地、五味子、天冬、女贞等药所组成的"平补足三阴法"，以及脾肾双补等法，都是说明通过中下兼顾的治疗，来达到"安谷精生"的目的。可见脾肾同治在叶桂理虚大法中所占的重要地位。

当然，叶桂重视中下损，并非忽视上损，如久嗽、咯血等上损病症，他反对单纯"见血投凉，因嗽理肺"，除常用沙参、麦冬、阿胶、五味子、杏仁等养肺以外，还主张"益胃土以生金"来治嗽、"填实脏阴"以治嗽止血。

总之，叶桂治疗虚损病证不乏独到之处，除强调脾胃分治、滋养胃阴外，其通补阳明，刚柔相济的方法亦颇为可取，其所形成的补益肾脏的独特用药规律，较之六味、八味、左归、右归等以熟地为中心的补肾方法又有新的创见。

●（杨卫东）

复习思考题

1. 简述叶桂对温病学的主要贡献及对后世的影响。
2. 试述叶桂的胃阴学说。
3. 简述叶桂阳化内风说。
4. 简述叶桂久病入络说。
5. 简述叶桂奇经辨治经验。
6. 试述叶桂对虚损病证的治疗特点。

第十九章

徐大椿

学习目标

1. 掌握徐大椿的元气学说、以方类证研究伤寒的方法和经验、制方遣药特色;
2. 熟悉其代表作、审证求因辨病论治的经验;
3. 了解其生平及学术成就对后世的影响。

第一节 生平著作

一、生平简介

徐大椿,字灵胎,晚号洄溪老人,清代江苏吴江(今苏州市吴江区)人,生于康熙三十二年(1693 年),卒于乾隆三十六年(1771 年)。徐大椿先代世居浙江嘉兴县魏塘镇,及至远祖徐硕,才举家迁移江南苏州府吴江县。徐大椿出身书香门第,少时聪敏过人,20 岁入泮县庠,更名"大业"(弃举子业后也弃用,仍名大椿),后因亲人多病,乃弃举子业而转治医。他刻苦学习,穷究典籍,潜心披览,寝食俱废,在其著作中称:"五十年中批阅之书约千余卷,泛览之书约万余卷。"对天文、历算、史地、音乐、武技、水利等无不研究。袁枚在《徐灵胎先生传》中,称其"聪强过人,凡星经、地志、九宫音律,以至舞刀夺槊、勾卒嬴越之法,靡不宣究,而尤长于医"。在医学方面,徐大椿主张寻本溯源,从源及流,治疗疾病善于审证求因,对奇症痼疾,每奏捷效,故名噪海内。

二、著作提要

《难经经释》,二卷,成书于 1727 年。该书为徐大椿研究《难经》的专著,上卷载一至二十九难,下卷载三十至八十一难。本书主要以《内经》理论为据,对《难经》进行注释和发挥,即"以经释经",故书名《难经经释》。其中也间引《伤寒论》《金匮要略》《针灸甲乙经》《脉经》等内容。徐大椿在注释中,一方面提出要对《难经》中有悖《内经》的内容进行驳正,但同时也认为《难经》"别有师承",不能单纯以《内经》来判断《难经》的论述正确与否。可见,徐大椿的这种注释方法,体现了他尊经崇古,溯本求源的思想,书中所加按语,多能给人以启发。

《神农本草经百种录》,一卷,成书于 1736 年。徐大椿从《神农本草经》中选取一百种药物,并结合临床对各药的主治、功用等详加阐释,以示人用药之规范。正如他所说:"录此百种,原以辨明药性阐发义蕴,使读者深识其所以然,因此悟彼,方药不致误用,非备品以便查阅也。"

《医学源流论》,二卷,成书于1757年。此书堪称"徐大椿医学论文集",共收其评论文章九十九篇,分经络脏腑、脉、病、方药、治法、书论、古今七门。论述了经络脏腑的生理病理以及元气存亡、阴阳升降、脉证轻重、方剂组合及药物运用、临床诊治原则和方法、运气与人体的关系等。

《伤寒类方》,四卷,成书于1759年。为徐大椿研究《伤寒论》的专著,该书将《伤寒论》中的113方分为桂枝汤、麻黄汤、葛根汤、柴胡汤、栀子汤、承气汤、泻心汤、白虎汤、五苓散、四逆汤、理中汤及杂方共12类,每类先论主方条文,次以同类方条文附述于后,再次附注文并方药加减,体现了徐大椿从方立论以研究《伤寒论》的思想。本书条理清晰,通俗易懂,便于掌握,故颇受临床医家的欢迎。

《兰台轨范》,八卷,成书于1764年。为徐大椿临床经验的总结,对各病的论述,均先叙病源,次辨病证,后立治法。强调"先识疾病之所由生,再辨病状之所由异。治必有定法,法必有主方,方必有主药"。并提出治病不应专用汤药,对单方、验方、针灸、按摩等法,亦当相应采用。本书取材严谨,条理清楚,并能博采众长,融会贯通,足资临证参考。

《医贯砭》,二卷,成书于1764年。其内容主要是鉴于当时温补之风盛行,徐大椿为了补偏救弊,对明代医家赵献可的《医贯》进行逐字逐句的批驳砭斥。所谓"择其背道之尤者,力为辨析"。徐大椿此书,虽言语过于偏激,亦不都失之于理,从学术争鸣的角度来看是有益的。《四库全书总目提要》认为其"肆言辱詈,一字一句,索垢求瘢,有伤雅道"。全书反映徐大椿尊经崇古、反对温补的学术思想。

《慎疾刍言》,一卷。乃徐大椿上追《灵枢》《素问》根源,下沿汉、唐支派,批阅泛览万余卷,注《难经》《神农本草经》,著《医学源流论》《伤寒类方》等书之后,学以年进,总结从前疏漏,对当时社会疗病之法、所犯之忌进行深入剖析而作,实现了其"以之治人则敬慎可以寡过,以之治己则明哲可以保身"的苦心。后世医家有云:世之业医者、疗病者皆得早读是书。

《洄溪医案》,一卷。是在徐大椿去世80年后,后人整理其诊治疾病中的著名案例所成。全书共有48条医案,以内科杂症为主,其中内科32条,妇科4条,外科12条。其治法灵活多变,随证而施,有不少独到的临床见解,对现代医学有着重要的参考价值。

第二节 学术思想与临证经验

徐大椿一生勤于治学,善于思考,长于实践,在中医学术领域颇多建树。

一、溯源穷流,针砭时弊

清初医家多采用刘河间、李东垣、朱丹溪、张介宾等各家的学说,并结合临证经验,发挥己见,自立其说。但是当时医界受明代温补学派的影响,滥用温补,风行一时。徐大椿指出:"医者先以虚脱吓人,而后以补药媚人。浙江则六味、八味汤加人参、麦冬等药;江南则理中汤加附桂、熟地、鹿茸等药。"更有甚者,临证不精求医理,"议论则杂乱无统,其方药则浮泛不经……惟记通治之方数首,药名数十种,以治万病"。针对上述情况,徐大椿认为"一切道术必有本源,未有目不睹汉、唐以前之书,徒记时尚之药数种,而可以为医者"。因而,主张"推求原本,仍当取《内经》《金匮》等全书,潜心体认,而后世之书亦当穷其流派,掇其精华,摘其谬误","不知神农、黄帝之精义,则药性及脏腑经络之源不明也;不知仲景制方之法度,则病变及施治之法不审也"。所以医家之经典理论犹儒家之六经四子,为医家必读之书。并认为"医家之最古者《内经》,则医之祖乃岐黄也"。《神农本草经》是"本草之始,昉于神农,药止三百六十品,此乃开天之圣人,与天地为一体,实能采造化之精,穷万物之理,字字精确,非若后人推测而知之者"。徐大椿对于《伤寒论》则倍加赞赏,认为"仲景《伤寒论》中诸方,字字金科玉律,不可增减一字"。并且提出:"能熟于《内经》及仲景诸书,细心体认,则虽其病万殊,其中条理井然,毫无疑似,出入变化,无有不效。"徐大椿要求医者"言必本于圣经,治必尊乎古法"。

徐大椿尊崇古典,是卓有所见的,但对后世的成就多有非议之处。如他对唐宋以后的医学持有异议,认为"唐时诸公,用药虽博,已乏化机;至于宋人,并不知药,其方亦板实肤浅;元时号称极盛,各立门庭,徒骋私见;迨乎有明,蹈袭元人绪余而已"。尤其对于明清之时盛行的滥用温补时弊持坚决反对态度。这种学古以救时弊,从根本上着手的主张,是有积极意义的。

二、谨护元气,保全性命

元气,又名真气,乃人身生命之原动力。《内经》云"真气者所受于天,与谷气并而充身者也",历代诸家论述元气皆以此为基础。金元时期李东垣着重阐发脾胃与元气的关系,明代张介宾则重点阐发命门与元气的关系。徐大椿关于元气的论述,系景岳命门学说的继承和发展。徐大椿认为命门元阴元阳,阴阳相贯,水火相济,而生化之机永恒不息,故曰生气,又名元气。元气原于先天,根于命门,附于气血,布于脏腑。他说"命门为元气之根,真火之宅,一阳居二阴之间,熏育之主,而五脏之阴气非此不能滋,五脏之阳气非此不能发""元气者,视之不见,求之不得,附于气血之内,宰乎气血之先"。并说"元气虽自有所在,然实与脏腑相连属者也",故"五脏有五脏之真精,此元气之分体者也"。

元气与生命的关系,徐大椿喻之为薪与火,认为元气"其成形之时,已有定数"。如"置薪于火,始燃尚微,渐久则烈,薪力既尽而火熄矣"。故人在四十岁前日生日长,元气渐盛,四十以后日消日减,元气渐尽而至于死。他还根据人体的生老病死不同情况指出"终身无病者,待元气之自尽而死,此所谓终其天年者也"。

由于元气存亡盛衰关系到人体的生死强弱,因此保护元气为"医家第一活人要义"。徐大椿分析患者的各种情况,认为"若元气不伤,虽病甚不死;元气或伤,虽病轻亦死。而其中又有辨焉,有先伤元气而病者,此不可治者也;有因病而伤元气者,此不可不预防者也;亦有因误治而伤及元气者;亦有元气虽伤未甚,尚可保全之者,其等不一"。因而,强调医生必须审察元气,指出"诊病决死生者,不视病之轻重,而视元气之存亡,则百不失一矣"。

徐大椿认为,神气是人体生命活动的主要象征,也即是元气在生理、病理活动表现于外的现象。元气充则生气盛,生气盛则神气旺。"至人之生气,则无所不在,如脏腑有生气,颜色有生气,脉息有生气,七窍有生气,四肢有生气,二便有生气,生气即神气,神自形生,何可不辨"。说明神气是人体精气的反映,存诸内而形诸外,可以通过望、闻、问、切以测候其盛衰。

总之,徐大椿的命门元气论,是从扶正祛邪的角度,对人体的生理功能、病理机制以及临床诊治要点等各方面做了系统的阐述,很有特色,在临床辨证论治中具有实际意义。

三、伤寒研究,务实出新

(一)遥承思邈,以方类证
徐大椿对《伤寒论》的研究造诣很深,他认为研究伤寒,必须以探讨仲景的辨证论治和制方法度为主,反对用考订、错简、尊经诸种方法。徐大椿针对明代以来一些医家在《伤寒论》编次方面的无休止争论,明确指出:"后人各生议论,每成一书,必前后更易数条,互相訾议,各是其说,愈更愈乱,终无定论。不知此书非仲景依经立方之书,乃救误之书也。其自序云:'伤夭横之莫救,所以勤求古训,博采众方。'盖因误治之后,变证错杂,必无循经现证之理。当时著书,亦不过随证立方,本无一定之次序也。"因而,徐大椿致力于处方用药的探讨,因为"方之治病有定,而病之变迁无定,知其一定之治,随其病之千变万化而应用不爽,此从流溯源之法,病无遁形矣。至于用药则各自条理,解肌发汗,攻邪散痞,逐水驱寒,温中除热,皆有主方,其加减轻重,又各有法度,不可分毫假借"。徐大椿将《伤寒论》113 方归纳为桂枝汤、麻黄汤、葛根汤、柴胡汤、栀子汤、承气汤、泻心汤、白虎汤、五苓散、四逆汤、理中汤、杂方等 12 类,除杂方外,其余 11 类主方之下,列述有关证治条文,并又罗列同类诸方。这样,徐大椿既把《伤寒论》诸方做了类分,又对同类诸方随证加减变化做了更深刻的研究。正如徐大椿所言:"其方之精思妙用,又复一一注明,条分而缕析之,随以论中用此方之证,列于方后,而更发明其所以然之故,使读者于病情药性,一目显然,不论从何经来,从何经去,而见证施治,与仲景之意无不吻合。"由此可知,徐大椿这种分类方法,主要是突出了方,意在以方统证,从证选方,使后学者便于掌握运用,这与拘泥尊经考订者有所不同。因对临床施治颇有实际意义,很受后世医家的重视。

　　(二)亡阴亡阳,转轨顷刻

　　亡阴亡阳乃临床上的急危重症,多由病邪鸱张,正气不及,或误汗、误下、失血伤阴,邪毒内陷所致。徐大椿对亡阴亡阳的病机、治疗及相互关系做了深入分析。他说:"经云:夺血者无汗,夺汗者无血。血属阴,是汗多乃亡阴也。"意为汗多不止,阴血受伤,故以亡阴名之。且亡阴与亡阳有密切关系,"亡阴不止,阳从汗出,元气散脱,即为亡阳"。意指在特定病证中,亡阴发生于前,阴伤阳未动,亡阳生于后,阴伤而阳气散,亡阳是亡阴的进一步发展。此为二者病机之根本不同,故在治疗时亡阴亡阳均应止汗收汗,但必须分清亡阴之汗或亡阳之汗。故治法以亡阴阳气未动时,加麦冬之类以阴药止汗;及阳气已动,加参、附以阳药止汗。盖因"当亡阴之时,阳气方炽,不可即用阳药,宜收敛其阳气,不可不知也。亡阴之药宜凉,亡阳之药宜热。一或相反,无不立毙"。最后,因亡阳证多见于热病过程中,故须知中病即止,汗收肢温,参附之类宜当易方。否则"阳已回,火复炽,阴欲竭,附子入咽即危"。

病案分析

痰喘亡阴

　　苏州沈母,患寒热痰喘,浼其婿毛君延余诊视。先有一名医在座,执笔沉吟曰:大汗不止,阳将亡矣。奈何?非参、附、熟地、干姜不可,书方而去。余至不与通姓名,俟其去乃入,诊脉洪大,手足不冷,喘汗淋漓。余顾毛君曰:急买浮麦半合,大枣七枚,煮汤饮之可也。如法服而汗顿止,乃为立消痰降火之方二剂而安。(《洄溪医案·痰喘亡阴》)

　　分析:徐大椿认为亡阳、亡阴两证相似,但本质不同。二者区分的关键在于对汗的鉴别。亡阳出汗为冷汗,同时会伴有手足厥逆、脉微等特点。亡阴汗出为热汗,因阴虚生内热,汗黏,伴脉洪、手足温而舌干,少苔或无苔。本案患者脉洪大、手足不冷、喘、汗淋漓,属病痰喘,属痰热亡阴。亡阴与亡阳固迥然不同,但是二者并不是没有关系。亡阴不止,阳从汗出,元气散脱,便成亡阳。固当亡阴之时,阳气方炽,不可即用阳药,只宜收敛阳气,故用上方。

四、审证求因,病证结合

徐大椿临证,首重审证求因,但亦遵循辨病治疗。认为"欲治病者,必先识病之名,能识病名,而后求其病之所由生,知其所由生,又当辨其生之因各不同,而病状所由异,然后考其治之之法"。因为统言之"凡人之所苦谓之病"。而一病之中,必有数症,所谓"症者,病之发现者也"。数症合之则为病,分之则为症。即"统名为病,如疟痢之类;分名为症,如疟而呕吐头疼,痢而寒热腹痛之类"。在临床中,既有病同而证异,又有证同而病异;有病与证相应,也有病与证不相应等情况。对于病异而证同者,最应注意,而关键是审证求因,详加辨别。如"同一身热,有风、寒、痰、食,有阴虚火升,有郁怒、忧思、劳怯、虫疰……则不得专以寒凉治热病矣"。这种认识,对今日临床仍有重要指导意义。另外,由于病又非一症,必有其他兼证。如"身热而腹痛,则腹痛又为一症。而腹痛之因,又复不同,有与身热相合者,有与身热各别者。如感寒而身热,其腹亦因寒而痛,此相合者也;其身热为寒,其腹痛又为伤食,则各别者也。又必审其食为何食,则以何药消之,其立方之法,必切中二者之病源,而后定方,则一药而两病俱安。若不问其本病之何因,及兼病之何因,而徒曰某病以某方治之,其偶中者,则投之或愈,再以治他人,则不但不愈,而反增病"。由此可见,在临床辨证中审证求因非常重要,否则诊治全误。

在辨证施治过程中,徐大椿十分重视经络脏腑问题,认为"治病者,必先分经络脏腑之所在,而又知其七情、六淫所受何因,然后择何经何脏对病之药"。同时,徐大椿认为经络、脏腑的辨证用药,必须灵活运用和全面掌握。诊治疾病,一般地说,必分经络脏腑,但有时治病亦"不必求经络脏腑者,盖人之气血无所不通,而药性之寒热温凉,有毒无毒……其功能亦无所不到。岂有某药止入某经之理"?他举例指出"如紫金锭、至宝丹之类,所治之病甚多,皆有奇效"。说明徐大椿治学知常达变,其见解补古人分经用药理论之不足,亦体现了辨证与辨病论治的灵活应用。

病案分析

暑　病

毛履和之子介堂,暑病热极,大汗不止,脉微肢冷,面赤气短,医者仍作热证治。余曰:此即刻亡阳矣,急进参、附以回其阳。其祖有难色。余曰:辱在相好,故不忍坐视,亦岂有不自信而尝试之理,死则愿甘偿命。乃勉饮之。一剂而汗止,身温得寐;更易以方,不十日而起。同时,东山许心一之孙伦五,病形无异,余亦以参、附进,举室疑骇。其外舅席际飞笃信余,力主用之,亦一剂而复。但此证乃热病所变,因热甚汗出而阳亡,苟非脉微足冷,汗出舌润,则仍是热证,误用即死。(《洄溪医案·暑》)

分析:暑病是暑月触犯时令炎热之气,本为热病,治应清凉。徐大椿治疗暑热证,最为得法。其治疗原则,仍本《内经》"暑当与汗皆出勿止"及"气虚身热,得之伤暑"之精神,采用辛凉透汗,消暑养阴等法,故医案中治验很多,并为后世王士雄所推崇。但也有例外的变证,因盛夏初秋,时令燥热,玄府疏松,卫气趋于开放,元气本易亏耗,如因受暑致病,更要慎重处理。如本案即为暑病热极,大汗不止,脉微肢冷,是阳将随汗外脱之证。面赤气短,乃阳有上越之象,故急与参附回其阳。

笔记栏

五、主方主药,轻药愈病

对于制方遣药,徐大椿提倡主方主药,深得医家赞赏,如云:"一病必有一方,专治者名曰主方。而一病又有几种,每种亦各有主方,此先圣相传之法,莫之能易也。"又说:"凡人所患之症,止一二端,则以一药治之,药专则力厚,自有奇效。若病兼数症,则必合数药而成方。"但"方之与药,似合而实离也。得天地之气,成一物之性,各有功能,可以变易血气以除疾病,此药之力也……制方以调剂之,或用以专攻,或用以兼治,或相辅者,或相反者,或相用者,或相制者。故方之既成,能使药各全其性,亦能使各失其性……此方之妙也"。所以,徐大椿认为制方的目的,在于使其"能如人之所欲以致其效"。而善于制方者,其"用药之法,并不专取其寒热温凉补泻之性也。或取其气,或取其味,或取其色,或取其形,或取其所生之方,或取其嗜好之偏。其药似与病情之寒热温凉补泻若不相关,而投之反有神效"。这种精辟论述极为可贵。

徐大椿制方,既守法度,又不拘泥,但须务切病情,"按病用药,药虽切中,而立方无法,谓之有药无方;或守一方以治病,方虽良善,而其药有一二味与病不相关者,谓之有方无药"。他要求所制之方"分观之而无药弗切于病情,合观之而无方不本于古法"。在用药上,徐大椿还提倡"轻药愈病"法,对于常见病"起病时仍用切近之药",反对"专求怪僻",至于危险疑难之证,才须博考群方,以求变法。徐大椿强调审证求因,提倡主方主药,很有现实意义。

（刘紫阳）

复习思考题

1. 简述徐大椿研究《伤寒论》的成就。
2. 试述徐大椿元气论的主要内容及其临床意义。
3. 试述徐大椿亡阴亡阳论的临床意义。
4. 试述徐大椿主方主药用药特色。

第二十章

黄玉路

学习目标

1. 掌握黄玉路扶阳抑阴、重视中气的思想和认识、治疗疾病的特色;
2. 熟悉其代表作及崇尚经典、尊经解经的创见;
3. 了解其生平及学术成就对后世的影响。

第一节 生 平 著 作

一、生平简介

黄玉路,字元御,又字坤载,号研农,别号玉楸子。山东昌邑(今潍坊市昌邑市)人。约生于清康熙四十四年(1705 年),卒于乾隆二十三年(1758 年)。

黄玉路生于书香之家,聪颖过人,所读之书"过目冰消,入耳瓦解"。雍正时考中庠生,常"欲奋志青云,以功名而高天下",然仕途坎坷,鸿图未展。30 岁时,因目疾被庸医误治,致左目失明,仕途无望。但黄玉路抱定"不能为名相济世,亦当为名医济人"之志,发愤学医,以技活人。"考镜灵兰之秘,讵读仲景伤寒",终成一代名医。乾隆南巡时,曾被推荐为扈从医生随驾武林,医名益著,乾隆亲题"妙悟岐黄"匾额赐之。后客居京华,晚年返乡行医,有"南臧(诸城臧枚吉)北黄"之称。

二、著作提要

《素灵微蕴》,四卷,成书于乾隆五年(1740 年)。卷一、二各有 5 篇,论述生理、病理和诊法;卷三、四各 8 篇,通过医案、医话,论述内伤、杂病,探溯病源,剖析脉法。该书是黄氏研究和运用四圣医著的心得体会和医案、医话集成。黄氏对《素问》《灵枢》做了系统阐述,初步提出了独特的医学观点,批判与自己观点不同的理论。

《伤寒悬解》,十四卷,卷首、卷末各一卷,成书于乾隆十三年(1748 年)。卷首"伤寒微旨"系全书总论部分,通论伤寒传经、六经分篇、六气主令等;卷一至卷二言脉法;卷三至卷十二依次论述六经证治;卷十三辨伤寒类证;卷十四言汗下宜忌;卷末附有"伤寒例"。本书学术思想主要源于方有执的错简重订说,本书的最大特点是尊奉张志聪六气解六经说。

《金匮悬解》,二十四卷,成书于乾隆十三年(1748 年)。黄氏破《金匮要略方论》之旧卷,重新撰次,分为脏腑经络、外感、外感杂病、内伤、内伤杂病、外科及妇人等七类,每类前撰文述其概略;每节经文后均予诠释。对《金匮》中的 176 个病证的病因病机及其主治方药进行了逐一分析和解释。释文深入浅出,扼要精当。另外,还附有《千金》方 11 首,《外台》方 9 首。大旨主于扶阳气以为运化之本。

《四圣悬枢》,五卷,成书于乾隆十四年(1749 年)。卷一,论瘟病;卷二,论疫病;卷三,论痘病;卷四,论疹病。辨析四病原始要终、病因机转,以六经辨证,解析八纲,所拟诸方,均宗四圣之旨,并对时医多承家技、莫辨温凉的陋习逐一驳斥。末卷伊公四问,补叙前四卷所未详者。是书发四圣之微蕴,采前哲之精言,扼要精当,独具特色。

《四圣心源》,十卷,成书于乾隆十七年(1752 年)。作者将黄帝、岐伯、秦越人、张仲景视为医中四圣。阐发融贯《素问》《灵枢》《难经》《伤寒论》《金匮要略》五书之旨,以为此书。卷一,天人解,论述了阴阳五行、脏腑、精、气、血、营卫、经络等;卷二,六气解,论述了六气名目、从化偏见、本气衰旺、六气为病及治法等;卷三,脉法解;卷四,劳伤解;卷五至卷七,杂病解;卷八,七窍解;卷九,疮疡解;卷十,妇人解。本书从阴阳变化、五行生克、脏腑生成、气血本原、精神化生等方面阐述气化自然的妙义,影响巨大。在“劳伤解”中,极力阐发其“崇阳而卑阴”的学术观点,反对“贵阴贱阳”之说,虽言词偏激,但促进了学术争鸣,推动了医学发展。

《长沙药解》,四卷,成书于乾隆十八年(1753 年)。本书以药为经、以方为纬,于每药之下,首述其气味归经,性情功用;继录《伤寒论》《金匮要略》凡用本药之方,是方治证,逐一诠释。释文远考《本经》之论,兼及前贤论述之得失,简明精当,条分缕析,实为辨彰药性,宏扬仲景药法之宝筏。

《伤寒说意》,十一卷,成书于乾隆十九年(1754 年)。是书依六经之序,分门别类,阐发六经病篇经意大旨。

《玉楸药解》,四卷,成书于乾隆十九年(1754 年)。共载药物 232 味。卷一,草部,109味;卷二,木部,46 味;卷三,金石部,36 味;卷四,果部,34 味;卷五,禽兽部,20 味;卷六,鳞鱼虫部,33 味;卷七,人部,4 味;卷八,杂类部,10 味。本书补充《长沙药解》未释之药,纠正往日本草之非,较全面地反映了黄氏对药物功效的认识及其学术见解。书中结合病因病机来阐述药物的功效;用分析对比的方法来指明药物的异同;强调药物的配伍要做到相辅相成,只有用药求本才能获得良效;指出要慎用毒剧药物,批判服石求仙等荒诞之为。

《素问悬解》,十三卷,成书于乾隆二十年(1755 年)。谓《素问》81 篇,秦汉以后传写屡更,不无错乱,因参互校正,补缺糊漏,仍复 81 篇之旧,其注解则间有发明,如“五运六气”“南政北政”之说,发前人之未及。

现代临床应
用进展

第二节　学术思想与临证经验

一、尊经解经,揭迷启悟

黄玉路先儒后医,崇尚经典,一生苦心研读《素问》《灵枢》《难经》《伤寒论》《金匮要略》等著作,欲使“淆乱移正,条绪清分,旧文按部,新义焕然”。阐扬经旨,融古汇今,对经典之“悬解”,多有创见。今举其阐释《伤寒论》之例,以示其研究经典之成就。

黄玉路研读《伤寒》,凡“一言不解,遂乃博搜笺注,倾历群言,纵观近古伤寒注家数十百种”,历时十载,终有所得。

(一) 以六气解释六经

以六气注释六经,肇始于张志聪,认为《伤寒论》“三阴三阳谓之六气,天有此六气,人亦有此六气。无病则六气运行，上合于天。外感风寒，则以邪伤正，始则气与气相感，继则从气而入于经"（《伤寒论集注·凡例》）。并认为六经之气各有分部，如"太阳分部于背，阳明分部于胸"等。黄玉路亦主六气之说，但在具体内容上则与张志聪有异。

黄玉路《伤寒说意》卷首列有"六经解""六气解"专篇论述六经与六气，认为六经即是六气，六气总统六经。他在《伤寒悬解》中说："人有十二经，仲景《伤寒》但立六经者，从六气也。"在正常情况下，足太阳膀胱为寒水主令，手太阳小肠之火从而化寒；手阳明大肠为燥金主令，足阳明胃之土从而化燥；手少阳三焦为相火主令，足少阳胆之木从而化火；足太阴脾为湿土主令，手太阴肺之金从而化湿；手少阴心为君火主令，足少阴肾之水从而化火；足厥阴肝为风木主令，手厥阴心包之火从而化风。所以在病理情况下，"太阳是寒，阳明是燥，少阳是火，太阴是湿，厥阴是风，而惟少阴则不从热化而从寒化"。黄玉路并以这一学说阐发六经病变，如"阳明从燥金化气，是为燥土；太阴以湿土主令，是为湿土"。所以"实者为阳明病；虚者名为阳明，而实则太阴也"。他以阳明主燥、太阴主湿的气化学说解释阳明与太阴的生理病理机制，并概括成"实则阳明，虚则太阴"的模式，治疗上也一脉相承。此说较之张志聪，更为贴近实际，并能解决六经病变的一些问题。当然，此说亦有其机械的一面，尚不能解释六经病变的所有问题。

（二）阐发寒化热化机理

历代《伤寒论》注家，多以"传经为热，直中为寒"来解释寒化热化问题，黄玉路对此则持有异议。他在《伤寒说意·里气解》中说："风寒之伤人也，不能为寒，不能为热，视乎人之里气而为变者也。里气和平，则腑热不作，脏寒不动，终始在经，不能内传。"之所以会发生寒化或热化，是因为"里气非平，而表邪外束，腑阳盛者，则阳郁而生内热；脏阴盛者，则阴郁而生内寒"。此以"里气"盛衰为寒化、热化的条件，强调内因的作用，不仅在理论上有所创新，而且也符合临床实际。如《伤寒论》387条"下利腹胀满，身体疼痛者，先温其里，乃攻其表。温里宜四逆汤，攻表宜桂枝汤"，虽为三阳传入三阴，但因里阳不足，故为从阴化寒之证。又如317条"少阴病，得之二三日以上，心中烦，不得卧，黄连阿胶汤主之"，虽有直中，但因阴虚阳盛，故为从阳化热之证。可见"里气"才是决定寒化、热化的关键。

黄玉路强调"里气和平"，则邪气不内传；"里气非平"，则邪气内传有寒、热之化。此所谓"里气"，黄玉路实指"中气"。他说："伤寒寒热之分途，全在乎中气，太阴以湿土主令，阳明从燥金化气……故火盛则燥热传于戊土，水盛则湿寒传于己土，此脏腑寒热之所由来也。"黄玉路着力阐发中气对于传经寒热的作用，无疑是对仲景"伤寒三日，三阳为尽，三阴当受邪，若其人反能食而不呕者，此为三阴不受邪也"的传经理论的重要发挥。当然，黄玉路力驳"传经为热，直中为寒"的观点，与其扶阳抑阴、注重阳气的学术思想密切相关。

二、升降顺逆，主乎中气

（一）中气升降，生命之本

黄玉路发皇《内经》"升降出入，无器不有"奥义，独重中气，对其升降之理阐发尤深。他按照自然界阴阳变化规律，运用天人相应观，论证了自己的观点。认为宇宙之始，阴阳未判，处于一气混沌之中，当一气剖判分为阴阳之时，就有了清浊，清则升浮，浊则沉降，乃其本性，升者为阳，浊者为阴，化为两极，在这清浊之间，阴阳之交，蕴藏着中气。

何为中气？"中气者，阴阳升降之枢轴，所谓土也"。正是由于中气这种枢轴的运动，才使得清气升而化火，浊气沉而化水；化火则热，化水则寒。当其始升未成火时，名曰木，木之气温升，继则积温成热而化火；在其始降尚未成水时，名曰金，金之气凉降不已，积凉成寒而化水。水、火、金、木称为四象，即阴阳之升降、中气之浮沉的变化，土合四象则五行乃成。人与天地相参,阴阳肇基,因于祖气,祖气是人身之太极,祖气之内,蕴含阴阳,阴阳之间是谓中气。"中"即是土,因阴阳升降变化而分戊、己,戊土为胃,己土为脾。己土上行,阴升而化阳,阳升于左则为肝,升于上则为心;戊土下行,阳降而化阴,阴降于右则为肺,降于下则为肾。肝属木而心属火,肺属金而肾属水,此为人之五行。五行之中又有阴阳,阴生五脏,阳生六腑,是以各有升降之机。土为四象之母,心肝肺肾四维之气既赖中气升降所化成,各脏腑之气运行亦必以中气升降为本。中气健运则胃降而善纳,脾升而善磨,水谷腐熟、精气滋生而无病。于是脏腑得养,脾升肾肝亦升,水木不郁;胃降心肺亦降,金火不滞。如此火下降而水不下寒,水上升而火不上热,平人"下温而上清"。

黄玉路重视中气,突出表现在中气对人胚之化成和胎儿生长发育过程的作用上,认为胚胎由土气所滋养。在成胎之始,两精相搏,二气妙凝,清气上升,浊气下降,阴阳肇基,血来濡养,化生神魂,气来温煦,化生精魄。而气统于肺,血藏于肝,气血之根则在于土。他说:"土者,所以滋生气血,培养胎妊之本也。木火以生长之,金水以收成之,土气充周,四维寄旺涵养而变化之,五气皆足,十月而生矣……土则四象之中气也,故养胎之要,首在培土。"人体的生命活动离不开气血,而气血的化生是由中气所变化,即源于脾胃。《内经》明确指出"人之所受气者,谷也;谷之所注者,胃也;胃者,水谷气血之海也","五脏六腑皆禀气于胃",而胃之营养全身,"必因于脾乃得禀也"。黄玉路引申其义,认为人体精华的化生输布无不由于脾胃之升降,精华上奉而为气血,气统于肺,血藏于肝,肝血温升则化为阳神,肺气清降则化成阴精,如此则五脏皆受精于肾,受神于心,受血于肝,受气于肺。而血之流注,气之输布,皆统于中气,所以,气、血、精、神实为一物,悉由于中气之变化。

中气的升降,既表现为清浊之升降,又表现在阴阳相引、水火共济的状态。阴生于上,胃以纯阳含有阴气,有阴就能降,浊气下降,则清虚而善容纳;阳生于下,脾以纯阴而含阳气,有阳便升,清阳上升,则温暖而善消磨。中气正常升降,化生阴阳,阴阳二气上下回周,则清阳生发于木火而不至下陷,浊阴收藏于金水而不至上逆,而有"浊气不逆则阳降而化阴,阳根下潜而不上飞,清气不陷则阴升而化阳,阴根上秘而不下走,彼此互根,上下环抱,是曰平人"。

(二) 中气衰败,诸病丛生

黄玉路认为,中气一亏,阳衰土败,脾虚寒湿,则升降失司,致清阳不升,浊阴不降,或清浊相干,或水火不交,而诸病丛生。对于杂病,他多从中气升降失调阐释。《素问·六微旨大论》说:"出入废则神机化灭,升降息则气立孤危。"若中气升降障碍,就意味着生命活动的异常。人体元气以脾胃为枢纽才可上交于心肺,下连于肾肝,维持一种生生不息的状态。肝木主升,胆木主降;脾土主升,胃土主降;大肠金主升,肺金主降。水主升而火主降,此其常态,即"在下之气,不可一刻而不升;在上之气,不可一刻而不降"。否则"一刻不升则清气下陷,一刻不降则浊气上逆。浊气上逆则呕哕、痰饮皆作,一切惊悸、眩晕、吐、衄、嗽、喘、心痞、胁胀、噎膈、反胃,种种诸病,于是生焉"。黄玉路认为,气血精神所生之病,概缘中气衰败所致,即"中气衰则升降窒,肾水下寒而精病,心火上炎而神病,肝木左郁而血病,肺金右滞而气病"。凡精神气血之病,莫不由乎中气之变。并再三强调,一切外感内伤杂病,尽起于土湿。

例如对臌胀病的认识:此病由于中气之败。人身中半以上为阳,中半以下为阴,上为气分,下为水分。气盛于上,水盛于下,是阴阳之定位,为其常态,而气水之循环的运转之机全在中气。若中气一败,则气不化水而郁于下,形成气臌,水不化气而泛滥于上发为水胀。正常生理状态下,气水变化之源在中焦,中焦为气水之交,气之化水由于肺胃,水之化气由于肝脾。肺胃右降则阴生,所以清凉而化水,气不化水者,肺胃之不降也;肝脾左升则阳生,温暖而化气,水不化气者,由于肝脾不升。因而气不化水则左陷于下为气臌,水不化气则右逆于上为水胀。其根总由土湿阳衰，湿土不运则金木郁而升降窒。

（三）制方遣药，轮转中气

黄玉路之学，深得四圣之旨，组方用药熟谙仲景之意，临证治疗每匠心独运，且多彰验。他力主土湿为百病之源，泻水补火、扶阳抑阴、燥湿运土成为其处方遣药的一大宗法。黄玉路以"医家之药，首在中气"为准绳，仿效仲景理中丸而创制"黄芽汤"以调中气，崇阳补火用参、姜，培土泻水则用甘、苓。他明确指出："中气在二土之交，土生于火而火死于水，火盛则土燥，水盛则土湿，泻水补火，扶阳抑阴，使中气轮转、清浊复位，却病延年之法，莫妙于此。"他虽师古而不泥古，论治总不离乎中气。如对遗精之病，历代各家多从肾调理，黄玉路则认为其缘于肾寒脾湿、肝脾不升、木郁风动，"土湿阳衰，生气不达，是以木陷而不升"，遂立"玉池汤"治之，用甘草、茯苓培土泻湿，桂枝、芍药疏木清风，附子、砂仁暖水行郁，龙骨、牡蛎潜精敛神，使水暖土燥、木升气达而风静郁消，则遗泄自止。总括黄玉路之理法方药，皆以中气升降为本，可谓学有专攻，自具特色，丰富了临床治疗杂病的内容。

三、扶阳益气，培土抑阴

由于受易学思想及道教理论的影响，加之黄玉路30岁时患目疾遭庸医苦寒重剂挫其中阳，遂使其医学主张偏重阳气，无论生理病理，均强调阳气的重要性，临证治病，以扶阳益气为主，形成了独特的学术思想，对后世产生了一定影响。

（一）阳气健旺的生理意义

黄玉路认为，人身之贵者，莫过于阳，阳气是生命的象征，有阳则生，阳旺则健，阳衰则病，阳绝则死。

1. 阳含生机，万物资始　自然界有春生夏长、秋收冬藏之周期变化规律，说明阳热能生物，而阴寒无生机。人之阳气，如阳光之于花草树木，内含生生不息之机，是生命产生的原始动力，一旦阳气亏乏，则生育无由。故黄玉路说："水土温和则肝木发荣，木静而风恬；水寒土湿，不能生长。"他根据自然界春生夏长、秋收冬藏的规律，认为人身之阳气是生命产生的原始动力。他还以植物种子发芽比喻胚胎发育："人以气化而不以精化也。精如果中之仁，气如仁中之生意，仁得土气，生意为芽，芽生而仁腐，故精不能生，所以生人者，精中之气也。"以此说明阳气对于生命之重要。

2. 阳行其职，卫外为固　阳气乃人体正气，有温养机体、抗御外邪、固摄阴精等功能。阳气卫外而为固的作用，体现于卫气的功能，卫气温分肉、充皮肤、肥腠理、司开合，在一定意义上控制着体内外的物质、能量和信息交换，并保护机体不被邪气侵犯。卫外之阳旺，则人体健康无病。他认为"卫气之外发，赖乎经中之阳盛"，且"阳明之经气旺，则卫气外发而汗出"。一旦阳虚，则"卫郁欲发而不能"，甚或"卫气将陷"，则必然发生病变。

3. 阳为动力，升降中气　气机升降乃气化运动的基本形式之一，是人体生理活动的重要标志，而升降的动力在于阳气，所谓"人以气化而不以精化"。人体之气化升降以五脏六腑的功能活动为基础，以中气升降为枢机。首先，五脏的化成离不开中气升降。他说："中气左旋则为己土，中气右转则为戊土，戊土为胃，己土为脾。己土上行，阴升而化阳，阳升于左则为肝，升于上则为心；戊土下行，阳降而化阴，阴降于右则为肺，降于下则为肾。"表明了人体阳旺，中气健运，则精微输布，周身得养，各脏腑气化自然正常，各司其职。其次，中气升降是精神气血化生的基础。"五脏皆有精，悉受之于肾；五脏皆有神，悉受之于心；五脏皆有血，悉受之于肝；五脏皆有气，悉受之于肺。总由土气之所化也"。人之所有者，无非精神气血，由此可见中气之重要。第三，中气升降是协调阴阳、阴平阳秘的重要保证。所谓"中气升降，是生阴阳。阴阳二气，上下回周。阴位于下，而下自左升则为清阳；阳位于上，而上自右降则为浊阴……浊气不逆则阳降而化阴,阳根下潜而不上飞;清气不陷则阴升而化阳,阴根上秘而不下走,彼此互根,上下环抱,是曰平人"。正是中气升降有序,才使阴阳协调,阴中有阳,阳中有阴,二者互根,平秘不偏。第四,中气升降是维持机体下温上清、水火既济的根本。在正常生理状态下,"清升浊降,一定之位",其间关键在于中气。因"土居气水之交,握其生化之权,而司清浊之任者也"。只要中气枢轴推迁,自然会保持"脾升则肾肝亦升,故水木不郁;胃降则心肺亦降,故金火不滞。火降则水不下寒,水升则火不上热"的状态,即所谓平人下温上清、水火既济的常态。第五,中气升降,则胃纳脾消、燥湿相济。他说:"五行之性,火燥而水湿。太阴脾土升自水分,因从水而化湿;阳明胃土降于火位,因从火而化燥。太阴之湿济阳明之燥,阳明之燥济太阴之湿,燥湿调和,中气轮旋,是以胃纳而脾消,吐利不作。"中气充盛,脾胃升降有序,则燥湿调济适中,自无病变之虞。总之,阳气旺盛,则中气枢转协调,脏腑气机升降有序,人则安泰无病。

(二) 阳气虚衰的病理影响

阳气在生理上的重要地位决定了阳气虚衰乃病机关键。因为"阳性动而阴性止,动则运而止则郁",所以"阳盛而生病者千百之一,阴盛而生病者尽人皆是"。由于世人"外有伐性之斧,内有腐肠之药,重以万念纷驰,百感忧劳",必然造成阳气亏乏,生意不遂,或未老而病,或未壮而衰,故人生当重修身养性,保全阳气,以尽天年。

1. 阳衰土湿,百病由生　黄玉路认为,阳衰土湿乃百病之主要病理变化。他说:"外感阳明之中,燥湿相半,三阴全是湿寒;内伤杂病,水寒土湿者十之八九,土木俱燥者不多见也。"因土居中焦,乃生化之源,土生于火而火灭于水,火胜则土燥,水胜则土湿,燥则克水,湿则反为水侮,此乃五行之常理。若太阴湿土主令,己土之湿为本气,戊土之燥为子气,子气隶于本气,故胃家之燥不敌脾家之湿,且阴易盛阳易衰,故病则太阴多胜而阳明多负,湿胜者常多。人之衰老也是因"火渐衰而水渐长,燥日减而湿日增",属阳不胜阴者也。

2. 阳衰土湿,责之于脾　黄玉路将阳衰、土湿、水寒作为一切外感内伤杂病的根源,而其中关键则在于脾。"百病之来,湿居十九,悉缘于太阴脾土之阳衰也"。因为"木火之生长,全赖脾土之升,脾土左升,木生于东而火长于南……脾土不升,木火失生长之政,一阳沦陷,肾气渐亡,则下寒而病阳虚"。说明脾虚阳衰,中气失职,则土湿、水寒、木郁迭起,病变由生。黄玉路分析临床病证,如噎膈、痰饮咳嗽、臌胀、黄疸等,多认为阳亏土湿、中气衰败、升降倒置为其根源,并推断:"人之衰老病死,莫不出此。"

(三) 扶阳抑阴的治疗特点

黄玉路不仅在理论上重视阳气,而且在临床上亦注重扶阳、保阳,并着力培补中气、升清降浊。他曾说:"盖中气者,交济水火之枢,升降金木之轴。中气健旺,枢轴轮转,水木升而金火降,寒热易位,精神互根,自然邪去正复,是强中御外之良规也。"故"医家之药,首在中气",温中燥土、扶助脾阳为治病不易之法。黄玉路之治病调中,多取法仲景。如用吴茱萸汤治中气虚寒、浊阴上逆证,重用生姜散寒止呕,吴茱萸温中降逆;治少阳病柴胡桂枝干姜汤证,用桂枝、干姜、甘草振奋中阳,温化水饮;其他如治疗病入三阴的四逆汤、真武汤、附子汤等,亦均以扶助阳气而垂训后世。临证尤喜用人参、干姜、桂枝、茯苓、甘草、附子等药。

黄玉路仿效仲圣之法,创制了扶阳益气的代表方——黄芽汤。"黄芽"二字,源于《周易参同契》之"阴阳之始,玄含黄芽",黄为中土之色,芽乃生机之萌,"黄芽"涵有土生万物之妙思,也说明阳气在阴阳之始、生机萌发时的启动作用。黄玉路创制此方,正体现了他贵阳崇阳、重视中气的学术特点。本方由人参、茯苓、干姜、甘草组成,其中人参"入戊土而益胃气,走己土而助脾";茯苓"泄水燥土,冲和淡荡,百病皆宜";干姜"燥湿温中,行郁降浊,补益火土,消纳饮食";甘草"培植中州,养育四旁"。诸药合用,共奏扶阳培土之奇功。盖阳火一盛,则土湿遂除,脾胃升降,中气轮旋,百病皆消。临证时,尚可将本方作为"四维之根本",灵活化裁。如心火上炎,慌悸烦乱者,则加黄连、白芍以清心火;若肾水下寒,遗精滑泄者,则加附子、川椒以温肾阳;若伴肝血郁滞而胁痛者,则加桂枝、丹皮以舒肝解郁;若肺气不宣,胸闷咳喘者,则加陈皮、杏仁以理肺化痰。此外,治疗阳虚的天魂汤、治疗阳脱的乌肝汤、治疗气积的达郁汤等,亦均由此方化裁而来。

病案分析

反 胃

　　林氏,怒后胸膈热痛,吐血烦闷,多痰,头疼作呕,因成反胃,头面四肢浮肿,肌骨渐瘦,常下紫血。夏月心痛恒作,腹中三块如石,一在左胁,一在右胁,一在心下,痛时三块上冲,痞满嗳浊,心烦口渴,旋饮旋吐,手足厥冷如冰,交秋则愈。经来腹痛,遍身皮肉筋骨皆痛,上热燔蒸。初病因丧爱子痛哭,泪尽血流,后遭父姑之丧,凡哭皆血。鱼肉瓜果,概不敢食,恃粥而已,粥下至膈即上,时而吐蛔,少腹结塞,喘息不通,小便红浊淋涩,粪若羊矢。半月以后,嗽喘惊悸不寐,合眼欲睡,身跳尺余,醒梦汗流,往来寒热。凡心绪不快,及目眶青黑,则病发必剧。病九年矣,滴水弗存,粒米不纳,服药汤丸俱吐。此缘脾陷胃逆,出纳皆阻……

　　林氏久病,几于绝粒。用燥土暖水、温胃降逆、疏木行郁之法,川椒、附子、干姜、茯苓、甘草、桂枝、白芍、丹皮、半夏、苁蓉,半月愈。(《素灵微蕴》卷四)

　　分析:本例患者因怒伤脾,而致脾陷胃逆,出现反胃呕吐;后因数次过度悲伤,脾虚更甚,治疗无序,以致病情缠绵九年有余,出现粒米不进、大肉消脱,证属中阳虚衰、升降失常。故黄玉路运用燥土暖水、温胃降逆、行郁理气之法,以黄芽汤加暖土御寒之品,半月而愈。体现了黄玉路重视中阳的思想,以及善于调理脾胃升降的治疗特色。

(丁晓洁)

复习思考题

1. 试述黄玉路六气解释六经的特色。
2. 简述黄玉路扶阳抑阴的基本观点。
3. 简述黄玉路升降中气的思路和经验。
4. 简述黄芽汤的组方特点及应用价值。

◈◈◈ 第二十一章 ◈◈◈

王清任

📝 **学习目标**

1. 掌握王清任对脏腑学说、气血学说的贡献，对气虚、血瘀证的经验总结，活血化瘀的代表方剂及处方用药规律；

2. 熟悉其代表作、治疗半身不遂等的临证特色，勤奋好学、敢于质疑、重视实践、勇于创新的担当精神；

3. 了解其生平及学术成就对后世的影响。

第一节　生　平　著　作

一、生平简介

王清任，一名全任，字勋臣，清代直隶省玉田（今河北玉田）人，生活在乾隆三十三年（1768 年）至道光十一年（1831 年）。年少好勇，曾中武秀才，捐资得千总衔。二十多岁开始行医，游历滦州、奉天等地，后至北京，开设"知一堂"，以医技名动京师。王清任力主医学理论与临床实践相结合，所创制的方剂如补阳还五汤、通窍活血汤、血府逐瘀汤、膈下逐瘀汤等，具有很好的补气活血与行气活血作用，至今被广泛应用于临床治疗。

章次公先生对王清任颇为赞赏，评价甚高，称其为奇人，指出他在学术思想上超出陈规，异乎寻常，但奇而不诡，并非无理诡辩，亦未脱离实际，而且还有所创新和前进，这正是他对学术的发展和延伸，是我们应该继承发扬的学风。

💗 **思政元素**

王清任勤奋好学，敢于质疑，重视实践，勇于创新。他为了纠正古医书关于脏腑形态功能方面记述的错误，破除世俗观念，去义冢和刑场实地观察，并解剖动物进行对照，绘制了 25 幅人体脏腑图，对前人认识上的一些错误做了纠正和补充。《医林改错·自序》曰："余著《医林改错》一书，非治病全书，乃记脏腑之书也。其中当尚有不实不尽之处，后人倘遇机会，亲见脏腑，精察增补，抑又幸矣！记脏腑后，兼记数症，不过示人以规矩，令人知外感内伤，伤人何物；有余不足，是何形状。至篇中文义多粗浅者，因业医者学问有浅深也；前后语句多复重者，恐心粗者前后不互证也。"

二、著作提要

《医林改错》,二卷,刊行于 1830 年。王清任极为重视人体解剖,经过 42 年努力,绘制了人体内脏图形并叙述脏器生理结构,加上多年临床经验,终于撰成本书,对解剖学尤其临床医学有重要贡献。上卷以"亲见改正脏腑图"为核心,对古代脏腑图中的一些错误做了澄清和纠正,并列出三个逐瘀汤所治症目;下卷记载了王清任辨治半身不遂、瘫痿、痹证、痘疹等心得,主要介绍了补气活血和活血化瘀的经验,所载诸方皆其亲验,疗效卓著。本书问世后,对中医学术界造成不小的震撼。据统计,1830—1950 年间竟再版 40 余次,可见其影响之大。

第二节 学术思想与临证经验

一、脏腑学说

(一)业医诊病,当先明脏腑

中医论脏腑虽然注重其功能的表述,但对人体解剖也有所认识。《灵枢·经水》指出:"若夫八尺之士,皮肉在此,外可度量切循而得之,其死可解剖而视之,其脏之坚脆,腑之大小,谷之多少,脉之长短,血之清浊,气之多少……皆有大数。"《灵枢》《难经》中对脏腑的部位、大小、形态、长短等都做了详细的记载。

王清任在实践中深感前人因不重视脏腑研究,致使"创著医书,脏腑错误,后人遵行立论,病本先失,病本既失,纵有绣虎雕龙之笔,裁云补月之能,病情与脏腑,绝不相符"。他认为要探求医学真谛,首"当先明脏腑"。针对"古人脏腑论及所绘之图,立言处处自相矛盾"的现象,他敢于疑古,认为"古人之所以错论脏腑,皆由未尝亲见"。鉴此,他不避污秽,不畏艰辛,当时瘟疹疫痢流行,小儿弃尸遍地,于是他亲赴义冢剖视,指出了肺、胃、肝、胆、胰管、大网膜、动静脉等解剖位置及功用。他把解剖所见绘成 25 幅人体脏腑图谱,希冀"医林中人,一见此图,胸中雪亮,眼底光明,临症有所遵循,不致南辕北辙,出言含混,病或少失"。由于历史的局限,尽管存在着一些错误认识,但王清任亲自解剖,动手实验,从方法学上突破了中医传统研究的束缚,在一定程度上促进了脏腑学说的发展。

(二)灵机记性,在脑非心论

王清任指出:"心乃出入气之道路,何能生灵机,贮记性?"提出"灵机记性在脑"。认为脑为髓海,髓海的充盈决定了记忆力的强弱。其曰:"小儿无记性者,脑髓未满;高年无记性者,脑髓渐空。"并援引婴幼儿脑髓生长与感觉、语言发育的关系论证人脑主司感觉、语言、思维的功能,"小儿初生时,脑未全,囟门软,目不灵动,耳不知听,鼻不知闻,舌不言。至周岁,脑渐生,囟门渐长,耳稍知听,目稍有灵动,鼻微知香臭,舌能言一二字。至三四岁,脑髓渐满,囟门长全,耳能听,目有灵动,鼻知香臭,言语成句",指出了脑发育与智力发展的联系。

王清任还观察到两耳通于脑,两目系于脑,鼻连于脑,故视、嗅、听诸灵机皆根于脑。脑气不足或脑气被邪所阻不通,可引起五官功能障碍。如"脑气虚,脑髓小,脑气与耳窍之气不接,故耳虚聋"或"若有阻滞,故耳实聋"。癫狂乃"气血凝滞脑气"所致,病位在脑,元气不能转入脑髓则发作,气转入脑则发作停止等,"以此参考,岂不是灵机在脑之证据乎!"

二、气血学说

王清任十分重视气血在人体生命中的作用,认为元气是生命的本源,人之生理活动均赖元气的推动。他说:"元气即火,火即元气,此火乃人生命之源"。"人行坐动转,全仗元气。若元气足,则有力;元气衰,则无力;元气绝,则死矣"。又认为"气有虚实,实者邪气实,虚者正气虚"。指出气虚是临床常见证候之一,会导致多种病症。同时王清任又提出血有亏瘀的观点,尤其强调血瘀。因此"治病之要诀,在明白气血,无论外感、内伤,要知初病伤人何物,不能伤脏腑,不能伤筋骨,不能伤皮肉,所伤者无非气血"。根据他平生经验,总结出60种气虚症,50种血瘀症。王清任在临床上特别重视对气虚证和血瘀证的辨治,积累了丰富的经验。

(一)气虚证治

对于气虚之症的诊治,王清任总结说,气亏之症,半身不遂门有40种,小儿抽风门有20种,临证之时,必于六十种内互考参观,以免谬误。

1. 症状表现　半身不遂门40种气虚症包括口眼歪斜、口角流涎、尿频遗尿、语言謇涩等6个主症,以及偶尔一阵头晕,头无故一阵发沉,耳内无故一阵蝉鸣,上嘴唇一阵跳动者,睡卧口流涎沫者、平素聪明忽然无记性者,胳膊无故发麻者,心口一阵气堵者、睡卧自觉身子沉者等34个先兆症状,皆是元气渐亏之征。小儿抽风门20种气虚症,是指囟门下陷,昏睡露睛,口中摇舌,不能啼哭,鼻孔煽动,头低不抬,口噤无声,四肢冰冷,口吐白沫,面色青白,腹内空鸣等气虚之症。

2. 主治方药　补阳还五汤主治半身不遂,口眼歪斜,语言謇涩,口角流涎,大便干燥,小便频数,遗尿不禁。该方以黄芪治本,配以桃仁、红花等活血之品治标。全方标本兼治,可以使气足血行,周流一身,使亏损之半边得以濡养调达。

可保立苏汤主治小儿因伤寒、瘟疫,或痘疹、吐泻等症,病久气虚,四肢抽搐,项背后反,两目天吊,口流涎沫,昏沉不省人事。该方有大补元气,温养脾肾,养血息风之功。王清任认为小儿惊风的病因属于气虚,而不是外受风邪,主张禁用散风清火、攻伐克消之方。对该病的预后,王清任还观察到"若露睛天吊、不食不哭、痰鸣气喘,病虽沉重,乃可治之症;若天庭灰色、肾子上缩、或脉微细、或脉全无,外形虽轻,乃不治之症"。

(二)血瘀证治

1. 病因病机　王清任从气血立论,将血瘀的病因病机分为虚实两类。"元气既虚,必不能达于血管;血管无气,必停留而瘀",因气虚而成瘀。寒邪、热邪和瘟毒之邪与血结而为瘀,因邪实而成瘀。如"血受寒则凝结成块,血受热则煎熬成块""受瘟疫至重,瘟毒在内烧炼其血,血受烧炼,其血必凝"。

2. 症状表现　王清任发现,血瘀证候表现复杂。《医林改错》中列举通窍活血汤、血府逐瘀汤、膈下逐瘀汤等所主治的各种血瘀症大约有50种。归纳这些病症,不外乎以下两类:

常见血瘀病症:白眼红赤、白癜风、紫癜风、紫黑印脸、牙床变紫等颜色异常症状;积块、小儿痞块、痛不移处等症。

异常血瘀病症:通窍活血汤所治的头面、四肢及周围血管血瘀症,如头发脱落、糟鼻子、耳聋年久、牙疳、出气臭、小儿疳病、交节病作等;血府逐瘀汤所治心胸血瘀症,如胸痛、胸不任物、胸任重物、天亮出汗、食自胸右下、心里热、瞀闷、急躁、夜睡梦多、呃逆、饮水即呛、小儿夜啼、不眠、心慌心跳、夜不安、无故爱生气、干呕、晚发一阵热等;膈下逐瘀汤所治肚腹之血瘀症,如卧则腹坠、肾泻、久泻;身痛逐瘀汤所治久痹;癫狂梦醒汤所治之哭笑不休、骂詈不避亲疏等症。

3. 治法方药　王清任将整体辨证与局部辨病融为一体,根据血瘀证的不同部位分别论治,有目的地选用相关药物治疗。并根据血瘀证在疾病中表现出的不同特点进行随证加减。

(1)分部治疗:王清任根据血瘀证的不同部位采用分部论治。首分表里按人体在外分头面四肢,周身血管;在里再分膈膜上下两段,立通窍活血汤、血府逐瘀汤与膈下逐瘀汤三方分别治疗人体在表、在上胸中血府、在下膈下肚腹部位的血瘀证,确立分部论治血瘀证的提纲。

通窍活血汤:主治周身血管及头面之血瘀证。本方以桃红四物汤配以辛香走窜力强、善能透窍通络的麝香、葱、姜、黄酒。方中麝香辛香透窍、透达内外,佐以老葱、生姜宣通阳气,使在表之瘀更易解散。

血府逐瘀汤:主治在里膈上胸中之血瘀证。本方以桃红四物汤配以疏通胸中气机的柴胡、枳壳、桔梗。方中巧用柴胡、桔梗调畅气机,并能引药上行直达胸中,使血府之瘀得药而化。

膈下逐瘀汤:主治在里肚腹之血瘀证。本方以桃红四物汤配以善调肝脾之气的香附、乌药、延胡索、枳壳。方中妙用乌药、香附、枳壳疏肝解郁,并能引药直趋下焦,使肚腹瘀滞随药克消。

上述三个活血化瘀方,是由基本相同的活血化瘀药加上部位行气药组成的,这是王清任分部论治血瘀证的基本思路。但王清任在一些全身疾病中又不拘分部,提出三方轮服,如在小儿疳证中有"用通窍活血汤,以通血管;用血府逐瘀汤,去午后潮热;用膈下逐瘀汤,消化积块。三方轮服,未有不效者"。

(2)随证加减:若血瘀胞宫或瘀阻于会厌,选用少腹逐瘀汤或会厌逐瘀汤,并可随证加减。

少腹逐瘀汤:本方在膈下逐瘀汤的基础上针对胞宫的生理特点而设,主治妇人经血之瘀。方中以四物汤去地黄合失笑散,再加温经调气的小茴香、肉桂、延胡索、没药、干姜。

会厌逐瘀汤:本方在血府逐瘀汤基础上根据瘀血阻于会厌所致的饮水即呛症而设,用柴胡、桔梗升行药势,玄参通利咽喉,桃仁、红花活血化瘀,它比血府逐瘀汤更具针对性。

🩺 病案分析

气滞血瘀案

案一:男子劳病:初病四肢酸软无力,渐渐肌肉消瘦,饮食减少,面色黄白,咳嗽吐沫,心烦急躁,午后潮热,天亮汗多。延医调治,始而滋阴,继而补阳,补之不效,则云虚不受补,无可如何。可笑著书者,不分别因弱致病,因病致弱,果系伤寒、瘟疫大病后,气血虚弱,因虚弱而病,自当补弱而病可痊;本不弱而生病,因病久致身弱,自当去病,病去而元气自复。查外无表症,内无里症,所见之症,皆是血瘀之症。常治此症,轻者九付可愈,重者十八付可愈。吃三付后,如果气弱,每日煎黄芪八钱,徐徐服之,一日服完,此攻补兼施之法;若气不甚弱,黄芪不必用,以待病去,元气自复。(《医林改错·通窍活血汤所治症目》)

案二:胸不任物:江西巡抚阿霖公,年七十四,夜卧露胸可睡,盖一层布压则不能睡,已经七年。召余诊之,此方五付痊愈。胸任重物:一女二十二岁,夜卧令仆妇坐于胸方睡,已经二年,余亦用此方,三付而愈。(《医林改错·血府逐瘀汤所治症目》)

分析:案一特别要注意其病机是因弱致病还是因病致弱。王清任分析本案为因病久致身弱,自当去病,病去而元气自复。用通窍活血汤加黄芪取效。

案二"胸不任物"及"胸任重物"其临床表现虽截然不同,但都用血府逐瘀汤取效,以方测证,其病机相同,均为胸中气滞血瘀所致。"胸不任物"患者由于胸中气郁血瘀,郁久化热,热郁胸中,故露胸才可入睡;"胸任重物"患者由于胸中血瘀,气机不畅,阳气不能外达,通过仆妇坐于胸上的温按作用可缓解。

三、中风证治

王清任在《医林改错》中不用"中风"病名,而以"半身不遂"四字代之,其论中风专以

"气虚"立说。

（一）病因病机

王氏认为元气亏损是导致半身不遂的本源。他说："元气……分布周身，左右各得其半""若亏五成，剩五成，每半身只剩二成半……经络自然空虚……难免其气向一边归并""则令或左或右半身无气""无气则不能动，不能动名曰半身不遂""元气既虚，必不能达于血管，血管无气，必停留而瘀"。由此可见王清任对中风病因病机的认识应理解为气虚、血瘀，气虚为本为因，血瘀为标为果。

（二）中风先兆

王清任认为中风皆有先兆，《医林改错》中记载了中风先兆 34 症，主要有神志异常、感觉异常和运动异常者。

1. 神志异常　平素聪明忽然无记性，忽然说话少头无尾、语无伦次者。

2. 感觉异常　如偶尔一阵头晕，头无故一阵发沉，耳内无故一阵蝉鸣，无故眼睛一阵发直，眼前常见旋风，常觉冷气攒鼻，无故一阵气喘，指甲缝透出冷气，两膝透冷气，心口一阵堵或一阵发空、气不接续，头项无故一阵发直，睡卧自觉身子沉等。

3. 运动异常　如下眼皮常跳动，一只眼渐小，上嘴唇一阵跳动，上下嘴唇相凑发紧，睡卧口角流涎，一只手或两只手常颤抖，无名指每日有一时屈而不伸，大指无故自动，上肢或下肢无故发麻，肌肉无故跳动，踝骨发软，腿无故抽筋，走路两腿不稳如拌蒜等。

（三）临床表现

《医林改错》中记载了中风 6 症：半身不遂，口眼歪斜，语言謇涩，口角流涎，大便干燥，小便频数或遗尿不禁。

（四）治疗方药

王清任根据中风的病机是气虚为本为因，血瘀为标为果的特点，创制补阳还五汤（生黄芪四两、归尾二钱、赤芍一钱半、地龙一钱、川芎一钱、桃仁一钱、红花一钱）以补气为主，活血居次，标本同治。

全方重用生黄芪，大补元气，畅通经络，促进血行。主张黄芪之用量应为四至八两，这样才可使亏损五成之元气得以恢复，意即补阳还五之意，其对元气的重视，由此可见端倪。由于气虚无力行血致瘀，血瘀既成，单纯补气，不足去其瘀，王清任认为"有专用补气者，气愈补而血愈瘀"，于是少佐当归、赤芍、川芎、桃仁、红花、地龙活血化瘀通经之品。全方共奏补气活血，逐瘀通络功效。

王清任还提出本方使用注意事项：初得半身不遂，加防风一钱，服四五剂后去之；如患者畏惧黄芪量大，可开始用一二两，渐加至四两，至微效时，日服两剂，每日黄芪用量达八两，但两剂服五六日后改为每日仍服一剂；如已病三两个月，前医如用寒凉药过多，加附子四五钱；如用散风药过多，加党参四五钱；如果病久气太亏，肩膀脱落二三指缝，或胳膊曲而扳不直，或脚孤拐骨向外倒，或哑不能言一字，皆不能愈之症。虽不能愈，常服可保病不加重；服此方愈后，不能间断，隔三五日或七八日服一剂，不服恐得气厥之症。

病案分析

气虚血瘀案

案一：陈老师母，风中于脏腑，猝然而倒，不省人事，牙关紧闭，喉中痰鸣，遗溺。证已到危险极巅，按脉幸尚不散，还有希望。先用苏合香丸 1 粒，鲜竹沥 24g，生姜汁 1 匙灌服。醒后服下方：生黄芪 30g，赤芍 9g，归身 6g，地龙 6g，桃仁 9g，红花 6g，淡附子 9g，

炙甘草 3g，半夏 9g。二诊：见效，神清。唯半身偏瘫，舌强言謇。补阳还五汤。(《范文甫医案》)

案二：余曾治农林部某男性患者，70 岁，患震颤麻痹。初诊时两手震颤，不能自行上汽车，步态慌张，坐立不稳，脉虚弱，重按欲无，舌有少量瘀点。给予补阳还五汤，地龙用三钱，黄芪自首剂二两，逐渐加至八两，服药半年而缓解。(《岳美中医话》)

分析：两案都是运用补阳还五汤治疗气虚血瘀证的典型案例。案一气虚血瘀，络脉瘀阻，致半身偏瘫，舌强言謇，用补阳还五汤补气活血、逐瘀通络而奏效。案二是经气大虚所致血瘀证，主用补阳还五汤，黄芪用量大，自首剂二两，逐渐加至八两，功专力宏，以达气旺则血行、活血而不伤正之目的。

现代临床应用进展

四、用药特色

王清任创制了大量活血化瘀方剂，为后世推广应用活血化瘀大法奠定了良好基础。王氏对活血化瘀药物的运用和配伍独具特色，血瘀证常兼有气虚、气滞、热毒、亡阳等，因此运用活血化瘀药物的同时，或配伍补气药，以补气行血；或配合理气药，使气行血行；或配辛散辛通之品，以通络祛邪；或配甘温辛热之品，以助阳气；或配解毒之品，以达活血解毒之效。

（一）补气化瘀

《医林改错》30 多方中，活血化瘀药和黄芪配合使用者有 8 方。在每方之中一味黄芪之剂量均大于诸多活血药剂量之总和。如补阳还五汤中黄芪用四两，而其他六药剂量之和只有七钱半；黄芪桃红汤中黄芪用至八两，而桃仁、红花剂量之和仅为五钱。王清任说"药味要紧，分量更要紧"。根据组方原则和药物配伍比例，这些方剂完全符合补气以活血的精神，是真正的补气活血方，为气虚血瘀证开辟了新的治疗途径。

（二）理气化瘀

以理气药物为主要配伍的方剂，如血府逐瘀汤用柴胡、桔梗、枳壳疏利气机，以理气活血，祛除胸中之瘀血；膈下逐瘀汤用乌药、香附、枳壳诸气药，疏利肝胆气机，以祛除膈下之瘀血；少腹逐瘀汤选用茴香、干姜、肉桂等入下焦的辛温辛热之品，理气祛寒，以助瘀血之祛除；通窍活血汤中选用麝香、葱、姜之类辛通辛香之品，以通清窍。这 4 个方子虽然活血药差异不大，但由于配伍不同的理气药，因而可以治疗不同部位的瘀血。这些配伍充分体现了王清任辨治血瘀证的基本思路，即"治病之要诀，在明白气血"，"能使周身之气通而不滞，血活而不瘀，气通血活，何患疾病不除"。

（三）解毒化瘀

王清任立解毒活血汤治"瘟毒"初病正气未伤时，其病机是瘟毒烧炼血液，壅塞气血通路。气血郁滞，郁而成毒，故用理气活血配伍解毒之品，方中活血化瘀药配伍连翘、葛根解毒清热。会厌逐瘀汤中用桔梗、柴胡、枳壳诸品，调畅气机，而桔梗与玄参又有清咽利喉的作用，诸药相伍，使气通血活，自然会厌通利，呛水自除。这些方剂皆以活血化瘀药与清热解毒药相配，为治疗温病提供示范。

（四）回阳化瘀、通络化瘀及化痰祛瘀

如治疗吐泻转筋，汗出如水，肢冷如冰之亡阳证的急救回阳汤，方中用参附等回阳救逆，加入桃仁、红花活血以行气，气行血活，阳气自复；身痛逐瘀汤在活血化瘀药中配伍秦艽、羌活、地龙等品散风通络，与活血化瘀药相伍，达到行气活血，通经活络的作用，自然身痛可解；

再如癫狂梦醒汤于行气化痰药半夏、青皮、陈皮、大腹皮、桑白皮中加入活血化瘀之品等,对临床辨治思路均有所启发。

（胡素敏）

复习思考题

1. 简述王清任对血瘀证的分部治疗方法。
2. 简述王清任补气活血法的组方特点。
3. 简述王清任对中风本源的认识。

第二十二章

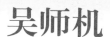

吴师机

学习目标

1. 掌握吴师机的内病外治理论、三焦分治经验、膏药运用特色;
2. 熟悉其代表作、常用膏方的种类及应用经验;
3. 了解其生平及学术成就对后世的影响。

第一节 生 平 著 作

一、生平简介

吴师机,名樽,又名安业,字尚先,又字杖仙,晚年自号潜玉老人,浙江钱塘(今浙江杭州)人,生于嘉庆十一年(1806 年),卒于光绪十二年(1886 年)。吴师机自幼习儒,道光十四年(1834 年)中举人,为候选知县,次年入都,因疾未应试,此后淡于功名,以诗文自娱候选,并弃儒学医,尤致力于中医外治法的研究。道光二十四年(1844 年)随父吴笏庵居住扬州,咸丰三年(1853 年)太平天国运动时为避战乱,举家迁至江苏泰州东北乡俞家垛。同治四年(1865 年)重返扬州,集资建立书塾和存济堂药局,其中药局主要以膏药施治,所活者甚众。

吴师机以外治法疗病,并非是为了取代口服药,其"意在补前贤内治之所不及,非以内治为不然也"。他是中医学术发展史上卓有成就的外治专家,在用膏药敷贴治病方面积累了丰富的实践经验,在内病外治方面进行了全面探索和实践,并将外治法进行了拓展和创新,被后人尊称为"外治之宗"。

二、著作提要

《理瀹骈文》原名《外治医说》,借《子华子》"医者理也,药者瀹也"之句,摘"理瀹"二字,以题其篇。明外治亦有理,加之书以骈文体裁写成,故而更名《理瀹骈文》。该书成于同治三年(1864 年),是吴师机历时二十载、易稿十余次而完成的经验荟萃。全书分四大部分,有正文,有夹注,理法方药一应俱全。第一部分"略言"论述了外治法治疗疾病的理论依据和学术渊源,还详述了膏方的作用,制方遣药的特点,敷贴穴位的选择,以及主要膏方的适应病证等。第二部分"续增略言"主要介绍三焦分治,强调外治方法必须根据病位分别论治,并阐明外治的机理。第三部分"理瀹骈文"是全书的主要内容,详述了内、外、妇、儿、五官科疾病的近百种外治方法和千余首方药。第四部分是"存济堂药局修合施送方并加药法",记载了存济堂药局炼制的 21 首膏药方和临床加减应用方法,另外还附有 137 首专治内外妇儿等病证的膏药方。《理瀹骈文》是一部以膏药为主,兼及多种外治方法的外治专著。

第二节 学术思想与临证经验

吴师机认为,外治法"虽治在外,无殊治在内也"。外治不仅是临床上经常遇到不宜服药之证和不肯服药之人的应变之法,而且应用方便,价格低廉,利于为广大贫瘠患者解除病痛。

一、详述外治理论渊源

外治法疗疾,古已有之。《内经》记载了以桂心渍酒熨寒痹、用白酒和桂外涂以治风中血脉等,《伤寒论》中有火熏令其汗、赤豆纳鼻以治尸厥气闭、猪胆汁及蜜煎导法以通便秘等,这些都是经典著作中关于外治法的记载。吴师机在古代医学理论和前人经验启示下,通过大量临床实践的验证,肯定了外治法的可靠疗效,他曾说:"余初未敢谓外治法必能得效,逮亲验万人,始知膏药治病,无殊汤药,用之得法,其响立应。"所以吴师机指出"良工亦不废外治",且"外治药中多奇方"。

吴师机曰:"凡病多从外入,故医有外治法。经文内取外取并列,未尝教人专用内治也……矧上用嚏,中用填,下用坐,尤捷于内服。"外治法之所以能疗内病,是因"外治之理即内治之理;外治之药亦即内治之药,所异者法耳"。也就是说,因其病因、病机相同,辨证相同,用药亦可以相同,所不同的只是给药的方法和吸收途径而已。吴师机指出:"人身八万四千毫孔,皆气之所由出入,非仅口鼻之谓……草木之菁英,煮为汤液,取其味乎? 实取其气而已。气与病相中,内治无余事矣。变汤液而为薄贴,由毫孔以入之内,亦取其气之相中而已,而又何疑乎? "他列举"种痘者,纳鼻而传十二经;救卒中暴绝,吹耳而通七窍";又如洗眼除障,是因"诸阳聚于头,十二经脉三百六十五络,其气血皆上于面,而走空窍"等,说明外治"虽从窍入而以气相感","虽治在外,无殊治在内也",二者治病有殊途同归之妙。

吴师机认为欲掌握好外治法,应如内治"先求其本"。何谓本? 即"明阴阳,识脏腑也"。强调:"《灵》《素》而下,如《伤寒论》《金匮》以及诸大家所著,均不可不读。"反对"徒恃一二相传有效之方,自矜捷径秘诀"的做法,认为如此便把外治简单化了。从而把明阴阳、察四时五行、求病机、度病情、辨病形视为外治法必须遵循的五大原则。例如治疗脏腑病变,因脏腑俞穴分布于背部,故外治背部俞穴即可达到调理内脏的作用,曰:"五脏之系咸在于背,脏腑十二俞皆在背,其穴并可入邪,故脏腑病皆可治背,前与后募俞亦相应,故心腹之病皆可兼治背。"可见,吴师机的外治法,是立足于把人身作为一个完整的统一体来认识的,通过体表与体内、经络与腧穴、诸窍与脏腑的联系,以达治其外而作用于内的效果。至于外治用药,吴师机认为,凡内服治病有效之方剂,皆可用于外治,例如:外科疾病中,阳证宜服清凉之剂,而外敷亦需蒲公英、黄连等清凉之品;阴证宜服温热之药,外敷亦同样需同类之品。再如:平胃散内服可以止痢,亦可炒熨治痢;常山饮内服可止疟,也可炒嗅治疟。凡此种种,皆可变汤剂为外治。而"膏方取法,不外乎汤丸""当于古汤中求之",凡汤丸之有效者皆可熬膏。总之,外治法的一切措施,无不贯穿着内治之理。

二、三焦分治法的运用

外治法的具体辨治,吴师机以上、中、下三焦分治作为提纲。他指出:"头至胸为上焦,胸至脐为中焦,脐至足为下焦。"三者"皆以气为贯,上焦心、肺居之;中焦脾、胃居之;下焦肝、肾、大小肠、膀胱居之"。吴师机强调外治方法必须首辨病位,然后才可论治。

（一）上焦治法

吴师机曰:"上焦之病,以药研细末,嗜鼻取嚏发散为第一捷法。不独通关、急救用闻药也。"凡外感热病之表证及上部病变,如耳聋、头痛、目病,及胸膈热痰相扰的胸闷呕吐、呃逆等,主用嗜嚏法,就是经鼻腔黏膜吸收的外治法。吴师机指出:"嚏法泄肺者也,可以散上焦之雾,通天气,而开布宗气以行呼吸。"如连嚏数十次,则腠理自松,即解肌也;涕泪痰涎并出,胸中闷恶亦宽,即吐法也。盖一嚏实兼汗、吐两法。取嚏用药多以皂角、细辛为主,藜芦、踯躅花为引,随症加药。

此外,上焦之病尚有涂顶、覆额、罨眉心、点眼、塞耳、擦项及肩,又有扎指、握掌、敷手腕、涂臂法等。膻中、背心、太阳又为治上焦病之要穴。

（二）中焦治法

吴师机云:"中焦之病,以药切粗末,炒香,布包缚脐上,为第一捷法。"凡痞积、吐泻、腹痛等主用缚熨法,就是用药末炒热后经皮肤吸收的温热疗法,其中熨法是在缚法的基础上加手法摩擦。此法可用葱、姜、糯米、麦麸、食盐、醋、酒等炒热后装入布袋内缚熨,或将药末置于熔化的黄蜡或白蜡中,待冷却为固体后作热熨。如古方治风寒用葱、姜、豉、盐炒热布包掩脐上;治霍乱用炒盐布包置脐、填脐及布包轮熨等法;治痢用平胃散炒热缚脐上,冷则易之;治疟用常山饮炒热缚脐上,其发必轻,再发再捆,数次必愈。另有治黄疸,用百部根放脐上,酒和糯米饭盖之,以口中有酒气为度,又有用干姜、白芥子敷脐,觉口中辣则去之。

总之,炒、熨、煎、抹与缚之法,具有调理脾胃的功能,可以疏中焦之沤,通天气地气,而蒸腾营气以化精微。

（三）下焦治法

吴师机云:"下焦之病,以药或研或炒,或随症而制,布包坐于身下为第一捷法。"凡水肿、泄痢、疝气、便秘、淋浊、脱肛等,主用坐导法,这是经皮肤、肛内黏膜吸收的外治法。其中坐法是将药末炒热布包后置于胯部和臀部,或煎药置于桶内坐熏;导法是将药末加蜂蜜做成锭剂塞进肛门或将药液直接注入肛门。吴师机又指出:"坐法,泻肾者也,可以决下焦之渎,通地气而流行卫气,以司开阖。"如水肿、小便不通、水泻、疝气等下部之病,无不可坐。若内服药不能收效,或恐伤胃气者,或治下无需犯上中者,或上病宜釜底抽薪者,皆以坐为优。

下焦病外治除坐法外,尚有摩腰、暖腰、兜肚等法。治疗部位除前后二阴外,尚有在命门、脐下、膝盖、腿弯、腿肚、脚跟、脚趾、足心等处针刺、贴敷等法。

三、应用膏药的特色

吴师机在前人经验的基础上,总结了以膏药为主,并以点、嗜、熏、擦、熨、烙、掺、敷(即温热疗法、水疗法、蜡疗法、酒疗法、发泡疗法等)佐之等外治疗法,其外治手段多样,经验丰富,尤其是在对用膏之理的阐释及膏药的应用方面最具特点。

（一）膏方的功效

膏与药本分为二,古人于熬者为膏,撮者为药,吴师机则"合而两全",配合施用。吴师机认为,膏药的功用"一是拔,一是截。凡病所结聚之处,拔之则病自出,无深入内陷之患;病所经由之处,截之则邪自断,无妄行传变之虞"。指出使用膏药,有正治法,也有从治法。如热证也可用热药,一则得热则行,一则以热引热,使热外出。此外,虚证也可用攻药,"所谓有病当先去,不可以养患也"。另外,膏药也可寒热并用,清补兼行,始贴补膏,敷消药,此即扶正逐邪之义。

（二）膏方的用药特点

"外治之药,亦即内治之药",膏药与汤药,殊途同归,故立法用药是一致的,但亦有所异之处。"汤主专治,分六经,用药一病一方,日可一易,故其数精而少;膏主通治,统六经,用药百病一方,月才一合,故其数广而多"。吴师机常用五大膏(清阳膏、散阴膏、金仙膏、行水膏、云台膏)中,平均每膏用药110味之多,药量则动辄以两计,草药则以斤论计。膏方用药虽庞杂,然并非杂乱拼凑,而是有理有据,故能取"物以杂而得全,功以协而成和"的效果。对膏方及膏药糁面所选药物,吴师机主张多选用猛、毒、香药,"率领群药开结行滞,直达其所,俾令攻决滋助,无不如志,一归于气血流通而病自已,此余制膏之法也"。

1. 猛药　是指药性峻厉或有毒之品。这些药物在内服方中是应禁用或慎用的,在外治方中却是不可缺少的要药。如乌、附、斑蝥、砒、硇、硫黄、芫花、大戟、轻粉之类。

2. 生药　是指不经炮制,气味俱厚之品。在内服汤丸中必须经过炮制方能入药,在膏药则宜生用,如生半夏、生南星等。"虽苍术、半夏之燥,入油则润;甘遂、牵牛、巴豆、草乌、南星、木鳖之毒,入油则化",诸如此类的有毒之品,"炒用、蒸用,皆不如生用"。

3. 香药　是指芳香辛透之品。吴师机常用的香药如苏合香、冰片、麝香、乳香、没药之类。除此,吴师机还指出膏中用药必须有通经走络、开窍透骨、拔病外出之品为引,如姜、葱、韭、白芥子、花椒以及槐、柳、桑、蓖麻子、凤仙草、穿山甲之类,均不可少。

至于补膏,吴师机认为"气血流通即是补,不药补亦可"。即使用补药,必用血肉有情之品,如内服剂中的羊肉汤、猪肾丸、乌骨鸡丸、鳖甲煎、鲫鱼膏等,皆可以仿之而制膏。

病案分析

痞

一男子腹内有痞者,先以烫热好醋将痞上洗净,量所患大小用面圈圈定,用皮硝一斤放入面圈内铺定,用纸盖硝上,熨斗盛火,不住手熨。俟硝化尽,再用烫醋洗去,用红绢摊膏(千金贴痞膏)贴于患处,用旧布鞋底炙热,熨两三时,每七日一换,贴药重得不过三七,肿血化去。

千金贴痞膏:黄丹十两(水飞七次,炒紫色),阿胶三钱,阿魏三钱,乳香三钱,没药五钱,当归三钱,两头尖五钱,白芷五钱,川山甲十片,木鳖子十个,麝香一钱。上俱为细末,用香油一斤,槐、桃、桑、柳、榆各二尺四寸,巴豆一百二十个(去油),蓖麻子一百二十个(去壳)。先将铁锅盛油,炭火煎滚,入巴豆、蓖麻在内熬焦,捞去渣,次下前药,用桃、柳等不住手搅匀,然后下丹,滴水成珠为度,磁器收贮。(《寿世保元·卷三·积聚》)

分析:痞为积聚一类,初病在气,久病入络。此时用膏方治疗,必须有通经活血、芳香透窍、拔毒祛邪之品为主,如白芷、麝香、川山甲等芳香透窍,阿魏、乳香、没药等通经活血。膏药多为生香猛药,较汤药内服,作用虽缓却持久。

(三) 膏方的种类

吴师机自制膏方共数十种,其中以清阳膏、散阴膏、金仙膏、云台膏、行水膏用之最广、最验。吴师机自述每年施膏一二十万张,其中五膏十居八九。云台膏即薆膏,通治外科痈疮诸症,而清阳、散阴、金仙三方,则为内病外治之膏。

1. 清阳膏　本双解散、败毒散诸方推广,主治上焦风热及内外热证。外感风热,初起头痛者,用清阳膏贴太阳及风门;连脑疼者,并贴脑后第二椎下两旁风门穴;鼻塞贴鼻梁;咳嗽及内热者,贴天突穴、膻中穴,或兼贴肺俞;夹食者,加贴金仙膏;若邪热入里,欲用清法者,加硝石散掺在膏内贴;若是须下,贴膏后再用硝黄散(即承气诸方加减),以鸡蛋清调敷胸腹,虽结胸亦能推之使下。

2. 散阴膏　此方本五积散、三痹汤诸方推广之,主治下焦寒湿及表里俱寒三阴证,包括风寒湿痹、跌打损伤、妇女胞宫寒冷、冻疮等。若上热下寒者贴足心;脾虚泄泻者贴脐;风寒湿痹、筋骨疼痛及跌打闪挫,一贴即愈;寒中三阴腹痛,以肉桂、丁香、吴茱萸、附子、胡椒、麝香掺膏贴脐和命门。

3. 金仙膏　又名开郁消积膏,此方本六郁、利气诸方推广,主治中焦郁积,能和气血,疗脾胃诸病,气痛、腹痛用之立效,并治疟痢。疟疾,先用此膏贴胸口,化其痰食暑湿即轻。又如痢疾,无问老少,皆用金仙膏,一贴胸口,一贴脐上。轻症半日腹响泄气,小便通利,胸中豁然即愈;重症逐渐减轻,不过数日亦愈。吴师机云:"此二症夏秋最多,余治愈不止万人,特为拈出。"

此外,吴师机尚有养心安神膏、清肺膏、滋阴壮水膏、健脾膏、扶阳益火膏等,凡遇重症,酌用掺末,其效更佳。

从以上可见,吴师机运用膏药,也是分三焦论治。膏药不仅可治疗慢性疾病,而且也能治疗某些急性疾病。至于膏药贴法,不专主一穴,如治太阳经外感,初起以膏贴两太阳、风池、风门、膻中穴;更用药敷天庭,熏头面腿弯,擦前胸后背,两手心、两足心,以分杀其势。其余诸经,可仿此推广。若脏腑病,则视病之所在,上贴心口,中贴脐眼,下贴丹田。或兼贴心俞与心口对,命门与脐眼对,足心与丹田应。如属重症,酌用掺末,专治尤应。如属外科病,除用云台膏贴患处外,随证选用一膏贴心口以护其心,或用开胃膏开胃进食,以助其力。

（四）膏药熬制的经验

膏药古时叫做薄贴,多以植物油、铅丹为基质,经过熬制掺以其他药物而成,即熬者为膏,掺者谓药,膏为基质,固定不变,药则随治疗用途而灵活运用。根据基质的不同,膏药有黑膏、白膏、油膏、胶膏、松香膏、绿松膏、银黝膏、玉红膏之别,吴师机《理瀹骈文》所用膏药多为黑膏药。

关于膏药的熬制,吴师机也有丰富经验,对其制作过程阐述颇详。"每干药一斤,约用油三斤或二斤半;鲜药一斤,约用油半斤或一斤。先浸后熬,熬枯后去渣,将油再炼至滴水成珠,称之,视前油约七折上下,每净油一斤,下炒黄丹六两收。盖膏蒸一回老一回,嫩则尚可加丹,老则枯而无力,且不能粘也"。强调制膏关键,在于防止膏的"嫩"及"老"。嫩则膏药太软,而黏性过强;老则膏药黏性小,易于脱落。适当的稠度是油熬炼至滴一点于冷水中时,油滴不在水面扩散。并述"膏成后将锅取起,俟稍温,以皮胶一二两,醋炖化,乘热加入,则膏粘……须搅千余遍令匀,愈多愈好。浸水中出火毒,瓦钵分储,勿使见风"。

四、其他疗法

吴师机外治除善用膏药外,还善用其他数十种外治疗法。如温热疗法,是将药末等炒热或熨烫患处或穴位。水疗法,是指水浴疗、热水熏蒸疗、冷水疗等。又有黄蜡加热敷贴、净黄泥调水敷、蒜泥敷等,都有一定疗效,值得后人重视和学习。

●（林　怡）

复习思考题

1. 吴师机内病外治的理论根据是什么?
2. 吴师机三焦分治的第一捷法分别是什么?
3. 吴师机外治膏药的组方特点有哪些?

◆◆◆ 第二十三章 ◆◆◆

王士雄

> **⬊ 学习目标**
>
> 1. 掌握王士雄疏瀹气机、顾护津液的治病特色与遣方用药思路;
> 2. 熟悉其代表作、在温病学上的贡献及以食为药的经验;
> 3. 了解其生平及学术成就对后世的影响。

第一节 生 平 著 作

一、生平简介

王士雄,字孟英,又字篯龙,号潜斋,晚号梦隐,别号野云、半痴山人、随息居士等,清代浙江钱塘(今杭州市)人,其祖上世居浙江海宁的盐官镇,生于清嘉庆十三年(1808 年),卒于清同治七年(1868 年),为晚清著名温病学家。

王氏出身于世医之家,曾祖父王学权(字秉衡)为一代名医,晚年撰《重庆堂随笔》二卷。祖父王国祥(字永嘉)、父亲王升(字大昌)均精通医学。王氏自幼聪颖,其舅俞桂庭言其"天资颖异,幼即超群"。14 岁时,父病故,继承家学,锐志于医以济世,舅父闻之甚喜,嘱其潜心学习。其发奋钻研医学,17 岁时即能为人治病,盐务主政周光远患病危急,众医诊为"中暑",欲施辛香开窍药,王氏力排众议,断为脱证,以回阳固脱之剂获愈,医名始震。而后屡起沉疴,声名鹊起。道光年间,江浙一带霍乱流行,王氏全力赴救,活人甚众,并广收效方,著书立说,30 岁时即著《霍乱论》一卷,其治验与方药广为流传。

王氏生活于战乱连连、瘟疫流行的年代,但他不避秽恶,不惧危险,以治病救人为己任,活人无数,积累了丰富的温热病、霍乱诊治经验。在学术上,于温病学独有发挥,45 岁时著《温热经纬》,融贯古今,为温病学之集大成者。

王氏一生致力于医学研究与临证实践,虽诊务繁忙,仍笔耕不辍,其著述甚丰,据资料可考有 20 余部,为后世留下了大量宝贵的临证经验与富有学术价值的医学文献,为学验俱丰的一代名医。

二、著作提要

《温热经纬》,五卷,成书于 1852 年。卷一、卷二收载了《内经》《伤寒论》《金匮要略》有关温热病的论述,以及历代医家的注释;卷三、卷四则征引了叶天士、陈平伯、薛雪、余霖等研究温热病的论著,以及一些医家的按语;卷五汇集了方剂 113 首,并附有方解。该书可谓清代以前温病学说之集大成者,"注释择昔贤之善者而从之",并结合自己的临证经验以"雄按"参注,体现了治学严谨的态度。

《霍乱论》,二卷,初刊于 1838 年,1862 年重修,更名为《随息居重订霍乱论》,增至四卷。卷一为病情篇,卷二为治法篇,卷三为医案篇,卷四为药方篇。本书是一部理论联系实践的霍乱病专著。

《随息居饮食谱》,一卷,刊于 1861 年。将各类饮食物的性味、功能、主治等做了详细分析,既是一本很有价值的食疗参考书,又是一部极为珍贵的营养学专著,对养生、治病都有重要指导作用。

另著有《回春录》《仁术志》《王氏医案三编》《归砚录》《乘桴医影》《潜斋简效方》《四科简效方》《鸡鸣录》等,整理和参注医书有《重庆堂随笔》《女科辑要按》《古今医案按选》《医砭》《言医选评》《校订愿体医话良方》《柳洲医话良方》《洄溪医案按》《叶案批谬》等。

第二节　学术思想与临证经验

一、对温热病的研究

王士雄在温热证治方面有相当成就,对六气阴阳属性、暑邪与暑病、温病传变与伏气温病等方面,有独到见解。

(一)辨析六气阴阳属性

王氏根据《素问·天元纪大论》所云"所谓六气,寒、暑、燥、湿、风、火,天之阴阳也"的论述,辨析六气的阴阳属性。

暑统风火皆属阳,寒统燥湿皆属阴。若论其变化,风、燥、湿三气则可阴可阳,可兼寒兼热,致病则有寒热变化;暑、火、寒三气则无可阴可阳之说,为纯阳或纯阴之气,致病则伤寒伤暑大异。正如其言:"分其阴阳,则《素问》云:寒暑六入,暑统风火,阳也;寒统燥湿,阴也。言其变化,则阳中惟风无定体,有寒风,有热风;阴中则燥湿二气,有寒有热。"

寒暑水火定位,阴阳属性大异。寒为冬令主气,暑为夏令主气。寒者,水之气也;热者,火之气也。王氏指出"暑字从日,日为天上之火。寒字从仌,仌为地下之水。暑邪易入心经,寒邪先犯膀胱,霄壤不同,各从其类。故寒暑二气,不比风燥湿有可阴可阳之不同也","不但寒伤形,暑伤气,截然分明,而寒为阴邪,暑为阳邪,亦如水火之不相射"。寒暑所伤亦不同,因证有别,治法大相径庭。王氏编纂《温热经纬》一书,详辨温热暑湿之异于正伤寒,明确指出:"严寒易御,酷暑难消,热地如炉,伤人最速。"纠正了时医"或以伤寒为温热,或以温热为伤寒"的错误观点,很好地指导了温热病临床治疗。

(二)论暑邪与暑病

历代医家对暑的认识较为混乱,如"阳邪为热,阴邪为暑""暑必兼湿",暑病分阴阳,有"阴暑""阳暑"之说等等,王士雄针对这些错误一一进行驳正。

1. 暑乃纯阳,独盛于夏　暑为阳气,与火热同类。王氏指出:"暑乃天之热气,流金烁石,纯阳无阴。"在天为热,在地为火,其性为暑,是暑即热也,并非二气。否定了"阳邪为热,阴邪为暑"的说法。暑与火热同属阳邪,但仍有区别,王氏指出"惟暑独盛于夏令,火则四时皆有","夏秋酷热,始名为暑,冬春之热,仅名为温,而风、寒、燥、湿皆能化火",说明暑有明显的季节性,而火热可由他邪郁遏化生,则是暑邪所不具备的。

2. 暑多兼湿,非必兼湿　清代喻昌、叶桂、章虚谷等医家均有"暑必兼湿"的相关论述,王氏反对此说。王氏指出,暑为天气,其性纯阳;湿为地气,其性属阴。暑与湿本为二气,暑中本无湿;"虽易兼感,实非暑中必定有湿也"。长夏湿旺之令,暑以蒸之,暑与湿易于兼病。王氏云:"暑令湿盛,必多兼感,故曰挟。犹之寒邪挟食,湿证兼风,俱是二病相兼,非谓暑中必有湿也。故论暑者,须知为天上烈日之炎威,不可误以湿热二气,并作一气,始为暑也。而治暑者,须知其挟湿为多焉。"说明了暑多兼湿而非必兼湿。

3. 反对暑分阴阳之说　金代张元素、明代张介宾等医家将暑病分阴阳,有阴暑、阳暑之说。王氏指出:"若知暑为热气,则不可冠以阴字,其实彼所谓阴者,即夏月之伤于寒湿者耳。设云暑有阴阳,则寒亦有阴阳矣,不知寒者水之气也,热者火之气也,水火定位,寒热有一定之阴阳。寒邪传变,虽能化热,而感于人也,从无阳寒之说。人身虽有阴火,而六气中不闻有寒火之名。"王氏强调了寒暑水火定位,暑为纯阳,寒为纯阴,均不可再分阴阳,立论严谨,颇为精当。

4. 暑热最易伤津耗气　暑月阳气外泄,阴气内耗,且暑为火邪,最易伤津耗气,往往出现四肢困倦、精神减少、身热气高、心烦溺黄、口渴自汗、脉虚等症。治宜清暑益气,王氏云:"但东垣之方,虽有清暑之名,而无清暑之实。"王氏据此脉证,重新创制清暑益气汤,药用西洋参、石斛、麦冬、黄连、竹叶、荷梗、知母、甘草、粳米、西瓜翠衣,以清暑热、益元气、生津液。较东垣甘温之方,此为甘寒甘凉之剂,更切合暑热伤津耗气的病机。但若气虚湿盛,兼感微暑,或中气受伤,又感暑湿,出现四肢倦怠,精神短少,懒于动作,胸气短促,不思饮食,脉浮缓而迟者,可用东垣清暑益气汤。两方同名清暑益气汤,主治暑热伤气之证,前者治有津伤,侧重养阴生津;后者治偏湿盛,侧重健脾燥湿。临床应用,不可混淆。

（三）温病传变

关于温病的传变,叶桂提出"卫气营血"与吴瑭提出"三焦"的传变规律。王士雄既宗二家之说,又有所发挥。王氏认为温病分为新感温病与伏气温病,其传变规律不同。即新感温病是由表入里,由卫气及营血;伏气温病则由里出表,由血分达于气分。新感温病的传变又分顺传与逆传。叶桂提出:"温邪上受,首先犯肺,逆传心包。"王氏进一步阐发,温邪上受,病在卫分,得以外解,则不传。若不外解,则有顺传与逆传之分。犯肺之邪,邪从气分,下行于胃,脏病传腑,邪有出处,为顺传;在肺之邪,邪入营分,内陷心包,以脏传脏,邪无出处,谵言妄语,病重生变,为逆传。

王氏云:"肺胃大肠,一气相通,温热究三焦,以此一脏二腑为最要。肺开窍于鼻,吸入之邪,先犯于肺,肺经不解,则传于胃,谓之顺传。不但脏病传腑为顺,而自上及中,顺流而下,其顺也有不待言者,故温热以大便不闭者易治,为邪有出路也。若不下传于胃,而内陷于心包络,不但以脏传脏,其邪由气分入营,更进一层矣,故曰逆传也。"王氏在叶、吴二家基础上,提出外感温邪由肺传胃,自胃传肠,从上传下为顺传,对温病病变特点有更为全面客观的认识,对温病的治疗具有重要指导意义。

（四）伏气温病

伏气温病一说源于《内经》。历代医家又有不同程度的阐发,自叶桂《温热论治》问世后,时医临证多遵叶桂新感之说而忽略了伏气,或新感与伏气不分。王士雄侧重阐发伏气温病,在《温热经纬》一书中辑录经典或名家医论11篇,其中伏气温病占4篇,对伏气温病的传变方式、病变特点、初期症状及治法等方面详加辨析,以示后学。

王士雄指出:"伏气温病,自里出表,乃先从血分而后达于气分","不比外感温邪,由卫及气,自营而血也。"首先明确了伏气温病的传变方式不同于新感温病,揭示了伏气温病由里出表、由深至浅的病变特点,进而论及其临床表现与治疗方法的特殊性。王氏云:"起病之初,往往舌润而无苔垢,但察其脉软而或弦,或微数,口未渴而心烦恶热,即宜投以清解营阴之药。迫邪从气分而化,苔始渐布,然后再清其气分可也。伏邪重者,初起即舌绛咽干,其有肢冷脉伏之假象,亟宜大清阴分伏邪,继必厚腻黄浊之苔渐生,此伏邪与新邪先后不同处。更有邪伏深沉,不能一齐外出者,虽治之得法而苔退舌淡之后,逾一二日舌复干绛,苔复黄燥,正如抽丝剥茧,层出不穷。"辨证上,重视症、舌、脉结合,以知伏邪之轻重、邪伏之深浅及病情之进退。治疗上,强调先治营血而后治气分;病情反复多变,治之要得法。王氏所论精当,实属临证所感,补充和发展了伏气温病学说,颇有临床指导意义。

病案分析

春　温

翁嘉顺,亦染温病,初发热,即舌赤而渴,脉数且涩。孟英曰:非善证也。盖阴虚有素,值此忧劳哀痛之余,五志内燔,温邪外迫,不必由卫及气,自气而营。急予清营,继投凉血,病不稍减。且家无主药之人,旁议哗然,幸其旧工人陈七,颇有胆识,力恳手援。孟英曰:我(心)肠最热,奈病来颇恶,治虽合法,势必转重。若初起不先觑破,果已殆矣。吾若畏难推诿,恐他手虽识其证,亦无如此大剂,车薪杯水,何益于事?吾且肩劳任怨,殚心尽力以图之。病果日重,昏瞀耳聋,自利红水,目赤妄言。孟英惟以晋三犀角地黄汤加银花、石膏、知母、石斛、栀(子)、贝(母)、花粉、兰草、菖蒲、竹沥、竹茹、竹叶、凫茈(荸荠)、海蛰等,出入互用,至十余剂,舌上忽布秽浊垢苔,口气喷出,臭难向迩,手冷如冰,头面自汗,咸谓绝矣。孟英曰:生机也。阴虚而热邪深入,余一以清营凉卫(血)之法,服已逾旬,始得营阴渐振,推邪外出,乃现此苔,惟本元素弱,不能战解,故显肢冷,而汗仅于头面,非阳虚欲脱也。复予甘寒频灌,越三日,汗收热退,苔化肢温。此病自始迄终,犀角共服三两许,未犯一毫相悖之药,且赖陈七恪诚,始克起九死于一生,继以滋阴善后而康。

分析:此为王士雄从伏气温病角度出发治疗春温的典型病案。王氏云:"余医案中凡先治血分,后治气分者,皆伏气病也。"此案病始见营分证候,急予清营,继投凉血,病不稍减;势必转重,内窜动血,外达气分,而致气营血共燔,宜予清解,以犀角地黄汤合白虎汤加减,凉营散血,清气分热,佐以豁痰开窍、芳香解毒诸药。用药清灵,展气化之机而使邪从气分透发,以甘寒滋阴善后。此案揭示了伏气温病的发病特点、传变规律及治疗方法,体现了王氏伏气温病的辨治思路。

二、遣方用药特色

王士雄学验俱丰,遣方用药颇有特色,自成一家。曹炳章对其评价甚高:"其裁方用药,无论用补用泻,皆不离运枢机、通经络,能以轻药愈重证,为自古名家所未达者。"王氏临证注重调恣、保阴、食疗等,颇多创见。

(一)疏瀹气机,调其恣滞

《素问·六微旨大论》云:"出入废则神机化灭,升降息则气立孤危。"王士雄遵经之旨,十分重视气机的升降出入与流通畅达。王氏认为"人气以成形耳,法天行健,本无一息之停","身中之气有恣有不恣也,恣则邪留著而为病,不恣则气默运而潜消"。进而提出"人身气贵流行,百病皆由恣滞"的创见。

人体气机恣滞与否,与各脏腑密切相关。生理上,肝性主疏泄,肺职司敷布,胃权衡出纳,脾运化精微,"咸以气为用者也"。病理上,肝气不疏,则郁而为火;肺气不肃,则津结成痰；胃气不通，则废其容纳；脾气不达，则滞其枢机。王氏强调："一气偶愆，即能成病。"治疗上，一是调节肺、肝、脾、胃等脏腑之升降出入；二是消除外感、饮食、情志所伤及痰、火、热、瘀等愆滞气机的病理因素，以疏瀹气机、斡旋枢机、通利经络为调其愆滞之法。王氏云："调其愆而使之不愆，治外感内伤诸病，无余蕴矣。"由此可知，"百病皆由愆滞"为王氏的发病观；"调其愆而使之不愆"则为其治病观。

1. 疏瀹气机，首重宣肺　根据气机愆滞的病机，法宜疏瀹。王氏指出："疏瀹脏腑，使药无不及病，病无不受治于药。"王氏疏瀹脏腑气机，尤重调气；调气之法，首重宣展肺气。

王氏受喻昌"诸气之中，统摄营卫、脏腑、经络，而令充周无间，环流不息，通体节节皆灵者，全赖胸中大气为之主持"的启发，结合临床经验，王氏认为胸中大气的调畅，关键在于肺气的宣展。生理上，肺主气，司清肃，主治节。病理上，肺治节无权，清肃失职，枢机窒涩，升降失常，则气机愆滞。王氏指出"盖肺气受病，治节不行，一身之气，皆失其顺降之机"，"盖升降愆常，枢机窒涩，由乎风阳浮动，治节横斜，肺既不主肃清，一身之气皆滞也"。治疗上，宣展肺气，伸其治节。王氏云："轻可去实，先廓上游。"主张"以大剂轻淡之品，肃清气道，俾一身治节之令，肝胆逆升之火，胃府逗留之浊，枢机郁遏之热，水饮凝滞之痰，咸得下趋，自可自愈"。其临证用药，善用清轻灵动之品以清宣展布，如枇杷叶、杏仁、前胡、桔梗、旋覆花、薤白、白前、马兜铃、紫菀、芦根、薏苡仁、射干、瓜蒌、贝母、冬瓜子、莱菔子等。

临证辨治，痰热郁肺，宜予清肃，如暑邪夹痰薄肺，予竹叶石膏汤合苇茎加杏、菀、旋、杷、海石；伏暑在肺，治以泻白散合清燥救肺汤；冬温夹痰阻肺，以小陷胸汤加薤白、旋覆、赭石、花粉、海蛇、凫茈（荸荠）、竹沥；痰饮伏肺，投以薤、蒌、枳、杏、旋、赭、橘、半、菀、茹、芦根、蛤粉、雪羹之剂。热盛阴伤，宜予清解，如暑伏肺胃，阳明涸竭，用白虎汤加西洋参、竹茹、橘皮、丝瓜络、石斛、花粉、竹沥、海蛇。余热恋肺，肺金受烁，治节不伸者，宜予轻清，用元参、石斛、栀子、竹茹、旋覆、蛤壳、贝母、枇杷叶、竹叶、兰叶、莲心。王氏治肺重在宣展肺气、伸其治节，不出清解、清养二法，以疏瀹气机，顾护津液。

王氏临证疏瀹脏腑，还十分重视肺与肝、脾、胃、大肠等升降出入关系，尤其强调"肺胃大肠，一气相通"。王氏首重宣展肺气，肃降有权，胃大肠通降，邪从腑出，所谓治上通下，枢机旋转，升降得复。但治胃肠，"邪假阳明为出路"，所谓治下宣上，肺气宣展，治节有利，人身之气无愆滞。

2. 涤痰调愆，斡旋枢机　王氏认为凡病皆可致气机愆滞，诸多病因中，以痰浊阻滞为常见。王氏治温病或杂证，注重涤痰而斡旋枢机，调其愆滞。从《王氏医案绎注》收录的450余案来看，涉及化痰药者达300余首，其尤善用涤痰法治疗温病。

痰病辨证，王士雄运用望闻问切，四诊合参，以辨病性。"凡视温证，必察胸脘，如拒按者，必先开泄；若苔白不渴，多夹痰湿，轻者橘、蔻、菖、薤，重者枳实、连、夏，皆可用之；虽舌绛神昏，但胸下拒按，即不可率投凉润，必参以辛开之品，始有效也。"胸脘为气海，胸脘拒按表明气机痹滞，胸下拒按，苔白不渴，肺胃必有痰湿，治宜辛开苦泄；即使舌绛神昏，但痰湿痹阻，气化不行，故不可纯用凉润，碍其枢机。而应佐以辛开芳化，使气机运转，痰湿得化。温病夹痰，除必察胸脘外，详问口中感觉亦为必要。王氏指出："苔虽白而不燥，还须问其口中和否，如口中自觉黏腻，则湿渐化热，仅可用厚朴、槟榔等苦辛微温之品。口中苦渴者，邪已化热，不但大温不可用，必改用淡渗苦降微凉之剂矣；或渴喜热饮者，邪虽化热而痰饮内盛也，宜温胆汤加黄连。"

治痰大法，王氏重在清涤，强调"欲清气道之邪，必先去其所依附之痰"。所用清热蠲痰、肃肺导痰、顺气蠲痰、通络蠲痰、攻下涤痰、行水涤痰、滋阴化痰、清热凉血化痰、清心开窍涤痰、清热息风涤痰、清热行瘀涤痰诸法，关键在于通过涤痰调愆来斡旋中焦枢机之升降，以复肺气之宣展气化与治节功能。王氏谓："痰湿热阻其气化流行之道也，清宣展布，尚可图焉。"强调治痰宜清宣展布,肃肺通胃,导气化痰。其常据证选用瓜蒌薤白汤、橘皮竹茹汤、千金苇茎汤、小陷胸汤、温胆汤、当归龙荟丸、雪羹汤等方。其遣方用药,多以清宣展气,在于不犯一味温升,厚浊之味亦避之。至于阴虚有痰者,堪称难治,王士雄常权衡阴虚与痰热两者孰轻孰重,运用"寓补于消"或"寓消于补"法。他遣用的祛痰药与养阴药配伍,既无伤津之弊,还可助津液之敷布,妙在养阴而不滋腻恋邪,化痰而不伤阴。

3. 遣方用药,清轻灵动　王氏临证治疗气机怫滞所致诸症,用药多宗叶桂、薛雪、吴瑭等医家之法,崇尚清轻灵动,多以平淡之品取胜。王氏《叶香岩外感温热篇》按中引华岫云语:"其用药有极轻清、极平淡者,取效更捷。苟能悟其理则药味分量,或可权衡轻重,至于治法则不可移易。"王氏谓"上焦温证,治必轻清","所谓清气者,但宣展气化以轻清,如栀、芩、蒌、苇等味是也"。用药轻清,实则宣展气化,疏瀹气机,调其怫滞。

王氏进一步阐发作用机理,"气贵流通,而邪气挠之,则周行窒滞,失其清虚灵动之机,反觉实矣。惟剂以轻清,则正气宣布,邪气潜消,而窒滞者自通。"据此,用药如枇杷叶、杏仁、前胡、桔梗、旋覆花、薤白、贝母、瓜蒌、芦根、紫菀、石菖蒲、冬瓜、竹茹、竹叶、竹沥、竹黄、丝瓜、丝瓜叶、丝瓜络、橘络、橘叶、菊叶、益母草、丹参等,药多具宣肺、理气、清气、化痰、行血、通络、开窍等功用;常用方如小陷胸汤、瓜蒌薤白汤、千金苇茎汤、温胆汤、雪羹汤、清暑益气汤、甘寒救液汤、连朴饮、驾轻汤、致和汤、解毒活血汤等。王氏临证施用温、清、消、补诸法,其遣方择药多平淡轻灵,诚如杨素园在评述王士雄医案时说:"不论用补用清,悉以运枢机、通经络为妙用。"

4. 轻可去实,反对滥补　王氏在《薛生白湿热病篇》十七条中按:"不但治上焦宜小剂,而轻药竟可以愈重病,所谓轻可去实也。"临证无论虚实轻重,唯剂以轻清,多用"清解""清养"二法,疏瀹气机,旋转枢机升降,通利经络,以消除导致气机怫滞的病因,从而治疗气机怫滞、枢机窒塞所致之虚实诸证。如是则轻疾可愈、重病可瘳。王氏指出,轻疾缓病,暨病后之调理,当以小剂,徐为疏瀹;针对危急重证,也强调"重病有轻取之法",以轻药愈重病,实取"轻可去实"之义。王氏以轻剂起沉疴,力挽危急重证者无数。诚如周光远评价:"药贵对病,虽平淡之品,亦有奇功。"王氏用药取其轻,如患者胃气受伤,无论病轻病重,总宜小剂缓剂,徐徐疏瀹;若误投重药,不但已过病所,病不能去,而无病之地,反先遭其克伐。

针对时医、病家尚补之风,王氏极力反对滥补,因"每至药过病所,诛罚无过,或枢机窒滞,厥疾弗瘳"。虽对极虚之人,既病即为虚中有实,总宜按证而施宣通清解之法。若一味蛮补,愈阂气机,重者即危,轻者成痼。

病案分析

胃　脘　痛

赵听樵室,高若舟之妹也。去冬偶患脘痛,黄某治之,渐增头疼眩晕,气逆呕吐,痰多不寐,便溏不食,经事不行,脘痛而过投香燥,亦能致此证,况误投温补乎?始谓其虚,三月后又疑为娠,诸药遍试,病日以进。若舟延孟英脉之,左弦而数,右滑以驶。曰:病药耳,旬余可瘳。赵疑大病小视,不服其方。越半月,病者颈软头难举。医谓天柱已倒,势无望矣。若舟闻之,复恳援于孟英。疏方仍是前诊之法。赵问:此病诸医束手,大剂补药,尚无寸效,而君两次用药,皆极清淡,虽分两颇重,亦焉能有济乎?孟英曰:子何愚耶?药惟对证,乃克愈病,病未去而补之,是助桀也。病日加而补益峻,是速死也。原彼初意,非欲以药杀人,总缘医理未明,世故先熟,不须辨证,补可媚人,病家虽死不怨,医者至老无闻,一唱百和,孰能挽此颓风!令阃体质虽丰,而阴虚有素,是以木少水涵,肝阳偏盛,上侮于胃,则为脘痛,斯时投以酸苦泄肝,甘凉养胃(叶氏独得之秘),数日而愈矣。乃温补妄施,油添火上,肺津胃液灼烁无余,怒木直升,枢机窒塞,水饮入胃,凝结为痰,虽见证多端,皆气失下降,岂可指眠食废以为劳,月汛爽而为妊耶? 予以大剂轻淡之品,肃清气道,俾一身治节之令,肝胆逆升之火,胃府逗留之浊,枢机郁遏之热,水饮凝滞之痰,咸得下趋,自可向愈。不必矫枉过正,而妄以硝、黄伤正气。所谓药贵对证,而重病有轻取之法,非敢藐视人命,故将疲药塞责也。赵极感悟。投匕即效,逾旬果安。又一月经至,嗣与滋养,康复如常。(方用活水芦根二两,生冬瓜子四钱,生苡仁杵八钱,川贝母杵一两,南花粉四钱,花麦冬三钱,姜炒枯芩三钱,旋复花绢包三钱,连皮荸荠二两,连皮北梨一两,鲜青果两个,连核杵,生蛤壳一两,海浮石五钱,三味同先煨)越二载又病,复惑于黄某温补之论,而孟英之功尽坠,惜哉! (《王氏医案续编·卷一》)

分析:王氏治病重视疏瀹气机,用药清淡轻灵,审证立法精准。本案系素来阴虚木旺、肝盛侮胃而致脘痛,宜投酸苦泄肝,甘凉养胃,疏瀹气机,可愈。他医妄施温补,劫液锢邪,痰、热、火胶滞,肺胃受灼,升逆愈甚,枢机更窒塞,变至危重。王士雄力排病家、他医质疑,热肠胆坚,坚持以大剂清淡之品肃清气道,宣展肺气,枢机升降,肝胃和调,救危为安。王氏云:"药贵对证,而重病有轻取之法。"

(二) 顾护津液,保阴为要

温为阳邪,最易伤津耗液,阴液的存亡,决定疾病的转归。王氏云:"耗之未尽者,尚有一线之生机可望。若耗尽而阴竭,如旱苗之根已枯矣,沛然下雨,亦曷济耶? "认为阴液的存亡与人之生死攸关。《灵枢·热病》云:"实其阴以补其不足。"王士雄十分推崇吴瑭所言"此一句实治温热之吃紧大纲",故王氏在温病辨治全过程以保阴为要。

王氏继承喻昌、叶桂、吴瑭等诸家治温病的经验,临床善用凉润清解、甘寒养阴之剂,即使论治其他杂病,亦用此手法。纵观现存十六卷王士雄医案,病种无论内、外、妇、儿,病症无论轻、重、缓、急,治则无不以养阴保津为法,尤以顾护胃中津液为关键。

他推崇前贤之说:"喻氏云:人生天真之气,即胃中津液是也。故治温热诸病,首宜瞻顾及此。董废翁云:胃中津液不竭,其人必不即死。皆见功之言也。"因此,"凡治感证,须先审其胃汁之盛衰,如邪渐化热,即当濡润胃腑,俾得流通,则热有出路,液自不伤,斯为善治"。若邪热聚于胃腑,恐灼伤津液,濡润胃腑,使二便通调,则邪热下行有路,斯为救阴之妙法。并且胃腑得以濡润,通降得复,则胃得气化而津液输布。具体用药,他主张:"专宜甘寒以充津液,不当参用苦燥。余如梨汁、蔗浆、竹沥、西瓜汁、藕汁,皆可频灌,如得蕉花上露更良。"王氏濡润胃津,每用石斛、沙参、西洋参、花粉、麦冬等,尤喜用梨汁、蔗浆、西瓜汁等果汁,甘凉生津,沃焦救焚。

王氏深得叶氏"热邪不燥胃津,必耗肾液"之义,临证治疗多以甘寒、甘凉清养肺胃而充津液,以咸寒滋填肾液。若温热之邪聚胃腑,耗液伤,宜予甘寒,王氏云:"甘寒之药,既可涤热,又以生津,真治温良法也。"如温病热入气分而津液耗伤者,常以白虎汤为主方,随证加入花粉、沙参、洋参、麦冬、梨汁、蔗浆等,泄热与生津并进,以存气津。若热邪内灼,胃液干枯,急用甘凉之品以清热濡津。若阴亏热炽,液将涸者,投以大剂甘凉濡润之品,以起不治之证;甚则热炽液涸,阴气枯竭者,甘凉濡润,不厌其多,并加入咸寒育阴之品。若邪热不解,胃津大伤,耗及真阴,或肾水素亏,邪热难退者,主以甘寒,必加咸寒滋水之品,如阿胶、鸡子黄、白芍、地黄、天冬、二至丸、龟板、鳖甲、牡蛎等。

王氏针对有余之邪热,则通腑泄热,"假阳明为出路",使邪从腑出,有清热坚阴、急下存阴之妙,此法保阴最具特色。王氏指出:"若阳明之邪,假阳明为出路一言,真治温热病之金针也。"临证又强调不可孟浪攻泻,即便温热下利者,亦不宜率投升提补涩,以截断邪之出路。

综观王氏临证保阴之举,药多凉润、甘寒,多取轻清灵动、无滞流通之品,养阴生津之余,能宣散透邪,亦能疏瀹气机,旋转枢机。阅其医案,或主以清养,或兼以清养,多以清养善后,而咸寒滋腻滞碍之品多慎用,力避苦温香燥劫阴之品,无不体现了王氏"平和清养"的用药风格。

病案分析

阴津涸竭

栖流所司药陈芝田,于仲夏患感,诸医投以温散,延至旬日,神昏谵妄,肢搐耳聋,舌黑唇焦,囊缩溺滴,胸口隐隐微斑,一望而知其危矣。转邀孟英诊之,脉细数而促,曰:阴亏热炽,液将涸矣。遂用西洋参、元参、生地、二冬、知、柏、楝实、石斛、白芍、甘草梢、银花、木通、犀角、石菖蒲,大剂投之。次日复诊,其家人云:七八日来小溲不过涓滴,昨服药六七个时辰后,解得小溲半杯。孟英曰:此即转机也。然阴气枯竭,甘凉濡润,不厌其多。于前方再加龟板、鳖甲、百合、花粉,大锅煎之,频灌勿歇。如是者八日,神气始清,诸恙悉退,纯用滋阴之药,调治匝月而瘳。予谓:孟英学识过人,热肠独具。凡遇危险之候,从不轻弃,最肯出心任怨以图之。如此案,八日后神气始清,若经别手,纵使治法不错,而一二帖后不甚起色,必规避坚辞,致病家惑乱,谋及道旁,虽不死于病,亦必死于药矣。此在医者之识老心坚,又须病家之善于择而任之专也,谈何易耶?且闻孟英尝云:温热液涸神昏,有投犀角、地黄等药至十余剂,始得神清液复者,因温热案最多,不暇详录,姑识此以告司人之命者。(《王氏医案·卷二》)

分析:伏暑误投温散,神昏谵妄,隐隐微斑为热邪深入营分之候。舌黑唇焦,囊缩溺滴,是阴津涸竭之征。肢搐耳聋,乃肝风内动,王士雄以救液养阴为第一要务,佐以清热解毒,息风开窍为治。服后阴津渐复,小便多,更助以花粉、百合之清热生津化痰;龟板、鳖甲之育阴潜阳息风。频灌勿歇者,意增一分阴液,便多一分生机。本案乃两者之结合,匠心别具,启人茅塞。

(三) 重视食疗,以食为药

王氏遥承《内经》《伤寒杂病论》《备急千金要方》等食疗观,近取叶、薛诸家食疗经验,尤其传承祖辈食疗学术思想,编撰《随息居饮食谱》食疗专著。将饮食分为水饮、谷食、调和、蔬菜、果食、毛羽、鳞介七类,论及别名、产地、性味、功用、主治,以及优选标准、服用方法、食后不适、食用禁忌等,并附有古代方剂或个人验方,在前人的经验基础上有不少的补充与发挥,切于临床。

王氏认为以食代药、以食入药简易方便,患者易于接受,又有很好的临床疗效,谓其"处处皆有,人人可服,物异功优,久任无弊",并且"药极简易,性最平和,味不恶劣,易辨易服"。临证不仅喜用于小儿、年老、孕吐、胃弱、素虚之人,病实体实者、危急重症亦常用。王氏应用饮食却病养生,验案颇丰,最具心得。

1. 单味食疗　王氏常常主以或辅以饮食来治疗疾病或养生之用,积累了丰富的食疗养生经验。如梨:甘凉润肺,清胃凉心,涤热息风,化痰已嗽,养阴濡燥,散结通肠,消痈疽,止烦渴。治中风不语、痰热惊狂、温暑等疴,名为"天生甘露饮"。西瓜:甘寒,清肺胃,解暑热,除烦止渴,醒酒凉营,疗喉痹口疮,治火毒时证。一名"天生白虎汤"。甘蔗:甘凉清热,和胃润肠,解酒杀蛔,化痰充液。治痒疟暑痢,止热嗽虚呕,利咽喉,强筋骨,息风养血,大补脾阴,名为"天生复脉汤"。绿豆：甘凉，煮食清胆养胃，解暑止渴，润皮肤，消浮肿，利小便，已泻痢，解诸毒。猪肉：取法于仲景猪肤汤之用义，大补肾阴而生津液，用治肾水枯涸之消渴，阴虚阳越之喘嗽，胞水早破难产，并具奇效。

2. 复方食疗　王氏收集或创制了不少食疗方，或饮食组合，或药食配伍。如雪羹汤：用荸荠、海蜇，清热化痰，行瘀消食，治痰热内蕴，瘀滞食阻，哮喘胸痞，腹痛腹胀等证。加味三豆丸：用生绿豆、生黄豆、生黑大豆或生白扁豆、生甘草、金银花，甘凉补阴解毒，为痘疹始终可服之妙药，服之能明目消疳，不生疮疖、泄泻等。青龙白虎汤：用橄榄清足厥阴内寄之火风，生芦菔化手太阴外来之燥热，而肃其下行之气，以消经络留滞之痰，解膏粱鱼面之毒，王氏称"用以代茶，则龙驯虎伏，脏腑清和，岂但喉病之可免耶"？玉芝丸：猪肚一具，以莲子去心入肚内，水煎糜烂，收干捣为丸服；凡胃气薄弱者，常服此丸，令人肥健。玉灵膏：用龙眼肉、白糖，素体多火者加西洋参片，蒸膏服，大补气血，力胜参、芪，称之代参膏，产妇临盆服之尤妙。或化裁古方，如取法仲景甘麦大枣汤，用甘草、小麦、红枣、藕，移治心脾两虚证。

3. 重视饮食用法　王氏十分注重饮食入药的用法，食物可以煎汤作饮、作丸散膏丹、取汁榨浆，或蒸露、浸酒、盐渍、制糖、造点、作馅、点茶、酿酒、蒸糕、熬粥等，制取方法不同，制作方法多样，便于食用或药用。如梨、西瓜绞汁服；甘蔗榨浆服；龙眼肉蒸膏服；绿豆、猪肉煎汤服，或煎汤代水煮药；桂花、玫瑰花、茉莉花、甜菊花、梅花、荷花、野蔷薇、香橼、枇杷叶、薄荷叶等蒸露入药。

4. 喜用食物蒸露　王氏对食物蒸露入药有深入研究。凡谷、菜、果、蔬、草、木、花、叶诸品，具有水性之物，皆取其新鲜及时者，以法入甑，蒸馏得水，名之为露。王氏强调："用得其宜，远胜诸药。"从饮食蒸露的吸收来看，王氏指出："凡人饮食，盖有三化，一曰火化，烹煮熟烂；二曰口化，细嚼缓咽；三曰胃化，蒸变传运。二化得力，不劳于胃。"露为所蒸食物之气水，属于"火化"而不劳于胃，易于吸收，而不腻滞；其气清灵芳润，可以疏瀹脏腑气机，为王氏所喜用。如用银花露、薄荷叶露能散风热，野蔷薇露、香橼露能醒胃而降其浊气等。

5. 强调辨证用食　临证上，王氏强调辨证用食，平淡之饮食入药，亦有奇效。如王氏治秋粟之室怀妊，苦脘痛呕吐，勺水不纳，药亦不受，授以藕汁、芦根汁、梨汁，少加姜汁，和入蔷薇露、枇杷叶露、香橼露，徐徐呷之渐瘳。又如一少妇分娩，胞水早破，胎涩不能下，催生药遍试不应。孟英令买鲜猪肉一二斤，洗净切大块，急火煎汤，吹去浮油，恣饮之即产，母子皆生。王氏还十分重视饮食禁忌，避免过食而伤。如慈菇"多食发疮动血，损齿生风。凡孕妇及瘫痪、脚气、失血诸病，尤忌之"。白砂糖"多食久食，亦有损齿生虫之弊。痞满呕吐，湿热不清，诸糖并忌"。

王士雄在温热病论治上承前启后，为集大成者；其在霍乱病、妇科病、儿科病、老年病、外科病、血证的辨治方面也有经验丰富，尤其在急症治疗上贡献卓著，常备成药以解囊救急，或以单验方，以食代药，或内外合治等，如霍乱病发病急骤，常以取嚏、刮法、焠法、刺法、熨灸、溻洗、敛气与策应内外法并施救危。王氏热肠胆坚，常常临危救急，力挽于顷刻之间，活人无数，为民众所爱戴。

（吴　曦）

复习思考题

1. 王士雄对暑是如何认识的？
2. 试述王士雄对温病传变与伏气温病的独特见解。
3. 试述王士雄疏瀹气机的用药思路。
4. 试述王士雄顾护津液、养阴保津的用药思路。
5. 试述王士雄食疗的临证经验。

第二十四章

郑钦安

学习目标

1. 掌握郑钦安的元气理论、乾元坎离学说、重在扶阳的治法特色；
2. 熟悉其代表作、善用温热的用药特点；
3. 掌握其学术思想和临证经验特色；明确其学术成就和现实意义。

第一节 生 平 著 作

一、生平简介

郑钦安,名寿全,四川邛州(今四川省邛崃市)固驿镇人。约生于清道光四年(1824 年),卒于清宣统三年(1911 年)。

郑钦安原籍安徽,其祖父郑守重为清乾隆时拔贡,四川为官,遂家居邛崃市。其父郑本智,生郑钦安一子。郑钦安 5 岁即从父读书,稍长则博览群书,16 岁已读完四书五经,后随父亲从邛崃迁居成都,拜一代通儒兼名医刘止唐(1767—1855 年)为师,尽得其传。遵其教导,熟读《周易》《内经》《伤寒论》诸书,以明人身阴阳合一之理及张仲景立法立方的要旨。郑钦安 24 岁时,开始在成都行医。行医以后,仍然潜心于《伤寒论》,又旁读医书 70 余种,以其圆通之医法和善用温热药屡愈疑难重症而誉满蓉城,被后世尊为"火神派"的开山鼻祖。郑钦安一生注重医德,常向贫苦百姓送医施药,济困扶厄,深受百姓爱戴。

郑钦安中年设帐授徒,其入室弟子为卢铸之(1876—1963 年)。卢铸之师从郑钦安达 11 年之久,继承其扶阳学术思想,屡起沉疴,时人尊称为"卢火神",传于其子卢永定(1901—1986 年)、其孙卢崇汉(1947 年至今)。卢铸之于 1908 年开设"扶阳讲坛",吴佩衡、范中林、戴云波、祝味菊等深受其影响。郑钦安著有《医理真传》《医法圆通》《伤寒恒论》。

二、著作提要

《医理真传》,四卷,成书于 1869 年。卷一,设《乾坤大旨》《坎卦》《离卦》等篇,从坎、离二卦立论,强调阳气的重要性,提出辨认阳虚症法与阴虚症法,论及六经证解。卷二至卷四多以问答体方式,设列阳虚症问答 31 条、阴虚症问答 29 条、杂问 14 条等。该书以乾坤坎离阐释医理,详论人身疾病的内因外因、阳虚阴虚病情实据,其用方用药,有活泼圆通之妙。书中对阳虚、阴虚的辨认方法与施治经验,见解独到,极切实用。

《医法圆通》,四卷,成书于 1874 年。卷一至卷二列《用药弊端说》,列杂症数十条,论及

第二十五章

唐宗海

学习目标

1. 掌握唐宗海对水火气血学说的贡献、总结的治吐血四法；
2. 熟悉其代表作、对血证的认识与证治经验；
3. 了解其生平及学术成就对后世的影响。

第一节 生 平 著 作

一、生平简介

唐宗海，字容川，四川彭县（今四川省彭州市）人，生于清道光二十六年（1846 年），卒于光绪二十三年（1897 年）。唐宗海自幼聪敏好学，习儒治经，为诸生时已名闻三蜀，门人弟子常数十人。

唐父体弱多病，唐宗海深感为人子者不可不知医，故其早年即习方书，并为其父调治。后其父罹患血证，先吐血，后下血，广延名医，多方求治，均无效验，最终不治而亡，此事对他触动很大，"每于血证，尝三致意……寝馈于《内经》仲景之书，触类旁通，豁然心有所得，而悟其言外之旨，用治血证，十愈七八。今先君既逝，而荆妻冯氏又得血疾，亲制方剂，竟获安全"。唐氏擅长内科，对各种出血病证研究尤深，他师古不泥，推陈出新，充实、发展了中医学的气血理论，为后人治疗出血病证开辟了新的途径。他认为研究医学，不论古今中外，凡有所长，都应取之，凡有所短，都当弃之。当时西方医学日盛，影响渐著，唐宗海主张"不存疆域异同之见，但求折衷归于一是"，力图以西医知识解释中医的基本理论，以求实现其"中西汇通"的愿望。

二、著作提要

《血证论》，八卷，成书于 1884 年，为血证专著。书中重视水火气血互生及其变化，阐述血证病因病机，提出止血、消瘀、宁血、补血之通治血证四法。卷一总论阴阳水火气血等；卷二至卷五分别论述血上干、血外渗、血下泄和血中瘀证治，所论病症有吐血、呕血、衄血、咳血、下血、崩漏、经闭等 33 种；卷六为诸失血兼见症及与失血相关各症；卷七、八为方药及解说。本书是研究血证的重要参考书。

《中西汇通医经精义》，二卷，成书于 1892 年。全书以中西医两套理论注释《内经》，通过将中、西医之间原理一致的内容互相训解，直接"汇通"；或将西医解剖学与中医气化学说

"取长补短"、相互汇通。谢利恒曾赞其"能参西而崇中,不得新而忘旧,且于数十年前,早知中西汇通为今后医家之大业,不可不谓吾道中之先知先觉也"。

《伤寒论浅注补正》,七卷,成书于 1894 年。该书在陈修园《伤寒论浅注》基础上进行补正,特点有二:其一,明确三焦实质,常用三焦生理病理现象来解释伤寒诸证的病机和症状;其二,结合西医理论注解《伤寒论》。

《金匮要略浅注补正》,九卷,成书于 1893 年。该书是对陈修园《金匮要略浅注》的补充和订正,是以西方医学解释贯通《金匮要略》本义的最早注本。

《本草问答》,二卷,成书于 1893 年。全书参照西法,讨论中药性味、归经,相制相畏等理论,是较早从"中参西"角度进行研究的药学专著。

第二节　学术思想与临证经验

一、水火气血学说

唐宗海认为人体生理活动是阴阳两气不断运动的结果,他在《血证论·阴阳水火气血论》中指出:"人之一身,不外阴阳,而阴阳二字,即是水火。水火二字,即是气血。水即化气,火即化血。"高度概括了水火、气血、阴阳六者之间的关系,即水气互化,气血互生。

（一）水气互化

对于水和气的关系,在生理上,唐宗海受易理启发,"易之坎卦,一阳生于水中,而为生气之根",认为水为生气之源,"人身之气,生于脐下丹田气海之中。脐下者,肾与膀胱,水所归宿之地也"。从"鼻间吸入天阳,从肺管引心火,下入于脐之下,蒸其水使化为气"。这就是"水即化气"。当气生成之后,即布于全身内外,蒸腾膀胱肾中之水化生津液,即所谓"气生于水,即能化水"。

病理上,水气之间,亦常相互为病。一方面,水病及气,即"水停不化,外则太阳之气不达,而汗不得出,内则津液不生,痰饮交动";另一方面,气病及水,气病可以影响水液的输化,如肾中阳气不能镇水,可为饮为泻等。故唐宗海云:"病水而即病气""病气即病水",从而有"治气即是治水,治水即是治气"之论,对临床颇具启发意义。

（二）火即生血

唐宗海认为,生理状态下,血的化生主要以心火为主,故有"火即化血"之说。如"食气入胃,脾经化汁,上奉心火,心火得之,变化而赤,是之谓血"。又如"血色,火赤之色也。火者心之所主,化生血液,以濡周身"。这是唐宗海根据《内经》"中焦受气取汁,变化而赤是谓血",以及"心主血"之论,具体说明血的化生,是心脾二脏作用的结果。不仅血液的化生须赖心火,而心火也须阴血之奉养,才能平和不亢。

病理上,血火之间,亦常相互为病。一方面火病及血,如火旺或火衰,能危及血液的生化,当"火化太过"或"火化不及"时,即成为病理之火,造成血病。反之,血病可累及火病,如"血虚,则肝失所藏,木旺而愈动火,心失所养,火旺而益伤血"。因此,唐宗海指出:"治火即是治血,血与火原一家,知此乃可言调血矣。"

（三）气血互生

"水即化气""火即化血",说明了水与气、火与血之间的密切相关。而气与血、水与火则更是相互维系,相互依存。唐宗海说:"肺主水道,心主血脉,又并域而居……一阴一阳互相维系,而况运血者即是气,守气者即是血,气为阳,气盛即为火盛;血为阴,血虚即是水虚。一而二，二而一者也。"可见水火气血存在形式虽有不同，但二者紧密依存，互资共生，故"水病则累血"，如"汗出过多则伤血，下后亡津液则伤血"等。亦有血病而兼水病的情况，如"吐血咳血必兼痰饮，血虚则精竭水结，痰凝不散，失血家往往水肿"，因此"深明此理，而后治血理气，调阴和阳，可以左右逢源"。

气血水火之所以能相互资生，相互维系，其关键在脾。正如唐宗海所说："血生于心火而下藏于肝，气生于肾水而上主于肺，其间运上下者，脾也。水火二脏，皆系先天，人之初胎，以先天生后天，人之既育，以后天生先天，故水火两脏，全赖于脾。"可知，脾胃中土在人体水火气血生化及维持其正常功能活动中具有重要作用。因此，"治血者必以脾为主，乃为有要；至于治气，亦宜以脾为主"。

二、血证病因病机

唐宗海对血证深有研究，在理论和临床实践方面有全面阐述。他指出："平人之血，畅行脉络，充达肌肤，流通无滞，是谓循经，谓循其经常之道也。"一旦血不循经，溢出于外，即为血证。常见之证，或血液溢于体外，如吐血、衄血等；或血液内溢，积于脏腑、经络、腠理，如各种瘀血、蓄血等。血证的病因病机十分复杂，唐宗海归纳为以下几个方面：

（一）气机阻逆，血随上溢

气为血帅，气机冲和则血随之而畅行络隧；若气机不畅，血行受阻，气逆上冲，则血随上溢而为吐血、呕血、咳血等症。

吐血：唐宗海认为凡上吐之症，皆属于胃，"血虽非胃所主，然同是吐证，安得不责之于胃"。造成吐血的根本原因，在于"气实"，唐宗海指出："试思人身之血，本自潜藏，今乃大反其常，有翻天覆地之象，非实邪与之战斗，血何从而吐出哉？"

呕血：同是血出口中，呕血与吐血有异。以声音言，无声者为吐血，有声者为呕血，"血出有声，重则其声如蛙，轻则呃逆"；以轻重言，吐轻而呕重；以病机言，同样属于气逆，但"呕则其气更逆也"；以脏腑言，吐血其病在胃，呕血其病在肝，其主要病机为肝失疏泄，气机逆乱。

咳血：咳属肺病，"肺主气，咳者气病也，故咳血属之于肺"。其病机有虚实两种。实者多因外邪郁遏肺气，或郁久化火，灼伤脉络，以至失血；虚证多由肺中津液不足，阴虚火动，肺金失其清肃之令，而成咳血。然而，不论虚实，都与肺失清肃，气机阻逆有关。

（二）脾失统摄，血无归附

脾主统血，血之运行上下，全赖于脾。脾"以其能统主五脏而为阴之守也，其气上输心肺，下达肝肾，外灌溉四旁，充溢肌肉，所谓居中央畅四方者如是，血即随之运行不息，所谓脾统血者，亦即如是"。若思虑伤脾或劳倦伤中，气虚不摄则血可由上下溢出。

唾血：血随唾液而出为唾血。唐宗海认为忧思抑郁则伤脾阴，饮食、劳倦失节则伤脾气，凡脾阴脾气受伤都能造成"脾不摄血而唾血"。

血崩：女子血崩，每多责之脾虚。唐宗海指出："血乃中州脾土所统摄，脾不统血，是以崩溃，名曰崩中，示人治崩必治中州也。"此病每多因"思虑饥饱""劳倦伤脾"或"肝经怒火妄动，木郁克土"所致。

（三）火热炽盛，迫血妄行

火热内盛，则迫血妄行。如热伤阳络，则为衄血；热伤阴络，则为下血。火热与气机阻逆关系密切，气逆则易化火，即唐宗海所谓"气盛即是火盛"。

鼻衄：热伤阳络则衄血。所谓阳络，唐宗海认为是"太阳、阳明之络脉也，盖太阳、阳明统走人身躯壳之外，阳络之血伤于太阳者，由背上循经脉，至鼻为衄……伤于阳明者，由胸而

211

上,循经至鼻"。太阳主开,邪气闭郁,不能发越于外;阳明主阖,燥火伤其脉络,热气浮越,都能引起血热妄行成衄。

此外,唐宗海还讨论了多种衄血病证,"阳明燥热所攻"则为目衄;肝胆三焦,相火内动,夹血妄行,则为耳衄;胃火上炎,血随火动,则为齿衄;心火亢盛,热迫血出,则为舌衄。

(四) 瘀血阻络,血行失常

瘀血也是形成血证的一个重要病因。凡吐、衄、便、漏各种血证,其离经之血,无不成瘀。瘀血内阻,可以造成再次出血。所以唐宗海说:"瘀血踞住,则新血不能安行无恙,终必妄走而吐溢。"瘀血内阻,不仅能导致再次吐溢出血,还可遗患无穷,变生其他疾病。如"经脉中已动之血,有不能复还故道者,上则着于背脊胸膈之间,下则着于胁肋少腹之际,着而不和,必见疼痛之证"。另外,唐宗海指出旧说的局限,"血块为瘀,清血非瘀,黑色为瘀,鲜血非瘀,此论不确。盖血初离经,清血也,鲜血也。然既是离经之血,虽清血鲜血,亦是瘀血"。

同时,唐宗海又善于结合脏腑病机综合分析,曰:"脏腑各有主气,各有经脉,各有部分,故其主病,亦各有见证之不同。"如吐血主病在胃,呕血主病在肝,咯血主病在肾,唾血主病在脾,咳血主病在肺等,指明在血证辨治中结合脏腑辨证的重要意义。

三、治吐血四法

唐宗海在吐血一症治疗中提出止血、消瘀、宁血、补虚四法,虽是针对吐血而设,但具有普遍意义,故可作为通治血证之大法。他说:"此时血之原委不暇究治,惟以止血为第一要法。血止之后,其离经而未吐出者,是为瘀血。既与好血不相合,反与好血不相能,或壅而成热,或变而为痨,或结瘕,或刺痛,日久变证,未可预料,必亟为消除,以免后来诸患,故以消瘀为第二法。止吐消瘀之后,又恐血再潮动,则需用药安之,故以宁血为第三法。邪之所凑,其正必虚,去血既多,阴无有不虚者矣。阴者阳之守,阴虚则阳无所附,久且阳随而亡,故又以补虚为收功之法。四者乃通治血证之大纲。"

(一) 止血

唐宗海依据《内经》"急则治标"原则,认为吐血不止,即有气随血脱之危险,此时当以尽快止血为第一目标。止血之时,不仅要止其溢出之血,更重要的是迅速制止业已妄动奔突于经脉之中、但尚未溢出之血,其意义在于"止之使不溢出,则存得一分血,便保得一分命"。

唐宗海所谓止血并非见血而一味敛涩,而是针对出血病机不同而选方。实热证吐血大多由气火冲逆引起,釜底抽薪法降气止血最为有效,因此他主张用仲景泻心汤。他认为该方中大黄用药最妙,既为气分药,又为血分药,推陈致新,止血而不留瘀,实为气火冲逆所致吐血之首选。但下法需要注意掌握时机,在气火正盛之时,最为恰当,如果实邪留存时间已久,正气已衰,则不可再用此法,此时大黄则需慎用。

对于气随血脱的危重吐血者,必须用独参汤大补元气而摄血。这种吐血为数较少,仅占十分之一二。其吐血特点或喘促昏愦,神气不续,六脉细微;或见手足清冷,面色惨白,便溏遗溺,脉细微迟涩。因"人之生也全赖乎气,血脱而气不脱,虽危犹生,一线之气不绝,则血可徐生,复还其故;血未伤而气先脱,虽安必死",故急用独参汤救护其气。

(二) 消瘀

唐宗海认为,血止之后,当治以消瘀。瘀血内阻,可遗患无穷,变生其他疾病,"或流注四肢,则为肿痛;或滞于肌腠,则生寒热。凡有所瘀,莫不壅塞气道,阻滞气机,久则变为骨蒸、干血、痨瘵,不可不急去之也",故以消瘀为第二法。唐宗海主张瘀血去则新血生,"用花蕊石散,令瘀血化水而下,且不动五脏真气,为去瘀妙药。如无花蕊石,用三七、郁金、桃仁、牛膝、醋炒大黄,亦有迅扫之功"。

（三）宁血

唐宗海认为，吐血经过止血和消瘀治疗，血已止，瘀已消，然数日之间，或数十日间，血不安于其经，复潮动而吐出，必须用宁血之法，使血得安乃愈。故以宁血为第三法。宁血之法与止血和消瘀方法不同，止血消瘀之法，多用峻猛之药以取速效，此乃削平寇盗之术；宁血之法多取和缓之药以奏功，是以抚绥安血之意。宁血之治，方法较多，主要针对动血之因而治之，如祛邪、调气、凉血、泻火、润燥、清肝、安肾等，皆可随证用之。如怒气逆上血滞而吐者，宜丹栀逍遥散；肝火炽盛用当归芦荟丸；外感寒邪犯于血分、外束闭而内逆壅者，宜麻黄人参芍药汤；风邪外袭，脉浮数，则用小柴胡汤加味等法。唐氏特别重视调气，谓"血之所以不安者，皆由气之不安故也，宁气即是宁血"，阐述了调和气机对安宁血络的重要意义。

（四）补虚

邪之所凑，其正必虚。出血既多，益增其虚，故以补虚为收功之法。唐宗海大凡补虚都以补肝肺脾为主，"肝为藏血之脏，血所以运行周身者，赖冲、任、带三脉以管领之……故补血者，总以补肝为要"；"未有吐血而不伤肺气者也。故初吐必治肺，已止尤先要补肺"；"脾主统血，运行上下，充周四体，且是后天，五脏皆受气于脾，故凡补剂，无不以脾为主"。

补虚之法，当在补血的同时，分别脏腑阴阳而补之。如用仲景炙甘草汤补肝经血损；以辛字润肺膏补肺润肺；以天王补心丹或朱砂安神丸养心安神；以六君子汤温补脾阳，以甲己化土汤滋养脾阴；用人参固本汤，或以归脾汤补益脾气；以六味地黄丸、肾气丸等补益肝肾等。

纵观以上四法，都是围绕着止血复正这一总则，前后兼顾。如以止血言，用药往往兼顾到消瘀，而消瘀实寓有宁血之意，既可消除或减少再次出血的危险，又可免罹虚损后患，其中也蕴有止血和补血之意。唐宗海虽以补法为收功之法，但对血证用补十分慎重，以免留邪为患。故以上四法，当审辨血证的不同情况而恰当运用。

病案分析

吐　血

祈左，肾阴早亏，龙雷之火，肆逆于上，逼血妄行，以致涌吐六七日，盈盏盈盆，汗多气喘，脉细如丝，有欲脱之象，阴不抱阳，阳不摄阴，气血有涣散之虞，阴阳有脱离之险，病势至此，危在顷刻！宗经旨血脱益气之法，峻补其气，以生其血，未识能得挽回否。吉林人参二钱，黑锡丹五分。

二诊：涌吐大减，气喘略平，脉细无力，是血去阴伤，龙雷之火上升，肺气不能下降。古人云：天下无逆流之水，人身无倒行之血，水之逆流者因乎风，血之倒流者因乎气，气逆则血溢矣。症情尚在险关，还虑意外之变。再宜益气益阴，顺气降逆，以望转机。吉林参一钱五分，当归身三钱，广陈皮八分。（《丁甘仁医案》）

分析：本案患者肾阴早亏，加之去血既多，有欲脱之象，阴不抱阳，阳不摄阴。故先用益气固脱之法，峻补其气，以生其血。方用人参大补元气，黑锡丹温壮下元，镇纳浮阳。二诊涌吐大减，气喘略平，脉细无力，是血去阴伤。宜益气养阴，顺气降逆，方用人参（减量）补气生血，当归补血行血，陈皮理气降逆。

四、血证证治

唐宗海对血证证治进行了深入系统的阐发，丰富了血证论治的内容，提高了论治水平，对于临床辨治血证具有较高的指导意义。

（一）血上干证治

唐宗海所谓血上干，即出血见于上窍者，如吐血、呕血、咯血、唾血、咳血、鼻衄、齿衄、舌衄等。

呕血：呕血与吐血，同是血从口中出，但有不同。因此，两者的辨证治疗，亦应加以分析。呕血多责之肝，所以呕血之证，应以调肝为主。如肝火横逆，迫血呕出，宜先泻火，用当归芦荟丸加丹皮、蒲黄；亦有因怒呕血，气逆血逆，宜凉肝血，调胃气，用犀角地黄汤加柴胡、枳壳；血止以后，再用逍遥散加阿胶、牡蛎、香附以收功。

咯血：咯血是痰中带血丝。其病有出于心者，是心经火旺，如见咳逆咽痛者，用导赤散加黄连、丹皮、血余炭、蒲黄、天冬、麦冬、贝母、茯苓治之。咯血又有出于肾者，是肾经之气不化于膀胱，而反载膀胱之水上行为痰。膀胱者胞之室，膀胱之水，随火上沸，引动胞血随之而上，是水病而连累胞血之一证。治以猪苓汤加丹皮、蒲黄，以清血分；亦可用六味地黄汤加旋覆花、五味子、天冬、麦冬、蒲黄；火盛者，用大补阴丸。

（二）血下泄证治

血下泄证，即出血之见于下窍者，如便血、尿血等。

便血：便血为大肠之病，其病机有中气不足，气虚不摄者；有由肺经遗热，传于大肠者；有由肾经阴虚，虚火灼络者；有由肝经血热，渗漏大肠者。先便后血者为远血，先血后便者为近血，《金匮要略》已有分类。但近血之中，尚有二证，即脏毒与肠风。脏毒下血，肛门肿硬，疼痛流血，与痔漏相似。若大肿大痛，大便不通者，用解毒汤。脏毒久不愈者，治宜清胃散加银花、土茯苓、防己、黄柏、薏苡仁、车前子升清降浊。至于远血，即古所谓阴结下血，黄土汤主之。也有用理中汤加归芍，或归脾丸，或补中益气汤者。总之根据具体病情，相机出入而用之。

尿血：膀胱与血室，并域而居，热入血室则蓄血；热结膀胱则尿血。尿血乃水分之病，其病之由，则有内外二因，在病情上又有虚实两途。外因大都为太阳阳明传经之热，结于下焦。证见身有寒热，口渴腹满，小便不利，溺血疼痛，宜桃仁承气汤治之；或小柴胡汤加桃仁、丹皮、牛膝。内因乃心经遗热于小肠，肝经遗热于血室。症见淋泌割痛，小便点滴不通者为赤淋，治宜清热，用导赤散加炒山栀、连翘、丹皮、牛膝。虚证则溺出鲜血，如尿长流，绝无碍滞者，当清热补虚，兼用止血之药，毋庸再行降利，宜用四物汤加减。

（三）血中瘀证治

血中瘀证，如瘀血、蓄血、血臌等，范围较广。如瘀血攻心，心痛头晕，神气昏迷，不省人事，无论产妇及吐衄家，都是危候，急降其血，而保其心，可用归芎失笑散加琥珀、朱砂、麝香；或归芎汤调血竭、乳香末亦佳；如瘀血乘肺，咳逆喘促，鼻起烟煤，口目黑色，用参苏饮保肺祛瘀。此皆危急之候，凡吐血即时毙命者，往往是血乘于肺，壅塞气道所致。若肺实气塞者，不须再补其肺，但去其瘀，可用葶苈大枣泻肺汤加苏木、蒲黄、五灵脂、童便。

瘀血在经络脏腑之间，则周身作痛，以其堵塞气之往来，故滞碍而痛，治宜通瘀，"通则不痛"。用佛手散加桃仁、红花、血竭、续断、秦艽、柴胡、竹茹、甘草，酒为引。

瘀血在上焦，或发脱不生，或骨膊、胸膈顽硬刺痛，目不了了，用通窍活血汤；瘀血在中焦，则腹痛、胁痛、腰脐间刺痛着滞，用血府逐瘀汤；瘀血在下焦，则季胁少腹胀满、刺痛，大便黑色，失笑散加醋炒大黄、桃仁，膈下逐瘀汤亦可。

瘀血在腠理，则荣卫不和，发热恶寒，小柴胡汤加桃仁、红花、当归、荆芥；瘀血在肌肉，则翕翕发热，自汗盗汗。由于肌肉为阳明所主，因而阳明燥气与瘀血蒸郁，故其证象白虎，用犀角地黄汤加桃仁、红花；血府逐瘀汤加醋炒大黄亦可。

五、血证治法宜忌

血证不同于一般的内科杂证,治疗上自有其特点,凡治血证首先应当注意治法的宜忌。唐宗海在《血证论·用药宜忌论》中说:"汗、吐、攻、和为治杂病四大法,而失血之证,则有宜不宜"。他力主血证的治疗,应忌汗、禁吐、主下、宜和。

(一)忌汗

衄家忌汗是仲景的千古垂训,因汗血同源,夺血者无汗,夺汗者无血。唐宗海更认为辛刚发汗的药物会扰动阳气,耗伤真阴,从而造成血随气越。曰:"夫脉潜气伏,斯血不升,发汗则气发泄,吐血之人,气最难敛,发泄不已,血随气溢而不可遏抑。"因此即使遇到兼有表证、非用汗法不可的患者,也不宜径投麻桂羌独,须敛散两施。"必知血家忌汗",在此前提之下"然后可商取汗之法",以上皆为唐宗海对汗法应用于血证的有识之见。

(二)禁吐

唐宗海对吐血、咳血等气机上逆之证,尤严禁用吐法,指出:"失血之人,气既上逆,若见有痰涎而复吐之,是助其逆势,必气上不止矣。治病之法,上者抑之,必使气不上奔,斯血不上溢,降其肺气,顺其胃气,纳其肾气,气下则血下,血止而气亦平复。血家最忌是动气,不但病时忌吐,即已愈后,另有杂证,亦不得轻用吐药,往往因吐便发血证。知血证忌吐,则知降气止吐,便是治血之法。"说明吐法不但出血之时必须禁用,即使失血已愈,也不可轻用。血证禁吐,应视为禁令,切勿违之。

(三)主下

血证骤发,气盛火旺者较多,当血出势涌,不可抑止之际,此时之治,寻常清热养阴,不过是杯水车薪,唯用釜底抽薪,方可折其冲逆之势,而收急下存阴之效。他说,"血证气盛火旺者十居八九,当其腾溢而不可遏,正宜下之以折其势",逆转其腾溢之气,至为重要,"血证火气太盛者,最恐亡阴,下之正是救阴,攻之不啻补之矣"。且攻下之法须投之及时,"如实邪久留,正气已不复支,或大便溏泻,则英雄无用武之地,只可缓缓调停,纯用清润降利,以不违下之之意"。可见下法在血证治疗中的重要地位。

(四)宜和

唐宗海治疗血证,十分推崇和法,他在《血证论·用药宜忌论》中指出,"至于和法,则为血证第一良法。表则和其肺气,里者和其肝气,而尤照顾脾肾之气,或补阴以和阳,或损阳以和阴,或逐瘀以和血,或泻水以和气,或补泻兼施,或寒热互用,许多妙义,未能尽举"。唐宗海所论之法,是泛指血证的治疗总则,基本精神仍在于强调审证论治,纠正偏盛偏衰。如调和气机,平其逆乱,主张"降其肺气,顺其胃气,纳其肾气,气下则血下",其中顺其胃气,寓有下法之意;或泻水和气,亦寓有主下折逆之意;或逐瘀和血亦是他所擅长。临证时小柴胡汤为和法代表方,唐宗海认为"此方为达表和里,升清降浊之活剂",常用于治疗各种血证及其兼证。由此可见,和法在唐宗海治疗血证中具有重要的临床意义。

另外,唐宗海还特别指出关于补法的注意事项,他说:"血家属虚劳门,未有不议补者也。"但是邪气不去而补,是闭门留寇,瘀血未除而补,是助贼为殃。可见血证之补法,亦有宜有忌。

病案分析

吐 血

段某,男,38岁,干部,1960年10月1日初诊。旧有胃溃疡病,并有胃出血史,前二十日大便检查潜血阳性,近因过度疲劳,加之公出逢大雨受冷,饮葡萄酒一杯后,突然发生吐血不止,精神萎靡,急送某医院检查为胃出血,经住院治疗两日,大口吐血仍不止,恐慌导致胃穿孔,决定立即施行手术,迟则将失去手术机会,而患者家属不同意,半夜后请蒲老处一方止血。蒲老曰:吐血已两昼夜,若未穿孔,尚可以服药止之,询其原因由受寒饮酒致血上溢,未可以凉药止血,宜用《金匮要略》侧柏叶汤,温通胃阳,消瘀止血。处方:侧柏叶三钱,炮干姜二钱,艾叶二钱,浓煎取汁,兑童便60ml,频频服之。

次晨往诊,吐血渐止,脉沉细涩,舌质淡,无苔,原方再进,加西洋参四钱益气摄血,三七(研末吞)二钱,止血消瘀,频频服之。

次日复诊,血止,神安欲寐,知饥思食,并转矢气,脉两寸微,关尺沉弱,舌质淡无苔,此乃气弱血虚之象,但在大失血之后,脉证相符为吉,治宜温运脾阳,并养荣血,佐以消瘀,主以理中汤,加归、芍补血,佐以三七消瘀。服后微有头晕耳鸣,脉细数,此为虚热上冲所致,于前方内加入地骨皮二钱,藕节三钱,浓煎取汁,仍兑童便60ml续服。

再诊:诸证悉平,脉亦缓和,纳谷增加,但转矢气而无大便,继宜益气补血,养阴润燥兼消瘀之剂,处方:白人参三钱,柏子仁二钱,肉苁蓉四钱,火麻仁四钱(打),甜当归二钱,藕节五钱,新会皮一钱,山楂肉一钱,浓煎取汁,清阿胶四钱(烊化)和童便60ml纳入,分四次温服。服后宿粪渐下,食眠俱佳,大便检查潜血阴性,嘱其停药,以饮食调养,逐渐恢复健康。(《蒲辅周医案》)

分析:本例旧有胃损之症,素不饮酒,骤因受寒饮酒,寒热相攻,致血上溢,非热极吐血可比,故主以温降之法,采用侧柏叶汤。柏叶轻清,气香味甘,能清热止血,佐以姜、艾辛温,合以童便咸寒降逆消瘀,温通清降并行,故服后血即渐止。再剂加三七、洋参,益气消瘀止血,继以理中法温运脾阳,而甘温有固血之用。终以益气补血,滋阴润燥而善其后。蒲老指出,此非热邪传经迫血妄行,故不用寒凉止血之法。若不知其所因,误用寒凉,必然血凝气阻而危殆立至。

(薛飞飞)

复习思考题

1. 简述唐宗海所述血证的病因病机。
2. 简述唐宗海治疗吐血四法。
3. 唐宗海所论血证治法的宜忌是什么?其依据何在?

◇◇◇ 第二十六章 ◇◇◇

张锡纯

> ✎ **学习目标**
>
> 1. 掌握张锡纯调理气机的经验、辨治中风的思路和方法；
> 2. 熟悉其代表作、遣方用药的特点、衷中参西的学术主张；
> 3. 了解其生平及学术成就对后世的影响。

第一节　生平著作

一、生平简介

张锡纯，字寿甫，生于清咸丰十年(1860年)，卒于中华民国二十二年(1933年)。祖籍山东诸城，明朝迁居河北盐山今河北省沧州市盐山县，是清末民初著名医学家、教育家，也是力倡中西医汇通的代表者。

张锡纯自幼聪敏好学，攻读经史，兼习医学，后因科举不第，遂潜心医学。早年悬壶乡里，辛亥后至武汉，应聘任军医正。1917年在沈阳创办立达中医院，兼任院长；直奉战事起，回河北沧州开业，1927年徙居天津，设中西汇通学杜，后创办国医函授学校，培养了大批中医人才。入门弟子有隆昌的周禹锡，如皋的陈爱棠、李慰农，通县的高砚樵，祁阳的王攻醒，深县的张方舆，天津的孙玉泉、李宝和，辽宁的仲晓秋等，均成就一方名医。私淑其学者不可胜计。

张锡纯潜心医学40余年，治学严谨，勇于创新，医术高超，为人疏方，辄能应手取效。与江苏陆晋笙、杨如侯、广东刘蔚楚齐名，被誉为"医林四大家"，与慈溪张生甫、嘉定张山雷并称海内"名医三张"。医界称其为"执全国医坛之牛耳者""近代中医第一人"。

二、著作提要

张锡纯著作有《医学衷中参西录》，共7期三十卷，从1918年至1934年先后刊出，约80万言。其中1~3期共八卷，为方剂讲义，载方189首，除经方数首外，余均自拟方。第4期五卷，为药物讲义，详论中药87种，西药45种。第5期八卷，为医论、医话及患者信函。第6期五卷，为医案讲义，共18门，以证类案。第7期四卷，为伤寒六经病证治体会。1957年出版时，又将张锡纯传人所献遗稿整理为第8期，内容为医论、医话。

该书由医方、药物、医论、医话、医案组成，"汇集十余年经验之方，其屡试屡效者，适得大衍之倍数。方后缀以诠解与紧要医案，又兼采西人之说与方中义理相发明"，在理法方药方面多有独到见解,颇具临床价值。被医界尊为"至贵至宝之救命书","医书中第一可法之书","医家必读之书","近时各省所立医学校,多以此书为讲义",影响深远。

第二节　学术思想与临证经验

一、衷中参西,融会贯通

张锡纯除深入研究《神农本草经》《黄帝内经》等中医经典和历代诸家学说之外,对近代中西医汇通思潮,提出"合中西医而融贯为一"的设想,摈除畛域之见,倡导"衷中参西",在生理、病理、药物治疗方面,进行了衷中参西的探索,对中医界产生了积极影响。

（一）中医之理,多包括西医之理

张锡纯提出:"论中医之理多包括西医之理,沟通中西,原非难事。"因此,他兼采中西之说解释脏腑生理,如西医之所谓水道,"即中医之所谓三焦……《内经》所谓三焦者决渎之官,水道出焉者是也";又如内伤黄疸证,"中法谓系脾有湿热。西法谓系胆石堵塞胆汁入小肠之路;或胆管肿胀窒塞胆汁入小肠之路;又有谓小肠有钩虫者。而投以金匮硝石矾石散,莫不立愈。盖矾石能治脾中湿热,硝石能消胆中结石,二药并用又能除虫及胆管肿胀,是以无论脾有湿热,胆有结石,肠有钩虫或胆管因热肿胀,投以此方皆愈"。对于中西药物,张锡纯亦从中西汇通观点加以论述。如"阿斯必林之原质,存于杨柳树皮津液中,味酸性凉,最善达表,使内郁之热由表解散"。他所创制的石膏阿司匹林汤中,阿司匹林"与石膏相助为理,实有相得益彰之妙也","盖石膏清热之力虽大,而发表之力稍轻"。

（二）西药治其标,中医治其本

在用药上,张锡纯认为中西药不应互相抵牾,而应相济为用。"愚才不敏,而生平用药多喜取西药之所长,以济吾中药之所短……若遇难治之证,以西药治其标,以中药治其本,则奏效必捷,而临证亦确有把握"。因此,他在运用中医方药的同时,常加服西药,以取效验。如西医用醋酸铅治吐血、以麦角治下血,皆能收缩血管而取效,但若不问病之凉热虚实,愈后往往变生他证。张锡纯主张,"若以二药收缩其血管,以中药治其凉热虚实,且更兼用化瘀消滞之品防其血管收缩之后致有瘀血为羔",无疑将提高疗效。

二、擅理气机,升陷降逆

张锡纯深谙气机升降出入之理,治病以擅理气机、升陷降逆而著称。他极为重视大气、元气与冲气在人体生命活动中的重要作用,对于大气下陷、元气虚脱、冲气上冲等证的论治,颇多发挥。

（一）大气下陷,升阳举陷

张锡纯指出,大气"原以元气为根本,以水谷之气为养料,以胸中之地为宅窟者也……诚以其能撑持全身,为诸气之纲领,包举肺外,司呼吸之枢机"。

大气功能失常的主要病证是大气下陷。"其证多得之力小任重或枵腹力作,或病后气力未复,勤于动作,或因泄泻日久,或服破气药太过,或气分虚极自下陷"。证涉心肺,兼及脾胃,临床表现各异,"有呼吸短气者,有心中怔忡者,有淋漓大汗者,有神昏健忘者,有声颤身动者,有寒热往来者,有胸中满闷者,有努力呼吸似喘者,有咽干作渴者,有常常呵欠者,有肢体痿废者,有食后易饥者,有二便不禁者,有癃闭身肿者,有张口呼气外出而气不上达、肛门突出者。在女子,有下血不止者,更有经水逆行者","其脉象沉迟微弱,关前尤甚。其剧者,或六脉不全,或参伍不调"。

制升陷汤以治大气下陷之证,方中"以黄芪为主者,因黄芪既善补气,又善升气。且其质轻松,中含氧气,与胸中大气有同气相求之妙用。惟其性稍热,故以知母之凉润者济之。柴胡为少阳之药,能引大气之陷者自左上升。升麻为阳明之药,能引大气之陷者自右上升。桔梗为药中之舟楫,能载诸药之力上达胸中,故用之为向导也"。更制变方三首,作临证变通之用:心肺阳虚,大气又下陷者,回阳升陷汤主之;脾气虚极下陷,小便不禁者,醒脾升陷汤主之;胸中大气下陷,又兼气分郁结,经络湮瘀者,理郁升陷汤主之。

病案分析

大 气 下 陷

一人,年四十七。咳嗽短气,大汗如洗,昼夜不止,心中怔忡,病势危急,遣人询方,俾先用山萸肉二两煎服,以止其汗。翌日迎愚诊视,其脉微弱欲无,呼吸略似迫促,自言大汗虽止,而仍有出汗之时,怔忡见轻,仍觉气短。知其确系大气下陷,遂投以升陷汤,为其有汗,加龙骨、牡蛎各五钱,三剂而愈。(《医学衷中参西录·治大气下陷方》)

分析:本案短气喘促,大汗、怔忡,脉微弱为大气下陷之征。因其气喘虚脱,故先重用萸肉敛汗以收涣散之气,脱险后,针对大气下陷病机,用升陷汤升举下陷之大气,加龙、牡止汗,三剂而愈。

(二)元气欲脱,敛肝救脱

张锡纯认为凡人元气之脱,皆脱在肝,治疗上主张从肝治脱,重用敛肝之品,使肝不疏泄,即能堵塞元气将脱之路。"惟以收敛之药为主,若萸肉、龙骨、牡蛎之类,而以补气之药辅之。其上脱者,宜辅以人参、赭石(人参得赭石能引气下行);若阴虚不能系阳,更宜加熟地黄、生山药以滋阴。其下脱者,宜辅以人参、黄芪;若下焦泄泻不止,更宜加白术以止泻","救脱之药,当以萸肉为第一"。治脱证时山萸肉每每用至二两以上,浓煎顿服,并强调要去核。生龙骨"既能入气海以固元气,更能入肝经以防其疏泄元气",常与生牡蛎、山萸肉配合,共同作为治疗脱证的主药。

临证时根据不同的病证及病变趋势,张锡纯化裁出多种有效方剂。如治疗阴阳两虚所致喘逆迫促的上脱之证的参赭镇气汤,治疗霍乱吐泻已极而致下脱之证的急救回阳汤,治大病后阴阳不相维系而见阳脱于上、阴脱于下之证的既济汤,治疗寒温外感等大病瘥后不能自复而外脱的来复汤等。

(三)冲气上冲,敛冲镇冲

张锡纯认为冲气上冲之病甚多,除了冲脉自身可以导致冲气上冲之外,肾虚、肝气恣横也是引起冲气上冲的主要因素,"是以肾虚之人,冲气多不能收敛,而有上冲之弊……盖冲气上冲之证,固由于肾脏之虚,亦多由肝气恣横,素性多怒之人,其肝气之暴发,更助冲胃之气上逆"。因而,冲气上冲之时除了两胁胀痛、头目眩晕、脉弦硬而长之外,常常影响到胃气、肺气的正常升降,从而出现胸膈满闷、喘逆、呕吐、吐血、膈食等病症。

治疗冲气上冲之证,张锡纯"以敛冲镇冲为主,而以降胃平肝之药佐之。其脉象数而觉热者,宜再辅以滋阴退热之品"。如治呕吐为主症的镇逆汤;治膈食、便难的参赭培气汤;治胸膈满闷等症的镇摄汤;治吐衄的温降汤、清降汤、保元寒降汤、保元清降汤;治阴虚不纳气作喘的薯蓣纳气汤;治虚劳喘逆而兼咳嗽的滋培汤等。

笔记栏

其用药,一为善用赭石、龙牡镇冲降逆之品;一为善用山萸肉、白芍、芡实等补虚固涩之品。张锡纯认为治疗冲气上逆之证非重用赭石而不能奏效,"其重坠之力能引胃气下行,一也;既能引胃气下行,更能引胃气直达肠中以通大便,二也;因其饶有重坠之力,兼能镇安冲气使不上冲,三也;其原质系铁氧化合,含有金气,能制肝木之横恣,使其气不上干,四也;为其原质系铁氧化合,更能引浮越之相火下行,而胸膈烦热、头目眩晕自除,五也;其力能降胃通便,引火下行,而性非寒凉开破,分毫不伤气分,因其为铁氧化合转能有益于血分,六也"。他对以呕吐为主症者则倡用半夏与山药。

（四）气机闭滞,开通结滞

若气机闭滞不通,张锡纯主张开通结滞。如治疗癃闭喜用白茅根,"则其性微凉,其味甘而且淡。为其凉也,故能去实火;为其甘也,故能清虚热;为其淡也,故能利小便。且其根不但中空,周遭片上有十二小孔(细视可见),象人十二经络。故又能宣通脏腑,畅达经络,兼治外感之热,而利周身之水"。治阴虚不能化阳,或者湿热壅滞以致小便不利,用白茅根500g煎汤服用即可,但不宜久煎。

若阳虚不能宣通用宣阳汤,阴虚不能濡润用济阴汤;下焦受寒用温通汤,下焦蕴蓄实热用寒通汤;治妇人产后胞系了戾用升麻黄芪汤;水湿内淫而成臌胀者用鸡胵汤、鸡胵茅根汤。

三、中风论治,分别虚实

张锡纯提出临床真中风证极少而类中风者极多,因而着意对类中风证进行研究、发挥,指出类中风亦即内中风,临床分充血、贫血,从虚实两端论治。

（一）实责木火,镇肝息风

张锡纯认为《黄帝内经》所云煎厥、大厥、薄厥即为类中风,即西医所云之脑充血证也。症见"其脉弦长有力,或上盛下虚,头目时常眩晕,或脑中时常作疼发热,或目胀耳鸣,或心中烦热,或时常噫气,或肢体渐觉不利,或口眼渐形歪斜。或面色如醉,甚或眩晕,至于颠仆,昏不知人,移时始醒。或醒后不能复原,精神短少,或肢体痿废,或成偏枯","此因肝木失和风自肝起。又加以肺气不降,肾气不摄,冲气胃气又复上逆。于斯,脏腑之气化皆上升太过"。

张氏以镇肝熄风汤"清其脏腑之热,滋其脏腑之阴,更降其脏腑之气,引脑部所充之血下行"。方中重用牛膝引血下行以治其标,龙牡、龟板、芍药镇肝息风,赭石降胃镇冲,玄参、天冬清肺气,使肺中清肃之令下行自能镇制肝木;熟地、萸肉补肾敛肾;茵陈、麦芽、川楝子泻肝热兼舒肝郁,顺木之性,引肝气下达;甘草调胃和中。若心中热甚者加生石膏,痰多者加胆星以防痰阻气化之升降,尺脉重按虚者加熟地、净萸肉,大便不实者去龟板、赭石,加赤石脂。是方服过数剂之后,酌加桃仁、红花、三七诸药,以化其脑中瘀血,方能奏效。

（二）虚责大气,补气活血

张锡纯认为《灵枢·口问》所谓"上气不足,脑为之不满,耳为之苦鸣,头为之苦倾,目为之眩",即西人所谓脑贫血也。患此证者"其人常觉头重目眩、精神昏愦;或见面黄唇白;或呼吸短气;或心中怔忡;其头与目或间有作疼之时,然不若脑充血者之胀疼,似因有收缩之感觉而作疼。其剧者亦可作猝然昏仆,肢体颓废或偏枯。其脉象微弱,或至数兼迟","实因胸中大气虚损,不能助血上升也"。

张氏自制加味补血汤治之,"原当峻补其胸中大气,俾大气充足,自能助血上升,且能斡旋其脑部,使不至耳鸣、头倾、目眩也"。药用生箭芪、当归、龙眼肉、真鹿角胶、丹参、明乳香、明没药、甘松等。方中黄芪为主药,以升补胸中大气,且能助气上升,上达脑中;龙眼肉助当归以生血；鹿角胶补脑髓，可与补血之药相助为理也；丹参、乳香、没药化其经络之瘀滞；甘松能助心房运动有力，以多输血于脑，且又为调养神经之要品，能引诸药至脑以调养其神经；麝香、梅片能通窍以开闭；制马钱子能睏动脑髓神经使之灵活。

此外，张锡纯认为中风病可以预防，在有征兆时，即预治疗，制建瓴汤。药用怀山药、生赭石、怀牛膝、生龙骨、生牡蛎、生地、生杭芍、柏子仁，磨取铁锈浓水以煎药。强调服用此方，必至脉象平和，毫无弦硬之意后方可停药，否则容易复发，实乃经验之谈。

病案分析

脑 挫 伤

某商店黄姓女经理，年刚四旬。1988 年 3 月 21 日，不慎于十级扶梯之上坠下水泥地，后脑着于地上，当即昏迷不醒，急送附近一区级医院抢救。翌日转送某市级医院会诊，诊断为"顶骨骨折，右颞、左额脑挫伤。"昏迷 17 天后神识始清，共住院 40 日，因病情好转而出院。返家后依然眩晕难支，仅能于室中扶物缓行，动作蹒跚迟钝，稍稍加快则泛恶不止，甚则呕吐。纳谷不振，二便尚调。目糊不清，视一物每见二三重影；嗅觉丧失，但无鼻炎病史。生活起居，时刻需由家人看护扶持。至 6 月 16 日邀余诊视。诊得脉滑舌干，余症一如上述。先以代赭石 100g 水煎当茶饮，泛恶即止。复诊苔薄白，脉见上盛下虚之象，即以《医学衷中参西录》之镇肝熄风汤加减，以育阴潜阳，平肝息风。方为：

代赭石 30g，生龙牡各 30g，怀牛膝 15g，炙龟板 15g，川楝子 9g，炒白芍 9g，元参 9g，天冬 9g，生麦芽 9g，茵陈 9g，炙甘草 2g，合欢皮 15g，天麻 6g。

服药一周，胃纳大开，嗅觉复常，仍以此方加减续进。服至二十帖，行动恢复正常，能自行乘车前来门诊。先后共服近百剂，病得痊愈。以后恢复工作，生活起居一如常人，亦无头痛眩晕，记忆减退等后遗症状。（《邹孟城三十年临证经验集·内科类·镇肝熄风法治愈脑挫伤》）

分析：头为诸阳之会，脑为元神之府。头颅为外力冲击，巅中气血混杂，阴阳淆乱，清气不升，浊邪上干。阴火随冲气乘机潜位，肝阳胆气由是亢逆，逆扰于上则目眩头晕，化风走于四末则振掉而不利于行，犯胃则呕恶，旁及五官则耳、目、口、鼻、舌为之失灵。阳既化风逆上，阴阳失于维系，则真阴失固。故其治疗之法首须潜阳降逆，辅以涵育真阴。镇肝熄风汤虽为中风症而设，而其病机却与此证极为相似。于原方中加天麻以止眩晕，合欢皮以安其神。药病相当，效验彰著。

四、遣药制方，崇尚实践

张锡纯治学严谨，制方、遣药均以亲身实践为依据。对许多药物的功用，不仅在临床治疗过程中细心体验，还常常亲自尝试，毒如巴豆、硫黄，峻如甘遂、细辛、麻黄、花椒等，均亲口尝验。曾自服花椒二三钱，感肺不能吸而胸闷，饮凉水数碗，移时始解；又曾嚼服甘遂一二钱，未觉瞑眩，唯泻下大量水及凝痰，始悟降痰之力数倍于硝黄，而为治狂之圣药。

（一）精研药性，喜用生药

张锡纯认为学医的第一层功夫便是识药性。他对药性理解，从《本经》旨，更通过临床实践而体味。如桂枝治上气吐吸（即喘者之不纳气也）甚效，山茱萸治寒热往来（肝虚极者）

甚效,皆《本经》载之而后世本草不载也"。

张锡纯专列《药物》一章,对常用的 79 种药物详加解释,于诸家本草之外,多有创见。如特别注意生药的使用,是为了存其药性。《神农本草经》载述石膏味辛性微寒,其他本草书多称其药性大寒。张锡纯认为,"石膏之性非大寒,乃微寒也",其煎出汤一若清水,服后寒凉之性随汗外达,毫无浆汁留中,故决不能伤胃。石膏宜用生,不宜用煅,煅后"是变金丹为鸩毒也"。又如山药"宜生者煮汁饮之,不可炒用,以其含蛋白质甚多,炒之则蛋白质焦枯服之无效"。再如赭石"生研服之,不伤肠胃……生服则氧气纯全,大能养血……若煅用之即无斯效,煅之复以醋淬之,尤非所宜",宜将生赭石轧细用之。他如黄芪、龙骨、牡蛎、乳香、没药、大麦芽、山楂、鸡内金、白芍、蜈蚣、水蛭、赤石脂、甘草等,张锡纯都一一阐明药性,说明用生药的道理。

(二) 精心制方,巧于配伍

张锡纯自拟诸方,药纯而量大,配伍精练,一般在 10 味以下,或有仅一二味成方者;方中主药剂量,常用一二两。制方用药,尤其注重配伍,既提高疗效,又免其药性过偏。如升陷汤中,因黄芪既善补气,又善升气,唯其性稍热,故以知母凉润者济之,所谓"黄芪温升补气,乃将雨时上升之阳气也,知母寒润滋阴,乃将雨时四合之阴云也。二药并用,大具阳升阴应云行雨施之妙"。张锡纯治妇女闭经、癥瘕及男子劳瘵之理冲汤,用参术芪配伍三棱、莪术,取"参芪能补气,得三棱莪术以流通之,则补而不滞,而元气愈旺。元气既旺,愈能鼓舞三棱莪术之力,以消癥瘕"。再如镇肝熄风汤之赭石,"其重坠下行之力或有碍于肝气之上升,是以方中用赭石降胃,即用麦芽升肝,此所以顺气化之自然,而还其左升右降之常也"。

(三) 善用食疗,久服补虚

张锡纯善用食疗,对老幼体虚之人用食疗之药物有山药、核桃、芝麻、萝卜等三十余种,剂型有粥、饼、饮之别,并创制了不少食疗名方。单味食用的有:一味薯蓣饮治劳嗽怔忡、海带煎汤连续服用可治瘰疬、桂圆肉蒸熟徐服之治心悸怔忡;多味组方的有:珠玉二宝粥(生山药、生苡米、柿霜饼)治一切阴虚证、薯蓣鸡子黄粥(山药、鸡子黄)治疗泄泻日久,肠滑不固者;水晶桃(核桃、柿霜饼)治肺肾两虚之咳喘、腰膝酸痛、四肢无力等证;配制药膳的有期颐饼(芡实、鸡内金、白面粉、白砂糖)治疗老年气虚痰盛,胸满胁痛等。皆为寻常食用之品,可久服常服。

(刘成丽)

复习思考题

1. 张锡纯是如何论治气失升降的?
2. 试述张锡纯辨治类中风的经验。
3. 简述张锡纯遣药制方的特点。

主要参考书目

［1］孙思邈．备急千金要方［M］.北京：人民卫生出版社,1955.

［2］钱乙．小儿药证直诀［M］.阎季忠,编集.郭君双,整理.北京：人民卫生出版社,2006.

［3］盛维忠．陈自明医学全书［M］.北京：中国中医药出版社,2005.

［4］盛维忠．薛立斋医学全书［M］.北京：中国中医药出版社,1999.

［5］宋乃光．刘完素医学全书［M］.北京：中国中医药出版社,2006.

［6］张元素．医学启源［M］.任应秋,点校.北京：人民卫生出版社,1978.

［7］李时珍．本草纲目［M］.北京：人民卫生出版社,2004.

［8］张从正．儒门事亲［M］.北京：中国医药科技出版社,2011.

［9］李杲．脾胃论［M］.高文铸,点校.天津：天津科学技术出版社,1994.

［10］李杲．内外伤辨惑论［M］.高文铸,王军,点校.天津：天津科学技术出版社,1994.

［11］李杲．兰室秘藏［M］.高文铸,潘丽萍,点校.天津：天津科学技术出版社,1994.

［12］李杲．东垣试效方［M］.王吉匀,王云凯,点校.天津：天津科学技术出版社,1994.

［13］朱震亨．格致余论［M］.北京：人民卫生出版社,2005.

［14］朱震亨．丹溪心法［M］.田思胜,注.北京：中国中医药出版社,2008.

［15］杨继洲．针灸大成［M］.夏魁周,校.北京：中国中医药出版社,2008.

［16］缪希雍．先醒斋医学广笔记［M］.北京：中医古籍出版社,2000.

［17］缪希雍．神农本草经疏［M］.北京：中国中医药出版社,1997.

［18］陈实功．外科正宗［M］.胡晓峰,整理.北京：人民卫生出版社,2007.

［19］李志庸．张景岳医学全书［M］.北京：中国中医药出版社,2002.

［20］吴又可．温疫论［M］.何永,校.北京：中国医药科技出版社,2011.

［21］包来发．李中梓医学全书［M］.北京：中国中医药出版社,1999.

［22］陈熠．喻嘉言医学全书［M］.北京：中国中医药出版社,1999.

［23］叶桂．温热论［M］.北京：人民卫生出版社,1960.

［24］王士雄．温热经纬［M］.北京：人民卫生出版社,1959.

［25］叶桂．临证指南医案［M］.上海：上海科学技术出版社,1959.

［26］彭宪彰．叶氏医案存真疏注［M］.成都：四川科学技术出版社,1984.

［27］徐大椿．医学源流论［M］.万芳,整理.北京：人民卫生出版社,2007.

［28］徐大椿．兰台轨范［M］.王咪咪,整理.北京：人民卫生出版社,2007.

［29］任启松．黄元御著作十三种［M］.北京：中国中医药出版社,2012.

［30］王清任．医林改错［M］.李天德,张学文,整理.北京：人民卫生出版社,2005.

［31］吴师机．理瀹骈文［M］.北京：中国中医药出版社,1995.

［32］王士雄．温热经纬［M］.北京：人民卫生出版社,1956.

［33］王士雄．随息居重订霍乱论［M］.北京：人民卫生出版社,1993.

［34］王士雄．随息居饮食谱［M］.南京：江苏科学技术出版社,1983.

［35］唐步祺．郑钦安医书阐释［M］.成都：巴蜀书社,2006.

［36］唐宗海．血证论［M］.魏武英,李俭,整理.北京：人民卫生出版社,2005.

［37］张锡纯．医学衷中参西录［M］.河北卫生工作者协会,审定.保定：河北人民出版社,1957.

复习思考题
答案要点

模拟试卷